Walter Lübeck

Das Aura Heilbuch

Die Aura lesen und deuten lernen
Energiefelder farbig sehen
und zur ganzheitlichen Heilung einsetzen

WINDPFERD
Verlagsgesellschaft mbH.

Die in diesem Buch vorgestellten Informationen und Übungen sind sorgfältig recherchiert und wurden nach bestem Wissen und Gewissen weitergegeben. Dennoch übernehmen Autor und Verlag keinerlei Haftung für Schäden irgendeiner Art, die direkt oder indirekt aus der Anwendung oder Verwertung der Angaben in diesem Buch entstehen.

1. Auflage 1991
2. Auflage 1991
3. Auflage 1992
4. Auflage 1993
5. Auflage 1995

Umschlaggestaltung: Wolfgang Jünemann,
unter Verwendung einer Illustration von Roland Tietsch
Zeichnungen im Innenteil: Roland Tietsch
Gesamtherstellung: Schneelöwe, 87648 Aitrang
ISBN 3-89385-082-1

Printed in Germany

WIDMUNG

Für meine wunderschöne und kluge Muse Manuela

INHALTSVERZEICHNIS

DANKSAGUNG

Um dieses Buch schreiben zu können, brauchte ich viele Anregungen. Einigen von denen, die mir auf meinem Weg weiterhalfen, möchte ich besonders herzlich danken:
Meinen Eltern für ihre Offenheit, Liebe und den Forscherdrang und die Lebenslust, die sie mir mit auf den Weg gaben. Meiner Fee und meinem Hohen Selbst für Schutz, ihr Verständnis für meine vielen großen und kleinen Schwächen und ihre beständige Ermunterung, weiterzumachen. Brigitte Müller, meiner Reiki-Meisterin, die einige Initialzündungen bei mir auslöste. Renate Lorke und Wolfgang Grabowski, die mir halfen, mit spirituellen Erlebnissen sinnvoll umzugehen. Elke Erdmann für ihr Beispiel, auf praktische Art mit der Hellseherei umzugehen. Und last but not least meiner guten Freundin Manuela für ihr Verständnis, den Spiegel, ihre Liebe und ... und ...

Vorwort

Die Aura ist ein Energiefeld um den Körper eines Lebewesens. So haben Menschen, Tiere, Pflanzen, Mineralien usw. eine Aura. Da die meisten Menschen ihre Sinne (Augen, Ohren, Nase, Hände, Mund und feinstoffliche Sinne) leider nur teilweise gebrauchen, sehen sie dieses Feld im allgemeinen nicht. Jedem Menschen ist diese Fähigkeit aber gegeben. Ein wenig Training und Übung gehört dazu. Ich möchte dazu ein Beispiel aus einem anderen Sinnes-Bereich geben. Ich habe bei mir eine Farb- und Typ-Beratung machen lassen. Ich bekam ein weißes Laken um die Schultern, saß ungeschminkt vor einem Spiegel. Nun wurden mir nach und nach einfarbige Tücher um die Schultern gelegt. Ganz aufmerksam sollte ich jetzt mein Gesicht betrachten. Meine Augen, meinen Mund, meine Hautfarbe usw. Zuerst konnte ich bei einem Farbwechsel keine Änderung meines Gesichtes feststellen. Doch nach einiger Zeit hatten sich meine Augen an diese Art zu sehen gewöhnt und ich konnte nun Veränderungen feststellen. Bei einigen Farben war mein Gesicht blaß oder meine Haut lederartig. Andere Farben wiederum betonten meine Augen oder meinen Mund. Nun hatte ich gelernt mit meinen Augen auf erweiterte Art zu sehen. Wie gesagt, zu Anfang mußten sich meine Augen erst einmal daran gewöhnen "zu sehen", anders zu sehen, manche würden vielleicht auch sagen mit anderen Augen zu sehen, obwohl es doch meine Augen sind. Ähnlich ist es bei Berufen. Wenn jemand tagtäglich mit Zahlen umgeht, dann hat er nicht nur ein Zahlengedächnis, sondern kann viel schneller als jemand der nicht soviel Umgang mit Zahlen hat, Fehler erkennen.

Er sieht auf Anhieb, wenn eine Zahl einfach nicht passen kann. D. h., die Augen sind trainiert, Dinge zu sehen oder aber nicht zu sehen. Warum sollten wir die Kapazität unserer Augen nicht ausnutzen, wenn es uns möglich ist? Die Aura zu sehen ist nichts anderes. Jeder kann lernen, noch mehr wahrzunehmen als bisher. Dieses Buch gibt einige Anregungen und Vorschläge wie so ein Training aussehen kann. Ich persönlich finde es sehr spannend, neue Dinge zu entdecken. Zuerst, als ich anfing den Energiekörper und die Chakren zu sehen, konnte ich es nicht glauben. Ich dachte, ich würde mir das alles nur einbilden, doch als dann Bestätigungen kamen, war ich verblüfft und mußte es einfach glauben. Nein, nicht glauben – ich wußte, daß ich sehen konnte. Anfangs konnte ich nur dunkel sehen, dann konnte ich auch etwas heller sehen, alles Grautöne, eben dunkelgrau, mittelgrau usw.. Vielleicht kann ich in einiger Zeit auch farbig sehen. Nun ist es aber nicht so, daß ich durch die Straßen laufe und immer bei allen Menschen die Chakren sehe, sondern ich kann hinschauen wann ich will und muß es nicht sehen. Nur wenn ich aufgefordert werde, jemandem zu helfen, wende ich diese neue Fähigkeit an. Es wäre ja schrecklich, wenn ich das nicht an- und abstellen könnte.
Ich wünsche Dir/Ihnen recht viel Freude beim Ausprobieren und Experimentieren. Schön, wenn es immer wieder etwas Neues zu entdecken gibt. Schön, wenn es nicht langweilig ist. Schön, daß wir das erleben dürfen. Schön, wenn Du den Mut hast, zu sehen.

Manuela Lübeck, Hannover, den 17. Juni 1991

Was es ist

Es ist Unsinn, sagt die Vernunft
Es ist, was es ist, sagt die Liebe
Es ist ungleich, sagt die Berechnung
Es ist nichts als Schmerz, sagt die Angst
Es ist aussichtslos, sagt die Einsicht
Es ist, was es ist, sagt die Liebe
Es ist lächerlich, sagt der Stolz
Es ist leichtsinning, sagt die Vorsicht
Es ist unmöglich, sagt die Erfahrung
Es ist, was es ist, sagt die Liebe

Erich Fried*

*aus: "Es ist was es ist", Verlag Klaus Wagenbach, Berlin 1983, mit freundlicher Genehmigung

Einleitung

Auralesen und die Entwicklung meiner feinstofflichen Sinne haben eine sehr wichtige persönliche Bedeutung für mich. Diesen Fähigkeiten habe ich so viel zu verdanken, daß es mir schwerfällt, mir eine Lebensgestaltung ohne sie vorzustellen. Zum Beispiel lernte ich durch eine feinstoffliche Wahrnehmung meine Frau und langjährige Lebensgefährtin kennen. Ich bat vor vielen Jahren an einem Abend darum, zu einer passenden Partnerin geführt zu werden und folgte dann einfach der Anleitung meines 6. Sinnes...

Auch viele wichtige berufliche Entscheidungen ließen sich durch den Gebrauch dieser Fähigkeiten so treffen, daß alle Beteiligten von ihnen Nutzen hatten. Ich führe meinen verhältnismäßig leichten Zugang zu feinstofflichen Wahrnehmungen u. a. darauf zurück, daß ich die Anleitung zur Entwicklung meiner Persönlichkeit bei meinen ersten selbständigen Kontaken mit der spirituellen Welt den Mächten der Liebe und des Lichts übergab und mich in der folgenden Zeit intensiv darum bemühte, ihre Botschaften wahrnehmen und deuten zu lernen.

Begründet wurde der leichte Zugang zu dieser Art der Wahrnehmung in mir wohl vor vielen Jahren durch ein Erlebnis, das meinen ganzen Lebensweg beeinflussen sollte. Als kleines Kind kam ich einmal, während ich im Sandkasten vor mich hinspielte, in Berührung mit Wesen der feinstofflichen Ebene. Wer so etwas einmal erlebt hat, braucht sich danach keine Gedanken mehr darum zu machen, ob es im spirituellen Bereich etwas zu erfahren gibt, sondern nur noch darüber, wie er damit in Zukunft umgehen will. Danach hatte ich einige Jahre über keinen direkten Kontakt mehr zu esoterischen Dingen. Meine Eltern waren und sind allerdings gegenüber diesem Teil des Lebens sehr aufgeschlossen, so daß ich ganz nebenbei und auf eine selbstverständliche und praktische Art immer wieder damit in Berührung kam. Durch ihre Erzählungen wurde mir der Nutzen des "6. Sinnes" immer wieder nahegebracht und seine Existenz bestätigt. Gespräche über diese Themen drehten sich bei uns zu Hause nicht darum, ob es "so etwas" gäbe oder nicht, sondern was meine Eltern und ihre Vorfahren damit erlebt hatten. Mein Vater überlebte zum Beispiel nur auf Grund von Vorausahnungen die beiden Weltkriege. So ganz nebenbei bekam ich daher immer wieder faszinierende Geschichten aus ihrem Leben über Hypnose, Telepathie, Hellsehen, Astrologie und Volksmagie mit. Mit der Neugier eines Kindes nahm ich alles auf und begann mit der Zeit, weitere eigene Erfahrungen in diesem Bereich anzustreben.

Während meiner Pubertät begann ich mich mit Pendeln und Radiästhesie zu beschäftigen und später auch mit vielen anderen Bereichen esoterischen Wissens. Tao Yoga und Tai Chi Chuan, I Ging und Tarot wurden mir gute Freunde und Weggefährten, die ich auch heute nicht missen mag.

Doch eine direkte Sicht der feinstofflichen Ebenen blieb mir verwehrt, bis ich im Alter von 27 Jahren den 2. Reiki-Grad* bekam.

Wenige Monate nach dem 2. Grad-Seminar bemerkte ich eine neue Art der Wahrnehmungsfähigkeit bei mir, von der ich bisher nur gehört und gelesen hatte: Ich konnte vor meinem Inneren Auge sehen, wo sich bei anderen Menschen Lebensenergie staute und wo sie floß. Die Blockaden sahen schwarz oder dunkel aus

*Reiki ist eine uralte energetische Heilkunst, die in unserer Zeit von dem Japaner Dr. Mikao USUI wiederentdeckt wurde. Die Fähigkeit, mit Reiki zu arbeiten, kann von dazu ermächtigten Reiki-Meistern an jeden Menschen durch sogenannte Einweihungen weitergegeben werden. Siehe auch Literaturverzeichnis.

und die Gebiete, in denen die Lebensenergie gut floß, hell oder klar. Zuerst konnte ich diesem neuen Sinn gar nicht recht vertrauen, doch je öfter mir von anderen meine Einblicke in die feinstofflichen Ebenen bestätigt wurden, desto mehr gab ich auf meine Wahrnehmungen. Immer wieder probierte ich das Innere Sehen aus und bemerkte dann, daß ich auch Tiere und Pflanzen, ja sogar Mineralien auf diese Weise beobachten konnte.

Da ich von Natur aus ein skeptischer Mensch bin, überprüfte ich immer wieder auf die verschiedensten Arten meine Beobachtungen und versuchte sie mit meinem Wissen über energetische und anatomische Zusammenhänge in Einklang zu bringen. Viele Stunden stöberte ich in Buchhandlungen nach Literatur, die mir helfen sollte zu deuten, was ich sah. Denn ich bemerkte auch immer wieder, daß ich wohl wahrnehmen konnte, wo etwas nicht "im Lot" war, jedoch fiel es mir oft schwer, zu erkennen, worum es ging und welche Auswirkungen eine bestimmte Blockade auf das Leben und die Gesundheit des betreffenden Menschen haben konnte.

Ebenso konnte ich nicht genau bestimmen, auf welcher Ebene ich gerade etwas sah. Manchmal sah ich Stauungen, wie sich hinterher herausstellte, im körperlichen Bereich (z. B. Narben), manchmal im emotionalen (z. B. festgehaltene Wut), oder aber auch im Bereich der Chakren und Meridiane. Oft vermischten sich die energetischen Ebenen, so daß ich zum Beispiel blockierte Trauer und schlecht durchblutete Körperzonen zusammen sah. Manches konnte ich aus meinen Erfahrungen mit Tao-Yoga und Akupunktur erschließen, anderes ließ sich einfach nicht aufklären.

Die zahlreichen Bücher über die Aura, die Chakren und die Deutung hellsichtiger Beobachtungen verwirrten mich mehr, als daß sie mir weiterhalfen. Es gab es kein Buch, in dem etwas über eine "Schwarzweiß- Hellsichtigkeit", wie ich sie hatte, zu lesen war. Es schien fast so, als ob diese Ausprägung der Hellsichtigkeit niemandem geläufig war, der über Auralesen geschrieben hatte, und das verunsicherte mich sehr.

Zeitweise dachte ich, es würde vielleicht etwas mit mir nicht stimmen und ich hätte Halluzinationen. Doch immer wieder wurden mir meine Energiefeldlesungen, wie ich meine Art des Aura-Sehens nun nannte, von anderen bestätigt. Ganz so unsinnig konnte die Sache also wiederum auch nicht sein.

Weiterhin stand in den Büchern sehr viel Widersprüchliches. Mal hatte die Aura eines Menschen drei Schichten, bei anderen dann sieben, wieder andere nannten neun. Über die Anzahl, Lage und Funktion der Chakren gab es noch mehr unterschiedliche Ansichten, ebenso über Farbzuordnungen und Deutungen der Farben. So waren sich zum Beispiel die Theosophen im großen und ganzen einig, stimmten aber wiederum nicht unbedingt mit chinesischen, tibetischen oder indianischen Quellen überein. Alle Autoren behaupteten, immense Erfahrung und großes Wissen über feinstoffliche Sachverhalte zu haben und belegten ihre Behauptungen mit eindrucksvollen Berichten, die die praktische Anwendbarkeit ihrer Methode nachweisen sollten.

Immer wieder las ich auch und hörte es von anderen, die sich für Esoterik interessierten, daß Hellsichtige erleuchtete Menschen seien: mit großer Weisheit gesegnet und einem direkten Draht zu Gott. Andererseits hatte ich bei meiner Beschäftigung mit Radiästhesie erfahren, daß durchaus "normale" Sterbliche ausgezeichnete Ergebnisse bei der Benutzung ihrer feinstofflichen Sinne erzielten. Also konnte die feinstoffliche Wahrnehmungsfähigkeit nicht nur Heiligen vorbehalten sein, was mich sehr freute, da ich keiner war und es so immerhin eine Chance gab, daß meine seltsamen Wahrnehmungen doch einen realistischen Hintergrund hatten.

Als ich später eine Weile Herausgeber einer esoterisch orientierten Regionalzeitschrift war, hatte ich ab und an Kontakt zu Menschen, die von sich sagten, sie seien hellsichtig. Phantastische Dinge bekam ich da zu hören. Sie sahen in den Auren der Menschen deren Zukunft vor sich, erkannten ihre persönlichen Schwierigkeiten und ihre karmischen Belastungen. Einige von

Ihnen entdeckten selbst fremde Wesenheiten in den Auren und beschrieben deren Vergangenheit und die Gründe, warum diese verirrten Seelen an die jeweiligen Menschen gebunden waren. Das faszinierte mich natürlich sehr, und ich begann zu erforschen, ob ich diese Dinge auch irgendwie wahrnehmen konnte.

Was mich aber immer noch sehr irritierte, war die Tatsache, daß auch hier fast jeder andere Beschreibungen der feinstofflichen Welt gab, obwohl viele durchaus erfolgreich und mit großem Nutzen für die Menschen, die bei ihnen Rat und Hilfe suchten, tätig waren.

Nachdem ich so auf viele Arten mit feinstofflichen Sinneswahrnehmungen in Berührung gekommen war, begann ich systematisch für mich selbst zu forschen, um meinen eigenen Weg zu finden, und suchte Unterstützung dafür bei einem Lehrer, der sich mir immer als objektiv und vertrauenswürdig erwiesen hatte: Schon einige Jahre vorher hatte ich eher zufällig festgestellt, daß das uralte chinesische Buch der Wandlungen, das I Ging, im Grunde eine sehr detaillierte Beschreibung des Chakrensystems beinhaltete. Diese Erfahrung machte ich mir nun zunutze und forschte mit dem I Ging weiter über die Aufgaben und Funktionen der Hauptenergiezentren des menschlichen Körpers. Dabei entdeckte ich, daß sich das I Ging nicht nur mit Münzen oder Schafgarbenstengeln befragen ließ, sondern durch eine einfache Übung ohne äußere Hilfsmittel über den Zustand meiner Chakren in mir. Ebenso ließ sich diese Methode der Chakrenlesung mittels meiner Fähigkeit des Schwarzweiß-Hellsehens auch bei anderen anwenden. Ich konnte nun schnell und exakt den grundsätzlichen energetischen Zustand eines Menschen in Bezug auf eine Frage feststellen und anhand des I Ging interpretieren (siehe auch Kapitel 6: Auralesen mit dem I Ging).

Im Laufe der Zeit konnte ich durch diese Methode u. a. bestimmte vorherrschende Meinungen über Funktion, Lage und Aufgabe der einzelnen Chakren überprüfen. So bestätigte sich zum Beispiel meine Beobachtung, daß es gar keine festgelegte

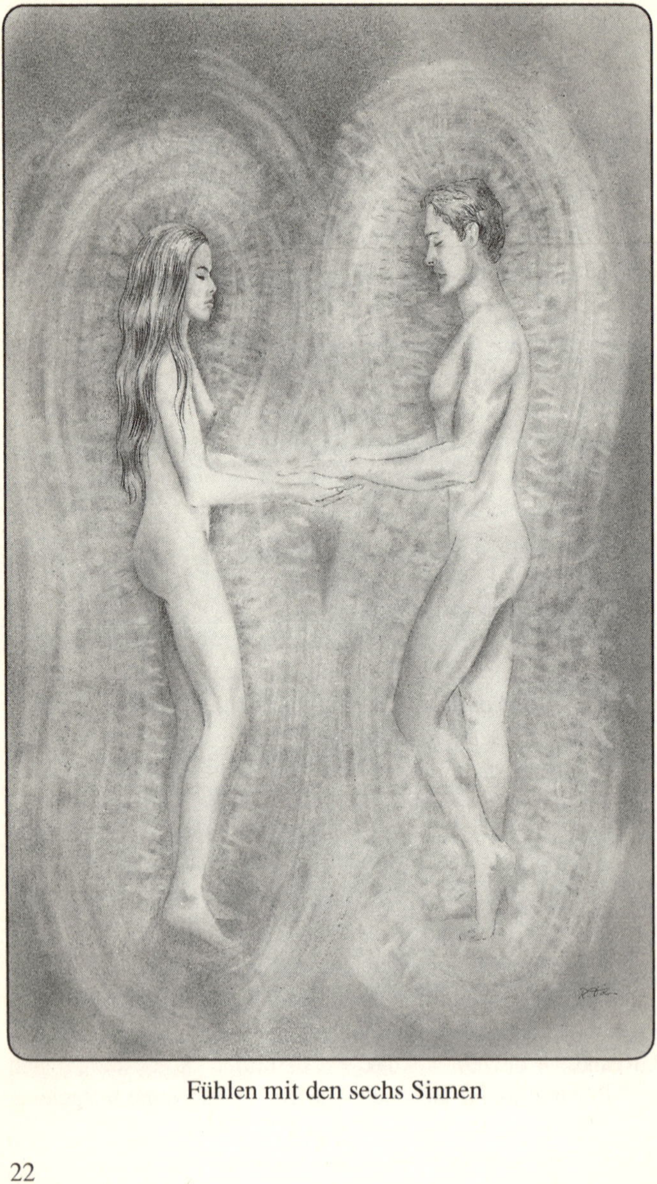

Fühlen mit den sechs Sinnen

Drehrichtung der Chakren bei Mann und Frau gibt, sondern daß sich diese im Gesamtzusammenhang des Organismus ständig, den Anforderungen entsprechend, ändert. Je mehr ich von den energetischen Verhältnissen im Körper verstand, desto tiefer und differenzierter wurde auch meine Hellsichtigkeit. Ich lernte, zwischen den einzelnen Ebenen umzuschalten und Wichtiges von Unwichtigem zu trennen. Meine Fähigkeit ließ sich immer besser verwenden, je mehr ich mit dem I Ging an der Deutung meiner Beobachtungen arbeitete.

Durch meine Erfolge mutig geworden, begann ich mich auch für farbliches Hellsehen zu interessieren und meine Fähigkeiten in diese Richtung zu entwickeln, was mir zu weiteren, sehr interessanten und für meine persönliche Entwicklung wichtigen Erfahrungen und Erkenntnissen verhalf.

Im Rahmen meiner Reiki-Kurse (ich bin seit einigen Jahren Reiki-Meister) begegneten mir immer wieder Menschen, bei denen ich ähnliche Fähigkeiten wie bei mir selbst feststellte. Wenn wir uns über unsere Erfahrungen in diesem Bereich unterhielten, stellte ich fest, daß sie ebenso wie ich gerne eine Hilfestellung bei dem Umgang mit ihrer Begabung gehabt hätten. So entstand die Idee zu diesem Buch. Ich habe mich bemüht, es als eine Art Kurs aufzubauen, der beim “ABC” beginnt. Von der Wiederherstellung der Schwingungsfähigkeit des Körpers, der Verankerung im HARA über das Schwarzweiß-Hellsehen, das Lesen der Chakren mit dem I Ging, bis hin zum farbigen Wahrnehmen aller Energieebenen baut so das eine auf dem anderen auf. Es ist dabei von entscheidender Bedeutung, von “unten” anzufangen und nicht das letzte Kapitel durchzublättern, danach auf seine Katze zu schauen, um ihre Chakren farbig zu sehen und, wenn das nicht klappt, das Buch enttäuscht zum Papiermüll zu geben. Gerade bei dem Erlernen der Grundlagen entscheidet sich, ob Du wirklichen Nutzen aus den wundervollen Fähigkeiten der direkten Wahrnehmung der energetischen Ebenen für Dich und andere ziehen kannst. Deswegen lies bitte in Deinem Interesse den

Anfängerteil dieses Buches auch dann, wenn Du schon ein "alter Hase" bist, und führe die Übungen sorgfältig durch. Im übrigen wird es auch im ersten Teil einige interessante und spannende Überraschungen für Dich geben. Solltest Du noch nicht viel über Esoterik wissen, kannst Du Dir im Grundlagenteil eine solide Basis verschaffen. Ich habe mich darauf beschränkt, nur die wichtigsten Begriffe des esoterischen Fachchinesisch im Zusammenhang zu erklären damit das Lesen Dir mehr Spaß macht. Auf der Rückseite des Bucheinbandes sind zum leichteren Deuten der farblichen Wahrnehmungen einige Musterfarben angebracht. Damit kannst Du leichter nachvollziehen, um welche Farben und Farbtöne es jeweils geht, wenn wir uns mit dem farbigen Auralesen befassen.

Das System und die Übungen dieses Buches sind über viele Jahre von meiner Frau Manuela, mir und anderen praktisch erprobt, entwickelt und in vielen Hunderten von Fällen angewendet worden. Es funktioniert also. Wenn Du mit einzelnen Lernschritten und Übungen mal Schwierigkeiten haben solltest, sei geduldig mit Dir. Die Binsenweisheit, daß Rom nicht an einem Tag erbaut wurde, hat viel Wahres.

Und die Geduld, die Demut und die Liebe, die Du bei dem Wiederzulassen feinstofflicher Wahrnehmungen ganz automatisch entwickeln wirst (weil sonst nichts in diesem Bereich wirklich funktioniert), werden Dir vielleicht im nachhinein als wichtigere Fähigkeiten erscheinen als der direkte Zugang zur feinstofflichen Welt, wenn Du ihn wiederentdeckt hast. Mir geht es jedenfalls so.

Und nun wünsche ich Dir viel Spaß bei unserer gemeinsamen Entdeckungsreise in die feinstoffliche Welt.

Dein

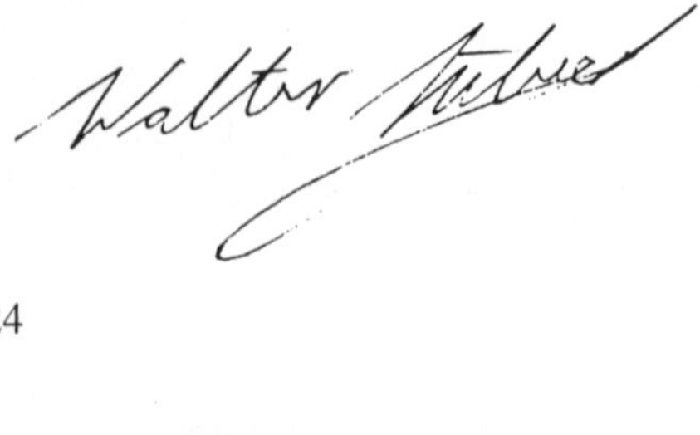

1. Kapitel

Wozu soll ich Auralesen lernen?

Ja, was soll das eigentlich? Gibt es mit unseren normalen fünf Sinnen nicht genug zu entdecken? Wir schöpfen doch so schon unsere Wahrnehmungsmöglichkeiten gar nicht aus!

Vollkommen richtig. Allerdings ist meiner Ansicht nach jeder Sinn wert, beachtet zu werden. Je mehr Möglichkeiten ich habe, die Welt wahrzunehmen, desto leichter kann ich mich auf sie einlassen, kann eigenverantwortlich entscheiden, was gut für mich ist und was nicht; kann mich und meine Gefühle leichter annehmen lernen und die Wichtigkeit meiner Beziehungen zu anderen verstehen. Solange ich auf Informationen aus zweiter Hand angewiesen bin, kann ich niemals lernen, meinen mir bestimmten eigenen Weg im Leben zu finden und anzunehmen. Die Meinungen anderer werden mein Leben prägen, da ich für meinen eigenen Standpunkt kein festes Fundament habe. Und da der Meinungen so viele sind, wie es Menschen gibt, werde ich mich mit der Zeit immer mehr auf der Suche nach dem Menschen, der mir endlich sagen kann, was richtig und falsch für mich ist, verlieren. Doch jeder hat alles zur Verfügung, was er braucht, um seinen Weg zu sehen und zu gehen. Deshalb ist es mir wichtig, meine Fähigkeiten zu entdecken und ihren Wert zu erkennen.

Wenn ich mit meinen diversen Wahrnehmungsmöglichkeiten Erfahrungen gemacht habe, werde ich irgendwo Schwerpunkte setzen. Doch zuerst muß ich alle Möglichkeiten kennenlernen.

Dieses Buch gibt Dir reichlich Anregungen, um Erfahrungen mit der Hellseherei zu machen. Probiere sie gründlich aus und entscheide Dich dann, ob Du diese Fähigkeit weiter entwickeln willst.

Zu entdecken gibt es viel. Neue, bisher unbekannte Ebenen des Lebens, der Erfahrung, warten auf Dich. Hast Du schon mal gesehen, wie sich die Energie eines Medikamentes in der Aura eines Menschen zeigt, wenn Du es in seine Nähe bringst? Oder wie eine farbige Energiewolke aus dem Herzchakra Deines Partners strömt, wenn er Dich verliebt ansieht? Du kannst die lebensenergetische Qualität Deines Essens und Deiner Getränke auf einfache Art beurteilen lernen, indem Du ihre Ausstrahlung beobachtest. Um Erdstrahlen aufzufinden, benötigst Du bei etwas Erfahrung mit Hellsichtigkeit meist auch weder Wünschelrute noch Pendel. Sogar die Polarität einer Erdstrahlung kannst Du sehen, wenn Du es übst. Es heißt oft, die Menschen hätten in unserer Zeit verlernt, mit Wünschelrute und Pendel ihre Wohnräume auf belastende Strahlung abzusuchen. Ich glaube, daß diese Hilfsmittel erst nötig geworden sind, als unsere Vorfahren ihre direkte Sicht der Dinge nicht mehr zuließen. Tiere haben auch keine Wünschelruten und finden trotzdem sicher zu den Plätzen, die für sie energetisch stimmen.

Seit ich gelernt habe, meine Hellsichtigkeit wieder zuzulassen, habe ich eine ganz andere Art, mit der Welt umzugehen, entwikkelt. Früher suchte ich oft nach der richtigen Information, nach dem kompetenten Fachmann, dem passenden esoterischen System. Heute habe ich durch die Möglichkeit der direken Wahrnehmung im energetischen Bereich gelernt, die für mich richtige Information selber zu entdecken und das grundsätzlich zu mir passende esoterische System meiner Persönlichkeit anzupassen und zu erforschen. So spare ich viel Zeit und Energie und bekomme immer das im ganzheitlichen Sinne Richtige für mich. Ich muß nur noch die Augen offen halten sowie Verantwortung für meine Entwicklung übernehmen.

Zu den als allgemeingültig erklärten esoterischen Systemen, die ich durch ihre vielen Gesetze und Schubkästen als mitunter sehr hinderlich für Bewußtwerdungsprozesse empfinde, möchte ich Dir ein kleines Märchen erzählen:

In einem fernen Land, weit entfernt von unserer Welt, lebte vor langer Zeit ein Volk von Menschen, die im Grunde genauso waren wie wir heute. Sie konnten alles, was wir heute auch können, mit einer Ausnahme - ihnen fehlte die Fähigkeit zu sehen. Irgendwann war sie ihnen im Laufe der Zeit abhanden gekommen. Doch einige wußten noch davon, und sie hatten den tiefen Wunsch, die Farben der Welt wieder sehen zu lernen. Ab und an gelangten Gerüchte aus weit entfernt liegenden Ländern zu diesem Volk über Menschen, die sehen konnten. Einige glaubten diesen Erzählungen, andere lachten über den Unfug, denn sie kannten niemanden, der sehen konnte. Also konnten diese Märchen nicht stimmen, so meinten sie. Diejenigen, die an diese Erzählungen glaubten, sammelten alle Gerüchte und Nachrichten über das Sehen, die ihnen zu Ohren kamen, und einige taten sich mit der Zeit als Lehrer des Sehens hervor. Diese hatten so viele Informationen über das Sehen und die Farben gesammelt, daß sie anderen, die nicht soviel darüber wußten, zum Beispiel genau erklären konnten, daß reife Bananen immer gelb seien. Sie hatten nämlich eine Geschichte von einem Sehenden gehört, in der reife gelbe Bananen erwähnt wurden. Da diese Information von einem mit dem Augenlicht Begabten stammte, wie seriöse Lehrer des Sehens bestätigten, mußte sie stimmen. Und fortan galt der Lehrsatz, daß reife Bananen gelb seien. In einer anderen Seh-Schule gab es jedoch eine davon abweichende Meinung. Der dieser Schule vorstehende Lehrer hatte nämlich aus einer anderen Geschichte entnommen, daß reife Bananen braun seien. Da er seiner Quelle mehr vertraute als der der anderen Schule, legte er den Lehrsatz fest, daß reife Bananen eine braune Färbung hätten. Da er aber ein toleranter Mensch war, bezog er die Lehrmeinung der anderen Schule in sein System ein und behauptete, nur weit entwickelte Sehende könnten eine reife Banane als braun wahrnehmen. Die noch nicht so weit Fortgeschrittenen sähen eben reife Bananen in der Farbe Gelb. Aber sie hätten ja die Möglichkeit, irgendwann ihre Unvollkommenheit aufzugeben und sich seiner Schule anzuschließen.

Viele Jahre später existierten diese beiden Schulen immer noch. Doch inzwischen waren einige Generationen von Schülern zu Lehrern geworden und hatten nach ihrem Tode anderen Schülern, die Lehrer geworden waren, Platz gemacht. Diese Lehrer behaupteten jetzt, sie könnten sehen. Vielleicht stimmte dies sogar, aber wie sollte ihre Fähigkeit überprüft werden? Denn sie wußten ja soviel über die Welt der Farben, daß sie auswendig jedem Ding, das sie greifen konnten, seine von einem früheren Lehrer festgelegte Farbe zuordnen konnten. Und da sie ihren Lebensunterhalt durch ihre Tätigkeit in einer bestimmten Sehschule verdienten und außerdem von ihren Schülern wegen ihrer Zugehörigkeit zu der jeweiligen berühmten Schule Zuneigung und Respekt entgegengebracht bekamen, hatten jene, die vielleicht wirklich sehen gelernt hatten, verständliche Gründe, die Ansichten ihrer Lehrer unverändert weiter zu übermitteln und das bequeme System zu erhalten, anstatt es in Frage zu stellen. Auch ging es vielen von ihnen mittlerweile mehr um den ethischen und moralischen Fortschritt ihrer Schüler als um die Fähigkeit des Sehens an sich. Sie betrachteten den Weg des Sehenlernens als Möglichkeit der Charakterentwicklung und weniger als Methode, wirklich sehen zu lernen.

Da niemand sie überprüfen konnte, lehrten sie nach ihrem System und debattierten häufig mit anderen Lehrern über deren Meinungen und ergingen sich in feinsinnigen Erörterungen über die Welt der Farben. Mittlerweile gab es hin und wieder einige Menschen, die etwas sehen konnten. Sie hatten nichts dazu getan: Es war ihnen angeboren. Da sie nach Gleichgesinnten suchten, gerieten sie bald in die Kreise der Sehschulen und wurden dort als neue Schüler willkommen geheißen. Doch nicht lange. Denn wenn sie etwas darüber mitteilten, was sie sahen, erschraken die anderen, weil ihre Sicht nicht genau mit der von der Lehre beschriebenen übereinstimmte. Und bald wurden sie als Ketzer aus den Schulen gejagt, damit die Reinheit der wahren Lehre erhalten bleibe. Einige der Sehenden wechselten die Schule, weil sie anfangs glaubten, sie wären nur in die falsche Schule geraten, und die Angehörigen der anderen Schulen bestärkten sie natürlich in dieser Meinung. Doch auch dort erging es ihnen bald ebenso wie zuvor. Müde und verwirrt von dem vielen Streit, nahmen viele daraufhin Abstand von den Schulen überhaupt und erklärten das Sehen für menschenverderbend; andere ließen sich darauf ein, ihrer eigenen Fähigkeit abzuschwören und fortan das, was sie sahen, so zu deuten, wie es die jeweilige Schule vorschrieb. Diese Menschen waren es einfach leid, einsam zu sein, und da fiel es ihnen leichter, ihre Wahrnehmungen der Lehrmeinung anzupassen, als ohne Freunde zu leben. Einige wenige, die wirklich sehen konnten, redeten zu anderen nicht mehr über ihre Wahrnehmungen. Sie waren zu oft verletzt worden, als daß sie noch weiter streiten wollten. Manchmal nahmen diese in den Untergrund gegangenen Seher im geheimen Schüler an und versuchten diesen zu vermitteln, was sie wußten; doch meist verspotteten diese Schüler sie nach einiger Zeit, weil das, was sie lernen sollten, zu sehr im Wiederspruch zu dem stand, was die großen und bekannten Sehschulen lehrten.

Soweit dieses Märchen. Klingt das vertraut? Nun, ganz so dramatisch geht es heute in der spirituellen Szene nicht zu!?! Früher aber, beispielsweise während der langen Jahre, in denen Hexen und Hexer verbrannt wurden, konnte es allerdings tödlich sein, die "falsche" Sicht der Welt zu haben. Und an diesem Erbe knabbern wir heute immer noch in vielerlei Hinsicht.

Wenn Du selber "Sehen" lernst, kannst Du heute recht gefahrlos Erfahrungen mit der feinstofflichen Welt machen und ein Verständnis der Schöpfung entwickeln, das nicht auf Lehrmeinungen basiert.

Ein für mich sehr interessanter Bereich für die Anwendung des Aurasehens ist die Ebene der Gefühle. Es ist spannend zuzuschauen, wie emotionale Energien aus und in die verschiedenen Bereiche des Körpers strömen und dann mit den "normalen" Sinnen zu beobachten, wie sich diese Kräfte im Verhalten ausdrücken. Auf dieser Ebene arbeite ich oft während der Lebensberatungssitzungen, die ich gebe. So läßt sich schnell feststellen, ob das, was mein Klient mir mitteilt, sich mit seinen Gefühlen deckt oder ob es aus der Verstandesebene kommt. Da eine Dissonanz dieser beiden Ebenen eine der Hauptquellen für Lebensprobleme ist, läßt sich so schnell und wirksam eine Hilfe geben. Auch wenn zwei Menschen, die miteinander Schwierigkeiten haben, zusammen zu einer Beratung kommen, kann eine Auralesung auf der Gefühlsebene hilfreich sein. Meist ist es den beiden gar nicht bewußt, wo eigentlich das Problem liegt, das sic miteinander teilen. Doch durch ein kurzes "Durchchecken" der verschiedenen Beziehungsebenen läßt sich das Problemfeld leicht einkreisen. In diesem Bereich kann das Aurasehen gerade Psychotherapeuten jeder Couleur sehr nützlich sein, um leichter zum Kern einer Befindlichkeitsstörung vorzudringen. Aber auch ein Arzt oder Heilpraktiker kann davon sehr profitieren. Neben der herkömmlichen Untersuchung kann ihm eine Überprüfung mittels Aurasehen zeigen, ob eine Erkrankung wirklich körperliche Ursachen hat und wo ihre Wurzeln liegen oder ob die Gründe dafür eher psychosomatisch sind. Für die energetisch arbeitenden Heiler aller Bereiche gibt das Aurasehen noch sehr viel mehr her, da sie so die für Energiearbeit gut erreichbaren Körperzonen erkennen und die Wirkung der energetischen Behandlung auch gleich überprüfen können. Doch dazu später mehr.

Falls Du kein "Profi" bist, sondern Aurasehen nur für den Hausgebrauch lernen willst, kannst Du wohl den größten Nutzen im Hinblick auf Deine persönliche Entwicklung daraus ziehen. Jedesmal, wenn Du diese Fähigkeit anwendest, bekommst Du einen tiefen Einblick in die feinstoffliche Welt der Energien. In diesem Bereich kannst Du direkt und ohne Täuschung sehen, wie Du bist und wie Du Dich in den verschiedenen Beziehungen zu anderen Menschen, Tieren, Pflanzen, Mineralien, Arzneien und so weiter verhältst. Familienmitgliedern und Freunden kannst Du durch Deine Fähigkeiten so manchen wertvollen Rat zukommen lassen, wenn sie Schwierigkeiten haben.

Je mehr Du von Dir wahrnimmst, desto mehr Gelegenheiten hast Du, Deine blinden Flecke, die ungeliebten, unerlösten Anteile Deiner Persönlichkeit zu erkennen und Wege zu finden, sie zu integrieren. Je mehr Du mit Dir im Einklang bist, desto gesünder und erfüllter kannst Du die Zeit Deines Lebens hier auf der Erde verbringen. Du bist dann auf dem Weg des Lichtes und lebst Liebe.

Das Aurasehen kann Dir im Alltag auch helfen, mit Beziehungen besser zurechtzukommen. Du siehst eher, worum es in einer Beziehung zu einem Kollegen, einem Lebensgefährten oder Freund wirklich geht und kannst Dich darauf einstellen. Gesundheitliche Probleme bei Dir und anderen kannst Du oft bereits während ihrer energetischen Entstehung feststellen, wenn sie mit herkömmlichen Diagnosemethoden noch nicht oder nur mit viel Aufwand erkannt werden können. So ist es möglich, rechtzeitig auf zumeist einfache Art und Weise Vorbeugungsmaßnahmen zu treffen, die eine ernste Erkrankung im körperlichen oder psychischen Bereich gar nicht erst entstehen lassen. Bewußtheit macht das Leben und Lernen leichter.

Wenn Du Dich mit entwicklungsfördernden Übungen, wie Yoga, Qi Gong oder den Fünf Tibetern beschäftigst, kannst Du mittels bestimmter Methoden des Aurasehens einfach ermitteln, ob die Übungen auf Dich so wirken, wie es beschrieben ist, und mußt Dich nicht auf Lehrmeinungen verlassen, die auf Dich zutreffen können oder auch nicht. Du bist damit in der Lage, für Dich Verantwortung übernehmen und selbständig handeln zu können.

Sogar eigene entwicklungsfördernde Übungen und Atemmethoden lassen sich mit Hilfe der direkten feinstofflichen Wahrnehmung entwickeln, die dann auf Deinen derzeitigen Zustand und

Deine Persönlichkeit maßgeschneidert sind.

Dies alles ist nur ein kleiner Auszug aus den Möglichkeiten, die Dir die verschiedenen Methoden des Auralesens bieten. Im nächsten Kapitel geht es gleich mit der Praxis los. Doch vorher solltest Du noch einen Vertrag mit Dir schließen.

ÜBER VERANTWORTUNG

Die Fähigkeit des Aurasehens hat grundsätzlich jeder. Wieweit Du Zugang zu ihr bekommst, hängt grundsätzlich von zwei Dingen ab:

1) Willst Du es lernen?
2) Kannst Du Deinem Unterbewußtsein/Inneren Kind glaubhaft versichern, daß Dir und anderen kein Schaden aus der Nutzung dieser Fähigkeit erwächst, sondern daß Du Dir und anderen bei der Entwicklung zum Licht und zur Liebe hilfst, wenn Du sie anwendest?

Die erste Bedingung ist recht einfach zu erfüllen und bedarf m. E. keines Kommentars. Bei der zweiten sieht es schon anders aus. Um Dir die Wichtigkeit dieser Bedingung zu verdeutlichen, sind noch einige Erklärungen nötig. Das Innere Kind ist der Anteil der Persönlichkeit eines Menschen, der direkten Zugang zu außersinnlichen Wahrnehmungen und Fähigkeiten aller Art hat. Es hat ziemlich feste Moralbegriffe in bezug auf die Nutzung dieser Fähigkeiten. Bei jedem Menschen sind diese Moralbegriffe etwas anders. Sie haben jedoch insofern eine gemeinsame Wurzel, als es immer darum geht, dem eigenen Selbst und anderen nicht zu schaden. Kommt Dein Inneres Kind zu der Überzeugung, daß Du gutwillig und verantwortungsbewußt mit Deinen spirituellen Fähigkeiten umgehen willst, wird es erst einmal nichts dagegen haben, das Tor zur astralen Welt ein wenig zu öffnen. Erweist Du Dich weiterhin als vertrauenswürdig, wirst Du mehr Einblicke bekommen.

Im Moment stehst Du aber am Anfang, und es geht jetzt "nur" um einen verhältnismäßig kleinen Blick in die Welt der Energien und feinstofflichen Kräfte.

Das Innere Kind wird sich solange gegen eine Entwicklung dieser Fähigkeiten sperren, wie Du (das Mittlere Selbst/Dein bewußter Anteil) nicht ganz klar gemacht hast, daß Du grundsätzlich keinen Schaden anrichten willst.

Damit es ersteinmal losgehen kann, führe bitte darum das folgende kleine Ritual aus (Rituale sind eine Sprache, die Dein Inneres Kind gut verstehen kann!) und setze Dich ernsthaft damit auseinander, auch wenn Dein Verstand es vielleicht im Moment albern finden sollte.

Später werden wir uns noch mehr mit den verschiedenen Persönlichkeitsanteilen Inneres Kind/Mittleres Selbst/Hohes Selbst befassen und auf ihre Bedeutung im Gesamtzusammenhang Deiner Persönlichkeit eingehen.

Das Ritual: Nimm Dir eine gute Stunde Zeit. Laß Dir ein Bad ein und parfümiere es mit einigen Tropfen Sandelholz-Öl (natürlichen Ursprungs!). Bade und wasche Dich gründlich und bewußt. Nimm das Wasser und den Duft des Öles wahr. Gib Dich der Entspannung hin und genieße die wohlige Wärme um Dich herum. Wenn Du Dich wäschst, mach Dir bewußt, daß Du die Dinge des Alltags hinter Dir läßt und störende Schwingungen aus Deiner Aura entfernst. Dusche Dich zum Schluß lauwarm ab. Hülle Dich danach in einen kuscheligen Bademantel, nimm eine Decke und suche einen Raum auf, in dem Du eine Weile ungestört sein kannst. Stelle Dich mit bloßen Füßen hin, die Beine etwa eineinhalb Schulterbreiten auseinander. Erhebe Deine Arme zum Himmel, geh etwas in die Knie und wende Dein Gesicht ein wenig nach oben. Nimm den Boden unter Deinen Füßen wahr, der Dich immer sicher trägt und Dir das Gefühl der Liebe ermöglicht. Bleibe einige Atemzüge bei dieser Empfindung. Dann richte

Deine Aufmerksamkeit auf den Himmel über Deinem Scheitel, von dem ständig Lebensenergie in Dich einströmt. Nimm auch diesen Kontakt einige Atemzyklen lang wahr. Nun richte Deine Aufmerksamkeit auf Deinen Atemfluß. Visualisiere bei jedem Einatmen einen hellen Himmels-Energiestrom, der über Deinen Scheitel in Dich einströmt und Deinen Körper von Kopf bis Fuß erfüllt. Laß bei jedem Ausatmen über Deine Füße einen Strom dunkler Erd-Energie in Dich einströmen und Dich erfüllen. Wiederhole diese Atemübung mindestens dreißig Mal. Sie gleicht Deine Körperenergien aus und hilft Dir, mit Deinem Inneren Kind in Kontakt zu kommen. Dann steh wieder auf und entzünde drei Kerzen - eine helle für Dein Hohes Selbst, eine dunkle für Dein Inneres Kind und eine violette für den bewußten Teil Deiner Persönlichkeit, Dein Mittleres Selbst. Jetzt brauchst Du nur noch ein Räucherstäbchen mit Sandelholz (dieses Aroma entspannt Dich und erleichert die Kommunikation mit Deinem Inneren Kind) anzuzünden, dann kann es mit dem nächsten Teil des Rituals losgehen: der Anfertigung und Unterzeichnung eines Vertrages mit Dir.

Nimm Dir ein leeres Blatt Papier, vielleicht Bütten oder handgeschöpftes, um auch optisch die Bedeutung dieses Dokumentes zu unterstreichen. Zum Schreiben verwende bitte violette Tinte oder einen Stift mit violetter Farbe. Wenn alles bereitliegt, lege einen Moment Deine Hände in den Schoß. schließe Deine Augen, spüre zu Deinem Atem hin und sage leise: “Ich bin in meiner Mitte, ich bin bei mir und werde jetzt durch meine klare und eindeutige Entscheidung in einen neuen, wundervollen Lebensabschnitt eintreten!”

Nun nimm Papier und Stift und schreibe:

VERTRAG

Ich, ((Dein vollständiger Name, geboren am..., Uhrzeit (wenn möglich), in (Ort))), erkläre hiermit unwiderruflich und aus freiem Willen, daß ich alle spirituellen Kräfte, zu denen ich Zugang bekomme, nur zum Besten aller Beteiligten einsetzen will. Ich werde die Freiheit aller Wesen bei der Anwendung dieser Fähigkeiten achten und nur mit ihrer Zustimmung in Bezug auf sie verwenden. Ich rufe Euch, Ihr hohen Mächte des Lichts und der Liebe, als Zeugen und Wächter zu diesem Vertrag und bitte Euch, mich in meinen Bemühungen zu unterstützen, mir zu helfen, wenn ich der Hilfe bedarf, und mir zu raten, wenn ich des Rates bedarf, um meinen Vorsatz im Leben zu erfüllen.

Ich weihe meine spirituelle Entwicklung hiermit unwiderruflich den Universellen Mächten des Lichts und der Liebe und nehme Ihren Schutz und Ihre Fürsorge dankend und respektvoll entgegen.

(Ort, Datum)
(Deine Unterschrift)

Es macht nichts, wenn Du Dich verschreibst. Das hat keinen Einfluß auf dein Versprechen.

Nimm das Papier mit Deinem schriftlichen Versprechen an Dich, hauche es dreimal an und laß den Atem dabei aus Deinem Herzen strömen. Das hilft Dir dabei, dieses Versprechen auf allen drei Ebenen Deiner Persönlichkeit zu akzeptieren.

Danach rolle das Dokument zusammen und binde es mit einem weißen, einem schwarzen und einem violetten Band (zum Beispiel Geschenkband oder Seidenband) zusammen. Du solltest es nicht falten oder knicken. Verwahre das Dokument an einem sicheren Ort. Mit sicher meine ich, daß es nicht beschmutzt oder verknickt wird. Du kannst es anderen Menschen ruhig zeigen, wenn Du ein gutes Gefühl dabei hast. Bleibe noch einen Moment nach diesem kleinen Ritual bei Dir. Spüre in Dich hinein. Wenn

Du magst, feiere dein Gelöbnis hinterher allein oder mit Freunden. Grund hast Du genug, denn Du hast Dir und dem Rest der Welt ein wundervolles Geschenk gemacht. Auf keinen Fall solltest Du nach diesem Ritual gleich in hektische Tätigkeiten einsteigen. Sollte Dir nicht nach Feiern zumute sein, mach einen Waldspaziergang. Gib Dir auf jeden Fall Gelegenheit, alles in Ruhe zu verarbeiten, zu integrieren und Dich in Deinem neuen Zustand, gesegnet durch die Mächte des Lichts und der Liebe, wahrzunehmen.

2. Kapitel

Wieder in Schwung kommen

Die erste Stufe zur Wiedererlangung feinstofflicher Wahrnehmungen ist in meinem System das Zulassenlernen der Körperschwingungen, also das Wahrnehmen der Eigenschwingung Deines Körpers und ihrer Veränderung durch die schwingenden Energiefelder der Umgebung.

ALLES SCHWINGT

Alle Stoffe, aus denen unsere Welt besteht, schwingen - selbst Kristalle, die uns hart und unflexibel erscheinen. Diese Eigenschaft wird zum Beispiel in Quarzuhren genutzt, um die Zeit zu messen. Menschen, Tiere, Pflanzen, Mineralien, Wasser - alle Dinge bewegen sich ständig in verschiedenen Rhythmen, die sich aus ihrem jeweiligen eigenen Rhythmus und ihrer Resonanz auf die Schwingungen ihrer Umgebung zusammensetzen. In der esoterischen Überlieferung sind diese Gesetzmäßigkeiten seit Tausenden von Jahren bekannt. Die moderne Physik hat dieses alte Wissen in den letzten Jahrzehnten durch systematische Forschungen bestätigen können. So gibt es zum Beispiel Erkenntnisse über den Aufbau der Materie, die belegen, daß alle Atome und subatomaren Bestandteile eines Stoffes in ständiger, sehr schneller Bewegung begriffen sind. Das, was wir als feste Materie zu kennen glauben, ist in Wirklichkeit eine Ansammlung von vielen winzigen Teilchen, die sich so schnell bewegen, daß wir den Eindruck eines festen Körpers erhalten. Eine Vorstellung von diesem Effekt kannst Du bekommen, wenn Du Dir einen Flugzeugpropeller beim Anlaufen anschaust. Erst siehst Du deutlich die Flügel. Je schneller dann die Bewegung wird, desto mehr verwischen die Konturen, bis es so aussieht, als wäre dort, wo vorher die Propellerflügel waren, eine Scheibe. Die Physik hat übrigens inzwischen auch mathematisch bewiesen, daß schnell schwingende Teilchen sich mechanisch ganz ähnlich einem festen Körper verhalten, der den Raum, in dem sich die Teilchen bewegen, ausfüllt. Wie die Bewegungen der Teilchen eines Gegenstandes auf die Schwingungen der Umgebung reagieren, kannst Du leicht nachvollziehen, wenn Du zum Beispiel eine Gitarre neben eine Lautsprecherbox legst, über die Musik wiedergegeben wird. Du wirst einen leisen Ton hören, wenn Du Dein Ohr dicht an die Saiten hältst. Das heißt, sie ist in Schwingung geraten. Solche Resonanzphänomene gibt es jedoch nicht nur im akustischen Energiebereich.

RADIÄSTHESIE UND SCHWINGUNGEN

In der Radiästhesie, der Lehre vom Umgang mit Wünschelrute und Pendel, wird die Beeinflussung der Schwingung eines Körpers durch äußere Energiefelder seit langem genutzt, um zum Beispiel Wasser oder Erze, die unter der Erdoberfläche verborgen sind, aufzuspüren. Wenn ein dazu ausgebildeter Pendler mit seinem Instrument über eine Wasserader kommt, wird er ein ganz charakteristisches Schwingungsmuster feststellen. Auf diese Weise lassen sich nicht nur feinstoffliche Energien, sondern auch elektromagnetische Schwingungen aller Art nachweisen. Genau hier beginnt die Sache für uns interessant zu werden, denn in diesem Buch geht es ja um die Wahrnehmung von feinstofflichen und elektromagnetischen Kräften durch die menschlichen Sinne. Ein Pendler oder Rutengänger braucht zwar noch einen "Zeiger" für sein Instrument Körper, doch muß er irgendwie gelernt haben, mit seinen Sinnen die feinen Schwingungen der Umgebung zu erfassen und durch ein Pendel oder eine Wünschelrute auszudrükken. Laß uns doch mal nachschauen, ob dazu immer ein Instrument nötig ist.

DER KÖRPER ALS PENDEL

Als ich lernte, mit dem Pendel zu arbeiten, stellte ich mir immer wieder die Frage, wie seine Schwingungsmuster wohl zustande kommen könnten. Nachdem ich schnell eine psychokinetische Beeinflussung, also eine Bewegung des Pendels durch reine Gedankenkraft, ausschließen konnte, blieb nur noch die unbewußte Betätigung kleinster Muskeln meines Körpers übrig. Doch wie wurde die komplizierte Bewegung meiner Muskeln beim Pendeln gesteuert, und warum strengte es mich selbst bei relativ schweren Pendeln nicht an, starke Schwingungen hervorzurufen? Was in mir reagierte so feinfühlig auf die Energien meiner Umwelt und bildete sie in Pendelbewegungen ab, ohne daß ich diese bewußt bemerken konnte? Immer wieder versuchte ich, diese Vorgänge zu verstehen, doch vorerst ohne Erfolg. Es waren noch einige Erfahrungen auf anderen Gebieten zu machen, die mir den Schlüssel zu diesem Rätsel liefern sollten. Einige Jahre später begann ich mit einem Tai Chi Chuan-Training und stellte erstaunt fest, daß es dabei eine für mich wichtige Ähnlichkeit mit einem mir vom Pendeln her bekannten Phänomen gab. Mein Trainer bestand darauf, daß ich alle Bewegungen der vorbereitenden speziellen Gymnastik und die komplizierten Übungen der Tai Chi-Form ganz locker und ohne Anstrengung ausführen sollte. Zuerst dachte ich, es wäre unmöglich, so zu üben - zumal mir von meiner Beschäftigung mit anderen Kampfsportarten, wie Judo und Karate, noch gut die schweißtreibenden Trainingsstunden in Erinnerung waren. Als ich längere Zeit Tai Chi übte, bemerkte ich jedoch einige wenige Male, daß es möglich war, ohne Anstrengung zu üben. Doch sobald ich es bemerkte, war die schöne Erfahrung, mich leicht wie eine Feder bewegen zu können, auch schon beendet. Um zu verstehen, was diese Erfahrung ermöglichte, kaufte ich mir eine Menge Bücher über Tai Chi. Immer wieder las ich darin, die mühelose Bewegung sei die unerläßliche Voraussetzung zum Fließenlassen von Chi, der Lebensenergie, und daß der Einsatz von Muskelkraft diese sofort blockieren würde. Keiner der Autoren nahm jedoch direkt dazu Stellung, wie sich diese Mühelosigkeit erreichen ließe. Auch hier kam ich nicht weiter, und lange Jahre vergingen, in denen ich Bekanntschaft mit vielen Systemen der Persönlichkeitsentwicklung machte und viele Erfahrungen mit mir sammelte. Eine davon sollte schließlich den Erkenntnisprozeß in Bewegung setzen, der nötig war, um das Puzzle zusammenzufügen.

Einige Zeit beschäftigte ich mich schon mit Meditation und hatte in vielen schmerzhaften Stunden erfahren, daß es nicht gerade einfach ist, mit aufgerichtetem Becken und geradem Rücken längere Zeit zu sitzen. Mich dabei auch noch zu entspannen, war mir nicht möglich. Da ich aber gerne meditieren wollte, ließ ich mir einen Trick einfallen. Mit einer Methode des 2. Reiki-Grades errichtete ich über dem Platz, an dem ich immer meditierte (bzw. versuchte, meine schmerzenden Rückenmuskeln zu ignorieren), eine sogenannte Reiki-Dusche, das heißt, ein stationäres Kraftfeld, das einige Stunden lang die Universelle Lebensenergie auf diese Stelle fließen ließ. Als ich nun das erste Mal unter meiner Energiedusche meditierte, machte ich eine seltsame Erfahrung: Es bereitete mir keine Schwierigkeiten mehr, mit aufgerichtetem Rücken zu sitzen. Im Gegenteil, ich mußte mich jetzt anstrengen, wenn ich meinen Rücken krumm machen wollte, wie es vorher angenehmer gewesen war. Und als ich einige Zeit in der Meditationshaltung entspannt saß, begann mein Oberkörper erst leicht und dann immer mehr im Kreis zu pendeln. Es pendelte mich! Ich brachte diese Bewegung nicht bewußt hervor, sondern

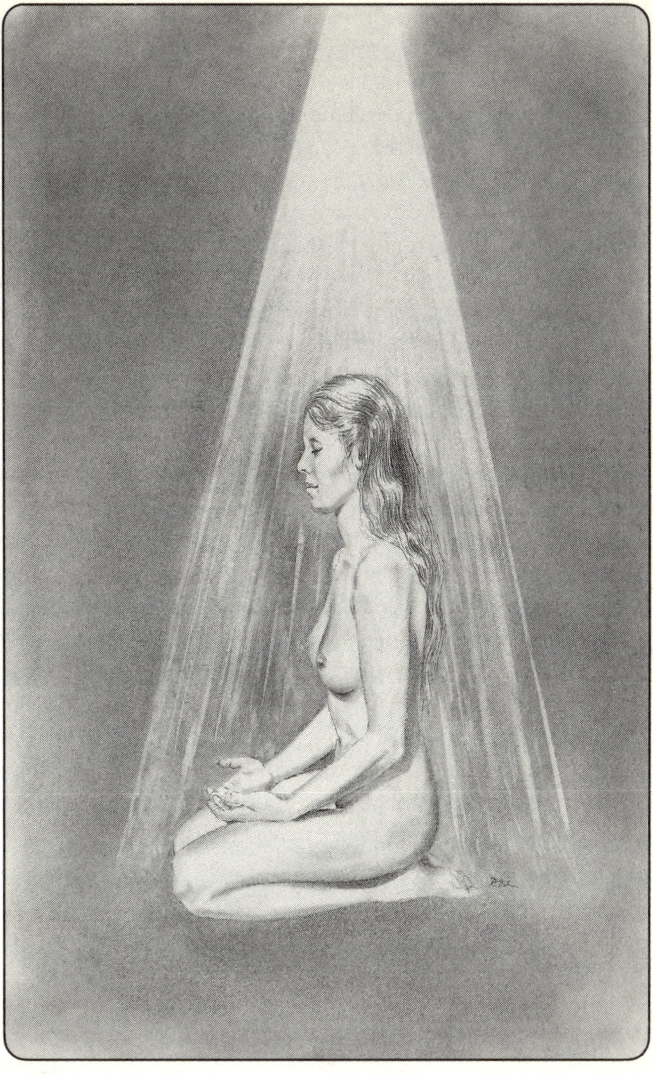

Meditieren unter einer Reiki-Dusche

sie geschah irgendwie mit mir. Diesmal hörte das Erlebnis auch nicht auf, als ich mir des Vorgangs bewußt wurde.

In den nächsten Wochen konnte ich aufgrund dieser Erfahrung und mit meinem Wissen um den Fluß der Körperenergien endlich ein fundiertes System entwickeln, daß meine Erlebnisse beim Pendeln und mit Tai Chi Chuan erklärbar machte. Später arbeitete ich dann noch ein System von Körperübungen dazu aus, um das Verständnis auch körperlich erfahrbar zu machen. Diese von mir entwickelten Schwingungsübungen sind eine einfache Möglichkeit für jeden, seinen Körper als Pendel zu erleben, den individuellen Rhythmus wiederzufinden und direkt zu erfahren, wie die Schwingungen der Umwelt Einfluß auf den Körper haben. Auf der Grundlage meiner Erkenntnisse über Schwingungs-verhalten und Resonanzfähigkeit des Körpers und ihrer praktischen Anwendung, den Schwingungsübungen, kann jeder sofort und ohne Hilfsmittel feststellen, ob ein Schlafplatz für ihn zuträglich ist, ob er mit einem anderen Menschen in einer harmonischen energe-tischen Verbindung steht, ob die Mikrowelle nun einen Einfluß auf ihn hat oder nicht und vieles mehr. Ach ja, und die Voraussetzungen für eine direkte Sicht der Aura werden mit diesen Übungen auch noch geschaffen. Da Du jetzt wahrscheinlich gespannt wie ein Flitzebogen darauf wartest, wie diese tolle Sache wohl funktioniert, will ich auf weitere Theorie erst einmal verzichten (für die Kopfleute: keine Sorge! Zum Abschluß dieses Kapitels gibt es reichlich Erklärungen.) und Dir die Schwingungsübungen vorstellen, mit denen Du in einen direkten Kontakt zu der Welt der Energien treten kannst.

DIE SCHWINGUNGSÜBUNGEN

Grundhaltung: Diese Haltung bietet eine optimale Voraussetzung dafür, Deinen Körper schwingen zu lassen. Es ist unbedingt notwendig für die erfolgreiche Arbeit mit den Schwingungsübungen, diese Haltung korrekt einnehmen zu können.

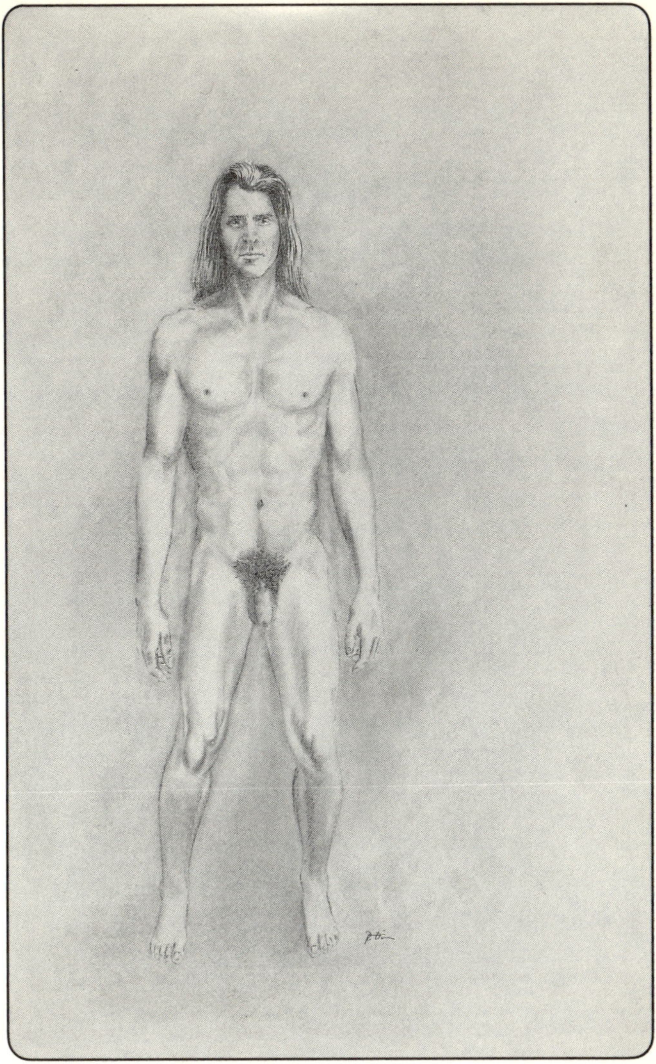

Grundhaltung Vorderansicht

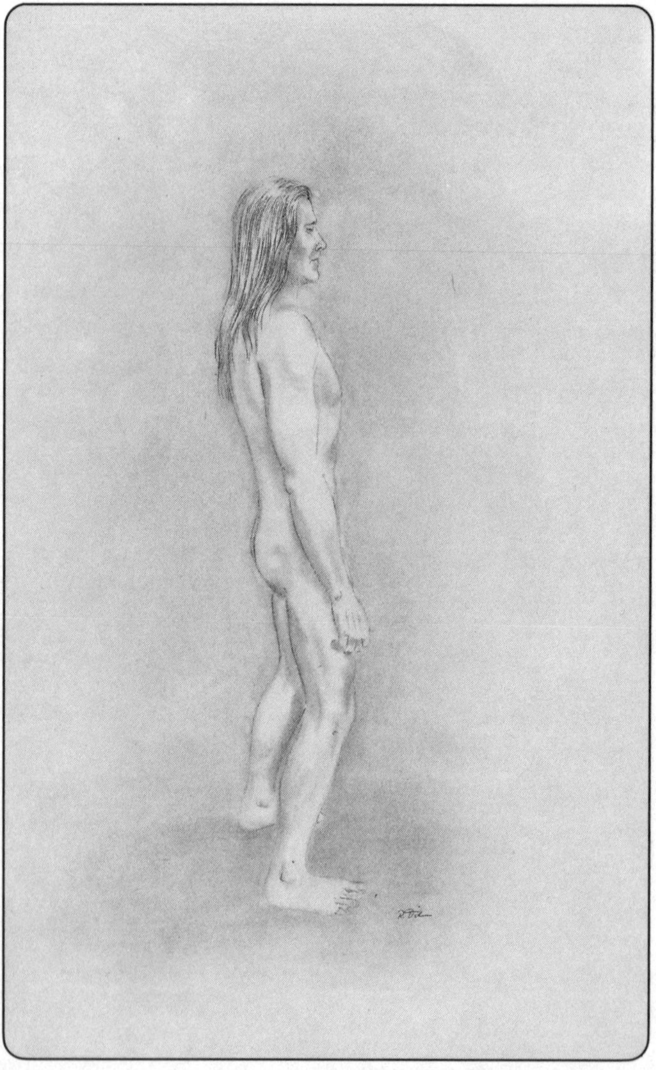

Grundhaltung, Seitenansicht

Stelle Dich aufrecht hin, die Beine etwa schulterbreit auseinander, die Fußspitzen zeigen etwas nach innen. Gehe jetzt in die Knie und verlagere Dein Gewicht nach vorne, so daß Deine Knie über Deinen Zehen sind. Dein Becken ist aufgerichtet, das heißt, Du schiebst Dein Becken nach vorne. Dein Körper bekommt so automatisch eine bogenförmige Haltung. Die Arme hängen lokker nach unten, der Kopf ruht entspannt auf dem Hals, als ob er von einem Faden, der am Scheitel befestigt ist, nach oben gezogen würde. Wenn Du diese Stellung richtig einnimmst, kannst Du auch die Beinmuskeln entspannen, da Dein Körper jetzt ausgewogen gehalten wird. **(siehe Abbildung "Grundhaltung)**

Vorbereitungsübung 1

Wahrnehmungsteil a

Es ist nützlich, den Zustand vor und nach dem Bewegungsteil schriftlich kurz festzuhalten. Wenn Du es über längere Zeit machst, entsteht so ein interessantes Tagebuch über die Entwicklung Deiner Sensibilität. Du wirst Dich wahrscheinlich nach einigen Wochen wundern, wie "sprachlos" Du zu Anfang der Übungszeit in bezug auf Deine Körperwahrnehmung warst. Das Aufschreiben hilft Dir auch dabei, die Wahrnehmungsübung ernst zu nehmen und nicht so schnell über Deine Empfindungen hinwegzugehen. Mach Dir zur Pflicht, wenigstens drei Sätze nach jedem Wahrnehmungsteil zu notieren. Ich habe für solche Zwekke eine kleine seidenbespannte Chinakladde angeschafft, in die ich gern hineinschreibe.

Fühle einen Moment in Deinen Körper hinein. Erst in die Füße, dann in die Unterschenkel, weiter in die Knie und Oberschenkel, danach in den Unterbauch und Beckenbereich, daraufhin in den Oberbauch und Brustbereich, die Schultern, Arme und Hände und zum Schluß in den Hals, den Kieferbereich und den Kopf. Es geht nicht darum, etwas Besonderes wahrzunehmen. Spüre nur in Dich hinein und registriere, wie Du Dich fühlst. Nimm Dir Zeit dafür! Es ist für das Zulassen feinstofflicher Wahrnehmungen von großer Bedeutung, in sich hineinfühlen zu lernen. Die Entwicklung Deiner Sensibilität ist wichtiger als jede Technik der Energiearbeit.

Bewegungsteil

Jetzt schüttele kräftig Deine Hände, als ob Du Wasser abschütteln wolltest. Laß es zu, daß Dein Körper sich mitbewegt. Schüttele immer weiter, bis jede Körperregion mit in die Bewegung einbezogen ist. Dein Becken und Dein Kopf bleiben dabei aufgerichtet, aber locker. Wenn alles mitschüttelt, mach noch etwa 30 Sekunden weiter, um festzustellen, ob Du Dir gestatten kannst, Deinen Körper längere Zeit loszulassen.

Wahrnehmungsteil b

Nun spüre wieder in Deinen Körper hinein, wie oben bei Wahrnehmungsteil a beschrieben. Fühlst Du Dich genauso wie vor der Schüttelübung? Nimmst Du Unterschiede wahr? Wenn ja, wo? Beschreibe für Dich den Unterschied zum vorherigen Zustand.

Wenn Du Dich deutlich (!) in Deinen jetzigen Körperzustand hineingefühlt hast, ist die Vorbereitungsübung 1 beendet.

Vorbereitungsübung 2

Wahrnehmungsteil a
wie bei der vorigen Übung

Bewegungsteil

Rolle abwechselnd mit beiden Schultern, so als ob Du kraulen würdest, ohne Deine Arme zu bewegen. Laß die Bewegung auf Deinen ganzen Körper übergehen. Das Becken und der Kopf bleiben dabei immer aufgerichtet. Die Arme und Hände sollen locker sein.

Wahrnehmungsteil b wie bei der vorigen Übung

Vorbereitungsübung 3

Wahrnehmungsteil a
wie Vorbereitungsübung 1

Bewegungsteil

Nimm die Grundhaltung ein und hebe Deine Arme ausgestreckt, aber nicht steif vor Deinen Körper, als ob Du einen großen Ball halten würdest. Die rechte Hand ist dabei oben, die linke unten. Jetzt bewege deine Arme nach rechts und gleichzeitig etwas nach oben. Dann laß den unteren Arm nach oben und den oberen nach unten kommen, ohne in der Gesamtbewegung innezuhalten. Bewege beide Arme etwas nach unten und darauf zur anderen Seite Deines Körpers. Dabei hebe sie, während sie vor Deiner Brust vorüberziehen, immer höher. Wenn Du links oben angekommen bist, laß Deine Arme wieder die Positionen tauschen und bewege sie gleichzeitig etwas nach unten. Von da aus geht es wieder in einer aufsteigenden Linie an Deiner Brust vorbei nach rechts oben. Die Beschreibung hört sich vielleicht etwas kompli-

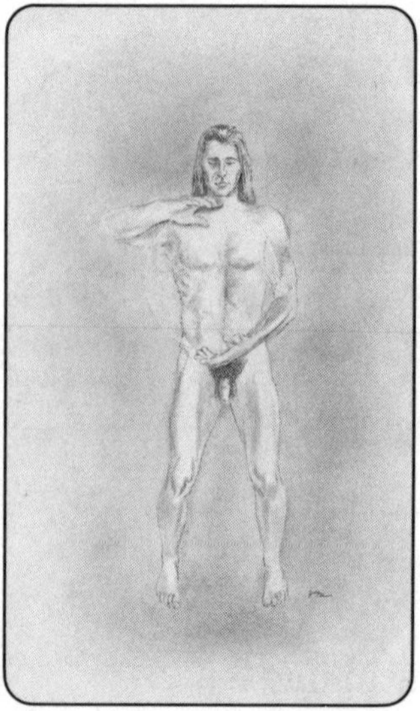
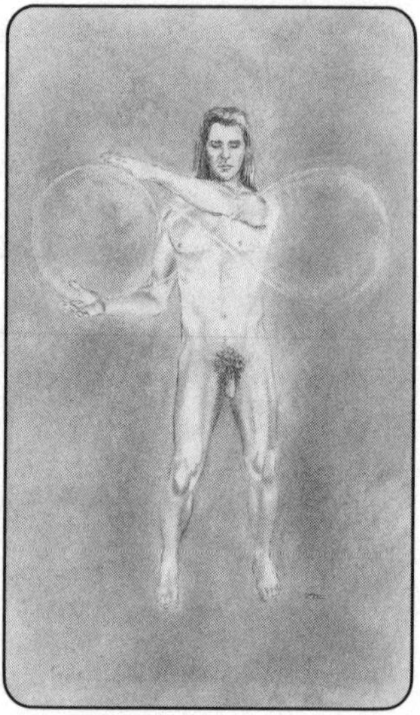
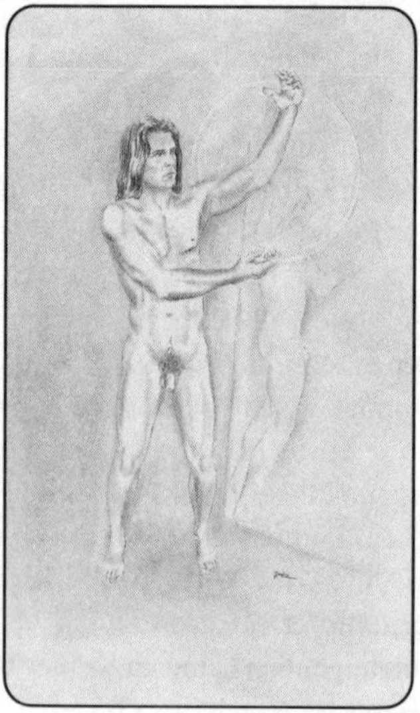

Vorbereitungsübung 3

ziert an, im Grunde ist es aber ganz einfach: Du beschreibst mit Deinen Armen die Figur einer liegenden Acht vor Deinem Körper (siehe auch die Abbildung zu Vorbereitungsübung 3). Laß bei dieser Bewegung Deinen ganzen Körper locker mitschwingen. Dein Becken und Dein Kopf bleiben dabei aber, wie oben beschrieben, aufgerichtet und locker. Führe diese Bewegungsfolge solange aus, bis Du ganz in Deinem Rhythmus aufgehst. Der Sinn dieser Übung ist, Dir eine deutliche Warnehmung Deiner persönlichen Schwingung zu ermöglichen und sie Deinen ganzen Körper erfüllen zu lassen.

Die Übung hat eine direkt aktivierende Wirkung auf Dein Herzchakra und eine indirekt stärkende auf Deinen HARA. Sie beruhigt und entspannt und hilft Dir, Dein Körpergefühl insgesamt zu steigern.

Die drei Vorbereitungsübungen sind nur solange für Dich wichtig, bis Du den Unterschied zwischen Verspannung und Entspannung deutlich wahrnehmen kannst und gelernt hast, schnell in eine entspannte, schwingungsfördernde Haltung zu kommen. Später brauchst Du sie nur noch, um wieder schwingungs- und resonanzfähig zu werden, wenn Du sehr verspannt bist.

Grundübung 1

Nimm die Grundhaltung ein und drehe eine Schulter soweit wie möglich nach vorn, beuge Deinen Oberkörper vor, bis er fast waagerecht zum Boden ist, und laß Deinen Arm locker herunterbaumeln. Lege den anderen Arm mit der Handfläche vom Körper weg hinter den Rücken. Jetzt gehe langsam durch den Raum und laß Deinen vorderen Arm locker herumbaumeln. Beachte, wie er schwingt, wann er sich leichter hin- und herbewegt und wann es schwerer wird. Bleibe zwischendurch immer wieder stehen und warte ab, was passiert. Auf keinen Fall solltest Du die Bewegungen des Armes bewußt beeinflussen und mit

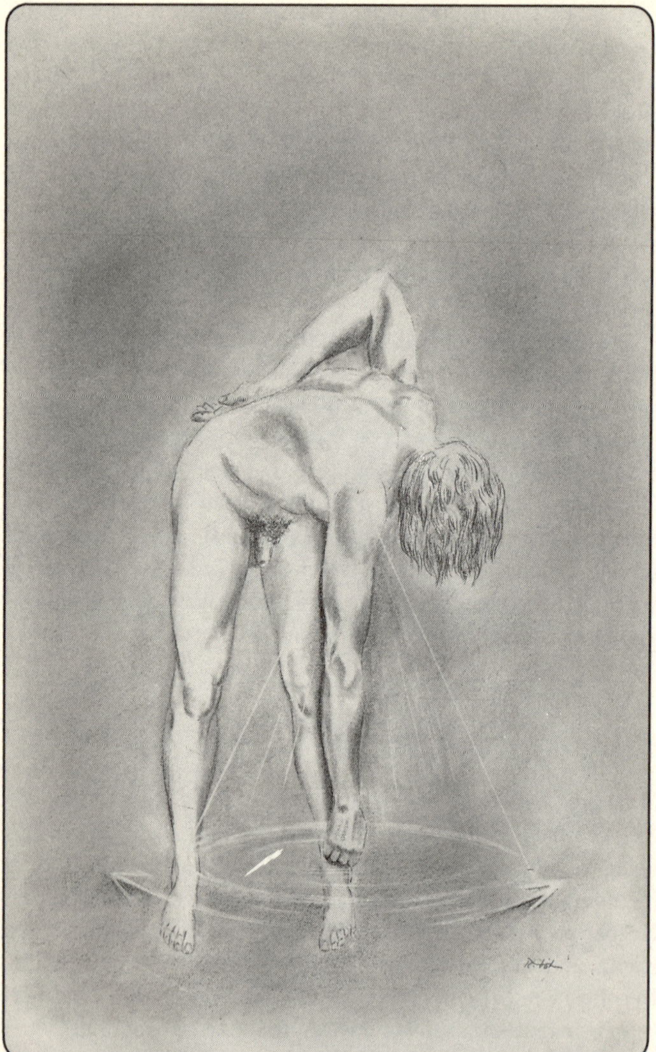

Grundübung 1

aktiver Muskelkraft ausführen! Wenn Du einige Minuten auf diese Weise geübt hast, wechsle zum anderen Arm und führe damit die Übung durch. Bist Du in der Arm- und Schultermuskulatur locker, wird Dein Arm verschiedene Kreis-, Strich- und Ellipsenfiguren ausführen, die auch beim radiästhetischen Pendeln zu beobachten sind. Hältst Du den Arm noch irgendwo fest, wird er nur beim Gehen wie der Rüssel eines Elefanten hin- und herschwingen. Versuche in diesem Fall, mehr loszulassen. Schwingt er auch beim Gehen nicht, führe die Vorbereitungsübungen nochmals durch, um Dich zu entspannen und loslassen zu lernen. Ein häufiger Fehler, der die Übung von vornherein scheitern läßt, ist eine falsche Beckenhaltung. Das Becken muß (!) aufgerichtet, also nach vorne gedrückt werden. Mach Dir die beiden unterschiedlichen Körperhaltungen bewußt, indem Du Dich auf einen Stuhl setzt und einmal so sitzt, als ob Du einen Besenstiel verschluckt hättest. Mach dabei aber auf keinen Fall ein Hohlkreuz. So ist Dein Becken aufgerichtet. Dann laß Deinen Körper zu einer im Regelfall als bequemer empfundenen Haltung zusammen-sacken. Deine Wirbelsäule ist jetzt nicht mehr aufgerichtet, sondern nach hinten herausgedrückt (Rundrücken).

Grundübung 1 - Variation A

Hast Du einige Erfahrungen mit dieser Schwingungsübung gesammelt, kannst Du sie variieren, indem Du Dich auf einen Stuhl setzt und Deinen Oberkörper zu einer Seite lehnst, ohne ihn jedoch in diese Richtung zu wenden. Deine Brust ist also weiterhin nach vorne gerichtet. Laß Deinen Arm auf der Neigungsseite einfach herunterbaumeln und richte die Handinnenfläche Deines anderen Armes auf verschiedene Stellen in Deiner Umgebung. Beachte, wie Dein Arm jeweils schwingt. Wiederhole nach einigen Minuten diese Übung mit der anderen Körperseite und schau Dir an, welche Unterschiede und welche Übereinstimmungen auftreten.

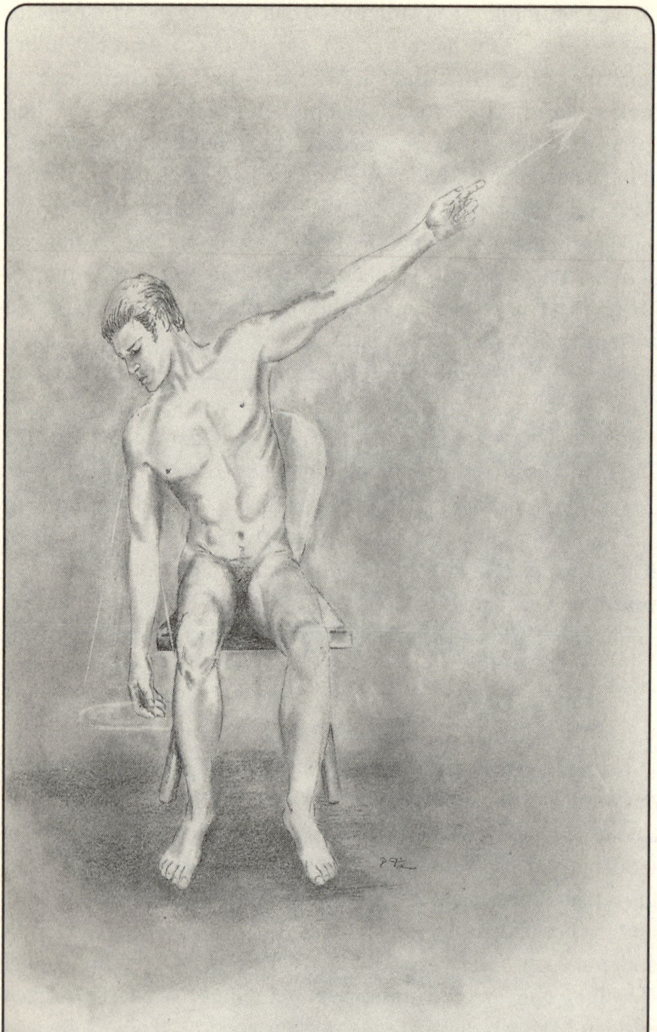

Grundübung 1 – Variation A

Grundübung 1 - Variation B

Wie Variation A. Diesmal probiere verschiedene Stellen im Raum durch, die einen starken Ausschlag in Deinem Pendelarm hervorriefen, wenn Du Deinen Empfängerarm in die jeweilige Richtung hieltest. Richte dabei Dein Becken einmal auf und sacke einmal zusammen. Beobachte, wie sich die Schwingung Deines Pendelarmes verändert. Laß dann Deinen Kopf einmal nach vorne hängen und richte ihn einmal auf, wie bei der Grundhaltung beschrieben. Wie verändert sich Deine Schwingungsfähigkeit?

Wenn Du diese Übung korrekt durchführst, wird Dein Arm sofort aufhören zu schwingen, wenn Du Dein Becken abknickst, und sich gleich wieder bewegen, sobald Du Dein Becken aufrichtest. Genauso wird bei herabhängendem Kopf die Schwingung aufhören und sich, wenn der Kopf wie bei der Grundhaltung aufgerichtet ist, wieder einstellen.

Grundübung 1 - Variation C

Führe die Pendelübung noch einmal im Stehen durch. Neige dabei aber Deinen Oberkörper nur ein wenig nach einer Seite, ähnlich wie bei Variation A und beobachte, ob es Dir schon gelingt, auch auf diese Weise mit dem Arm zu pendeln. Probiere auch hier die beiden Beckenstellungen und Kopfstellungen aus, und schau Dir die Auswirkungen auf Deine Schwingungsfähigkeit an.

Grundübung 2

Stelle Dich in Grundhaltung 1 auf einen Platz, an dem Du während der vorherigen Übungen starke Ausschläge erhalten hast. Laß es jetzt zu, daß Dein Oberkörper zu schwingen beginnt. Hast Du Schwierigkeiten loszulassen, lockere Dich noch einmal mit den Vorbereitungsübungen.

Grundübung 2 - Variation A

Wenn Du mit Grundübung 2 gut zurechtkommst, probiere auch hier wieder, wie sich Deine Schwingungsfähigkeit mit aufgerichtetem Becken und mit abgeknicktem Becken sowie mit den beiden verschiedenen Kopfhaltungen verändert. Fühle in Dich hinein, um zu erfahren, wie sich Deine Körperwahrnehmung bei den verschiedenen Becken- und Kopfhaltungen wandelt.

Grundübung 3

Setze Dich auf einen Stuhl mit fester Oberfläche und verschränke Deine Arme vor der Brust. Setze Deine Füße etwa eineinhalb Schulterbreit auseinander mit den Sohlen flach auf den Boden. Richte Dein Becken und Deinen Kopf auf. Jetzt laß zu, daß Dein Oberkörper auf den Lendenwirbeln schwingt. Wenn Du mit dieser Grundübung gut zurechtkommst, experimentiere ebenfalls mit den verschiedenen Kopf- und Beckenhaltungen.

Grundübung 4

Diese Übung braucht einige Vorbereitung. Sie wird nicht unbedingt sofort funktionieren. Nimm Dir Zeit, um Dich vorher zu entspannen und mit den Vorbereitungsübungen das Loslassen zu trainieren. Setze Dich auf keinen Fall unter Erfolgsdruck!

Stelle Dich in der Grundhaltung auf einen Platz mit starker Schwingung und laß zu, daß Dein ganzer Körper reagiert. Wenn Du überall losläßt, schwingst Du in kurzer Zeit von den Knöchelgelenken bis zum Genick. Achte dabei auf korrekte Becken- und Kopfhaltung. Hast Du Schwierigkeiten, führe die Vorbereitungsübungen noch einmal aus und probiere es dann wieder, bis Dein Körper deutlich mitschwingt.

Grundübung 4 - Variation A

Experimentiere mit den beiden Kopf- und Beckenpositionen und achte auf die Unterschiede, damit sich Dein Körpergefühl für das Erfahren von "schwingungsfähig" und "nichtschwingungsfähig" deutlich ausprägt.

Grundübung 5

Wie Grundübung 4. Nachdem Du Deinen ganzen Körper hast mitschwingen lassen, tippe mit einem Finger leicht auf eine Stelle, etwa drei Fingerbreit unter dem Bauchnabel in der Körpermitte. Dort befindet sich, etwas im Körperinneren gelegen, Dein HARA, das mechanische und feinstoffliche Zentrum Deiner Persönlichkeit. Fühle auch, wenn Du den Finger wieder weggezogen hast, weiter dorthin. Versuche jetzt wieder, Deinen ganzen Körper mit dem äußeren Feld schwingen zu lassen. Achte dabei auf korrekte Becken- und Kopfhaltung. Wechsle einige Male zwischen dem Zustand "Aufmerksamkeit im HARA" und " Aufmerksamkeit nicht im HARA" und achte auf die Unterschiede.

Wenn Du Deine Aufmerksamkeit im HARA hältst, wird Dein Körper nicht mehr schwingen, auch, wenn Becken- und Kopfhaltung korrekt sind. Nimmst Du Deine Aufmerksamkeit vom HARA fort, wird Dein Körper wieder mitschwingen.

WAS DIE SCHWINGUNGSÜBUNGEN BEWIRKEN KÖNNEN

Regelmäßiges Üben der verschiedenen Grundtechniken gibt Dir eine wichtige Entscheidungsfreiheit wieder: Du kannst jetzt bewußt zwischen "Mitschwingen" und "Festhalten" umschalten. Außerdem kannst Du wählen, wie Du festhältst. Da die Übungen nur funktionieren, wenn Du wirklich entspannt bist, kannst Du sie auch als hochwirksames Entspannungstraining nutzen. Wenn Du regelmäßig übst, wird Dein Körper immer schwingungsfähiger und elastischer werden. Ganzheitliche Bewegungsfähigkeit wird sich wieder einstellen. Das heißt, Du lernst wieder, Deinen Körper als Einheit zu empfinden und zu bewegen. Deine Bewegungen werden leichter, eleganter, rhythmischer und kraftvoller werden. Isolierte Körperbewegungen, bei denen zum Beispiel nur die Arme ihre Haltung verändern, anstatt den ganzen Körper einzubeziehen, bedeuten auch isolierte Körperwahrnehmung und damit eine unnatürliche, auf körperlicher und geistiger Ebene verspannungs- und blockadenfördernde Handlungsweise. Wenn Du einen Arm hebst, verlagern sich die Gewichte Deines Körpers. Läßt Du Deinen Körper einfach reagieren, wird cr sich durch eine leicht veränderte Gesamthaltung auf die neuen Verhältnisse einstellen und weiterhin entspannt sein können. Läßt Du die Reaktion Deines Körpers nicht zu, mußt Du viele Muskeln anspannen, um die bisherige Stellung aufrechtzuerhalten. Das Nichtzulassen der automatischen "Niveauregulierung" Deines Körpers erfordert eine Menge Muskelarbeit und fördert mit der Zeit chronische Verspannungen und anatomisch ungesunde Körperhaltungen.

GANZHEITLICH LEBEN – GANZHEITLICH BEWEGEN

Ganzheitliche Lebensführung beginnt bei Deinem Körper. Seine Haltung ist ein Spiegel Deiner momentanen geistigen Haltung. Genauso wie Deine mentale Ebene aber Deinen Körper beeinflussen kann, ist es auch möglich, über das bewußte Zulassen Deiner Körperreaktionen Deine mentale Haltung zu lockern. Da dieses Buch einem ganzheitlichen Konzept folgt, nutzen wir beide Möglichkeiten, um die Wahrnehmung von feinstofflichen Energien und den Umgang mit ihnen zu lernen. Du findest dasselbe Prinzip der automatischen Reaktion auf Reize nämlich auch auf den feinstofflichen Energieebenen. Läßt Du es einfach zu und spürst hin, geschehen fantastische Dinge wie von selbst, und Du wirst Zugang zu einer Menge nützlicher Fähigkeiten in diesem Bereich bekommen.

SINN UND UNSINN DER SOGENANNTEN SCHLECHTEN HALTUNG

Um Dir den Nutzen der Schwingungsübungen genauer zu erläutern, muß ich etwas ausholen. Sicher hast Du schon oft gehört, daß es sehr wichtig für erfolgreiche Meditation ist, mit einem aufgerichteten Becken zu sitzen. Auch in den verschiedenen Richtungen der körperorientierten Psychotherapie wird viel Wert darauf gelegt. Gleichzeitig ist es aber für die meisten Menschen sehr schmerzhaft und schwierig, längere Zeit so zu sitzen. Viel bequemer finden sie die zusammengesackte Körperhaltung, obwohl diese ja erwiesenermaßen ungesund ist. Warum ist das so? Aus Deiner Erfahrung mit den Schwingungsübungen weißt Du, daß Dein Körper nicht mitschwingen kann, wenn das Becken abgeknickt ist. Eine Erklärung dazu ergibt sich aus dem Wissen um den energetischen Aufbau des menschlichen Körpers*.

In und neben der Wirbelsäule laufen vom Becken drei Hauptleitbahnen für Lebensenergie entlang zum Scheitel. In der indischen "Fachsprache" Sanskrit heißen diese drei Kanäle IDA, PINGALA und SUSHUMNA. Alle sechs Hauptchakren des Körpers stehen über diese Wege in Verbindung Die in diesem Zusammenhang für uns interessanten Energiefelder der Umgebung werden mit dem 2. Chakra (Sexualchakra), das knapp über

*Ausführliche Erklärungen zum Energiesystem und zu den Chakren findest Du im 4. Kapitel. Hier gehe ich nur auf einen für das Verständnis der Schwingungsübungen wichtigen Teilbereich ein.

dem Schambein liegt, empfangen und von dort über die drei Kanäle weiter in den Körper verteilt und von den anderen Chakren entsprechend ihren Funktionen verarbeitet. Das 5. Chakra (Selbstausdruckschakra) ist u. a. dafür zuständig, Energien, die es empfängt, in körperlichen Ausdruck ("Mitschwingen") umzusetzen. Wenn Du Dein Becken aufrichtest, kann die Information vom 2. Chakra weiter nach oben geleitet und vom 5. Chakra in Körperausdruck umgesetzt werden. Knickst Du Dein Becken ab, werden die drei Leitbahnen in ihrer Funktion behindert, und es gelangen nicht mehr genug Informationen nach oben, um in Körperschwingungen umgewandelt werden zu können. Ähnlich wie bei einem abgeknickten Wasserschlauch, stauen sich jetzt die Energien im unteren Rückenbereich. Im Halsbereich sieht es ähnlich aus. Hältst Du Deinen Kopf so, als ob vom Scheitel aus eine Schnur zum Himmel gezogen würde, ist die Kopfhaltung optimal und fördert den Energiefluß in Ida, Pingala und Sushumna. Neigst Du den Kopf nach vorne oder hinten, wird die Reizleitung gestört und es kommt keine Änderung des Körperausdrucks zustande.

Wenn diese Haltung aber die normale und gesunde Funktion des Körpers behindert, warum nehmen sie dann viele Leute lieber ein und empfinden sie als bequemer als die aufrechte, gesundheitsfördernde?

Du hast mit der Schwingungsgymnastik die Erfahrung gemacht, daß Dein Körper das Bestreben hat, in Einklang mit den Schwingungen der Umwelt zu sein. Ähnlich wie bei dem weiter oben angesprochenen Heben der Arme und der daraus resultierenden automatischen Haltungsänderung des Körpers, der ein neues Gleichgewicht anstrebt, funktioniert dieser Regelkreis auch auf der feinstofflich-energetischen Ebene. Das ist durchaus sinnvoll, denn auf diese Weise fließen sehr viel mehr Informationen. Gefahren und günstige Situationen können leichter und schneller erkannt werden. Die energetische Verständigung mit anderen Wesen hilft dabei, von ihnen akzeptiert zu werden, und Umweltenergien lassen sich als Kraftquelle nutzen, indem der Körper sich auf Schwingungen einstellt, die ihn in seinen jeweiligen Bewegungen mit ihrem Rhythmus unterstützen. Gleichzeitig wird damit eine Energieverschwendung ausgeschlossen, weil das energetische Gleichgewicht des Körpers gewahrt bleibt. Gemeinschaft macht stark, nicht nur gefühlsmäßig. In der heutigen Zeit sind wir aber ständig umgeben von Hunderten unterschiedlicher Schwingungsquellen, wie elektrischen Leitungen und Geräten, Menschenansammlungen, Erdstrahlungen, Richtfunkstrecken, Fernseh- und Radiowellen, Satellitensignalen, Reklametafeln, Zeitschriften, Fernsehfilmen, Büchern und so weiter und so fort. Viele davon sind sehr stark und beinhalten eine enorme Informationsmenge. Unser Körper kann sich unmöglich auf alle diese vielen Rhythmen einstellen und sie verarbeiten. Zudem ändern sich gerade in dichtbevölkerten Gebieten ständig die Energiefelder, was die Organe des Körpers, die mit der Umsetzung und Auswertung der aufgenommenen Reize beschäftigt sind, unter einen enormen Dauerstreß setzt. Selbst im Schlaf sind wir heute den Feldern der Radiowecker, der elektrischen Anlagen und der Funksignale weitgehend hilflos ausgesetzt. Würde der Körper versuchen, weiterhin voll aufnahmebereit zu bleiben und alles auszudrücken, was da an Energien in ihn strömt, würde er schnell unter der Überlastung zusammenbrechen. In dieser schwierigen Lage zieht unser weises Körperbewußtsein einfach die nächsterreichbare Notbremse und reduziert die Reizweiterleitung auf ein unbedingt notwendiges Minimum, indem es eine Körperhaltung (abgeknicktes Becken, geneigter Kopf) einnimmt, welche die Hauptleitsysteme in und entlang der Wirbelsäule in ihrer Funktion behindert. Die oft bemängelte schlechte Haltung des modernen Zivilisationsmenschen ist also nichts anderes als eine drastische Selbsthilfemaßnahme des Körpers, der sein Überleben und seine Funktionsfähigkeit im Hier und Jetzt sichern will - selbst um den Preis einer langfristigen Schädigung seiner Leistungsfähigkeit. Hinweise, einfach die

Haltung zu ändern (Halt dich doch mal gerade!) oder die Muskeln zu trainieren, die eine aufrechte Haltung ermöglichen (Bodybuilding etc.), können deswegen keine wirklichen Erfolge hervorrufen. Würde der Körper sich auf eine entspannte und schwingungsfähige aufrechte Haltung bei ständiger Reizüberflutung einlassen, käme das unter Umständen einem Selbstmord gleich; auf jeden Fall würde er ständig einen großen Teil seiner Reaktionsmöglichkeiten überlasten. Achte jetzt einmal darauf, ob es Dir leichtfällt mit aufgerichtetem Becken und Kopf zu sitzen. Ist der Platz energetisch vollkommen neutral (selten) oder hat nur wenige, ausgewogene Energien, wird es nach kurzer Umstellungs-zeit kein Problem für Dich sein, ja, es wird Dir sogar gefallen, aufgerichtet zu sitzen. Suche danach einen anderen Platz, der unausgewogene Energieverhältnisse hat, und wiederhole dort die Übung. Hier wird es Dir zumindest sehr viel schwerer fallen, aufgerichtet zu sitzen. Probiere diese Übung auch mal bei Dir zu Hause durch. Vielleicht findest Du ja einen Platz in Deiner Wohnung, der recht ausgeglichene Energien aufweist. Ein Tip: Mit im esoterischen Fachhandel erhältlichen Räucherwerk (zum Beispiel Weihrauch) kannst Du zumindest viele sich nicht ständig erneuernde energetische Eindrücke harmonisieren. Hast Du den 2. Reiki-Grad, kannst Du Dir auf einfache Weise mit einer Reiki-Dusche einen Meditationsplatz an Deiner Lieblingsstelle in Deiner Wohnung errichten (siehe dazu auch das Kapitel über den 2. Reiki-Grad in meinem Buch “Reiki - der Weg des Herzens”). Wer Bach-Blüten hat, kann auch mal vor einer Meditationssitzung einige Tropfen des “Rescue-Remedy” nehmen. Die Notfalltropfen bewirken für kurze Zeit dasselbe, wie eine starke Aktivierung des HARA. Die Erfahrung, daß energetisch ausgewogene Plätze die Meditation und das Zulassen innerer Wahrnehmungen begünstigen, ist von alters her bekannt. Beim Bau von Kirchen und Klöstern wurde dieses Wissen bis vor etwa hundert Jahren noch ausdrücklich berücksichtigt. Auch Adepten der unterschiedlichsten Konfessionen, wie Yogis, Schamanen, christliche Mystiker und taoistische Meister, zogen sich mit Vorliebe an solche ausgeglichenen Orte zurück, weil dies ihnen ermöglichte, ihre Wahrnehmungsfähigkeiten ohne Behinderung durch äußere Einflüsse zu entwickeln.

DIE AKTIVIERUNG DES HARA ALS ENERGETISCHE ABGRENZUNG

Nun ist die gekrümmte Körperhaltung nicht die einzige Methode, um sich vor unerwünschten Reizen zu schützen. Wie Du bei den Schwingungsübungen erfahren hast, bewirkt auch eine Lenkung der Aufmerksamkeit auf Deinen HARA einen ähnlichen Effekt, selbst wenn Deine Haltung aufgerichtet bleibt. Diese Art der Abgrenzung ist allerdings sehr viel gesünder und sogar entwicklungsfördernd für Dich. Die Lenkung Deiner Aufmerksamkeit auf Deinen HARA verbindet Dein 2. Chakra mit Deinem 3. Chakra, so daß eintreffende Energien gleich an den "Haupttransformator" Solarplexuschakra zur Umwandlung und Speicherung für spätere sinnvolle Verwendung weitergeleitet werden. Je mehr Energien jetzt in Dich einströmen, um so besser. Sie werden alle in Dein Energiesystem integriert und stärken Dich damit. Eine sehr schöne Sache also, die Lenkung der Aufmerksamkeit auf den HARA. Um wirklich weitgehend die einströmenden Schwingungen auf diese harmonische Art zu verwerten, bedarf es allerdings einiger Übung. Zu Anfang wirst Du wahrscheinlich etwa 3-5 % der Dir zufließenden Kräfte tatsächlich integrieren. Aber selbst dieser im ersten Moment gering erscheinende Anteil wird Dein Energiesystem sehr entlasten und ihm gleichzeitig unter bestimmen Voraussetzungen eine Menge frischer Energie zur Verfügung stellen. Übe regelmäßig mit Deinem HARA und kontrolliere immer wieder Deine Fortschritte.

PRAKTISCHE ANWENDUNGEN DER HARA-STÄRKUNG

Auch bei den alten asiatischen Methoden der Meditation wird aus den oben angesprochenen Gründen sehr viel Wert auf die Lenkung der Aufmerksamkeit in diese Region gelegt. Um den Fortschritt der Übenden kontrollieren zu können und um die praktischen Anwendungen dieser Energien zu trainieren, wurden eine Menge Übungen entwickelt. Eine davon möchte ich Dir jetzt vorstellen, damit Du eine Möglichkeit hast, den praktischen Nutzen dieser Form der Energiearbeit erfahren zu können. Du brauchst dafür einen Partner.

Stellt Euch beide im Abstand von etwa einen halben Meter gegenüber. Halte einen Arm in Magenhöhe mit dem Handrücken nach außen etwa 30 cm vor Dich. Dein Partner faßt jetzt mit seiner kräftigeren Hand Dein Handgelenk. Sage ihm dann "Halten!" und versuche, ihn nun mit der Muskelkraft Deines Armes von Dir wegzudrücken. Wahrscheinlich wirst Du auch mit viel Anstrengung keinen großen Erfolg haben. Jetzt schließe einen Moment die Augen und lenke Deine Aufmerksamkeit auf Deinen HARA. Spüre, wie sich immer mehr Energie dort ansammelt. Wenn Du diese Kraft dort deutlich wahrnimmst, sag wieder "Halten!" und laß die Energie aus Deinem Bauchbereich in Deinen Arm schießen und ihn davon nach vorne tragen. Wenn Du die Übung korrekt durchgeführt hast, wird Dein Partner den Unterschied zumindest deutlich merken. Meistens wird er regelrecht weggerissen.

Aus Platzgründen kann ich leider keine weiteren Übungen dieser Art mehr hier anführen. In diesem Buch geht es ja in erster Linie um das Wiederzulassen der feinstofflich-energetischen Wahrnehmung. Wenn Du Dich für diese Form der Energiearbeit interessierst, schlage bitte in der kommentierten Bibliographie am Ende des Buches nach. Dort sind zwei ausgezeichnete Bücher des japanischen Ki-Meisters Koichi Tohei aufgeführt, aus denen Du mehr über die Ki-Übungen, wie die Fachbezeichnung lautet,

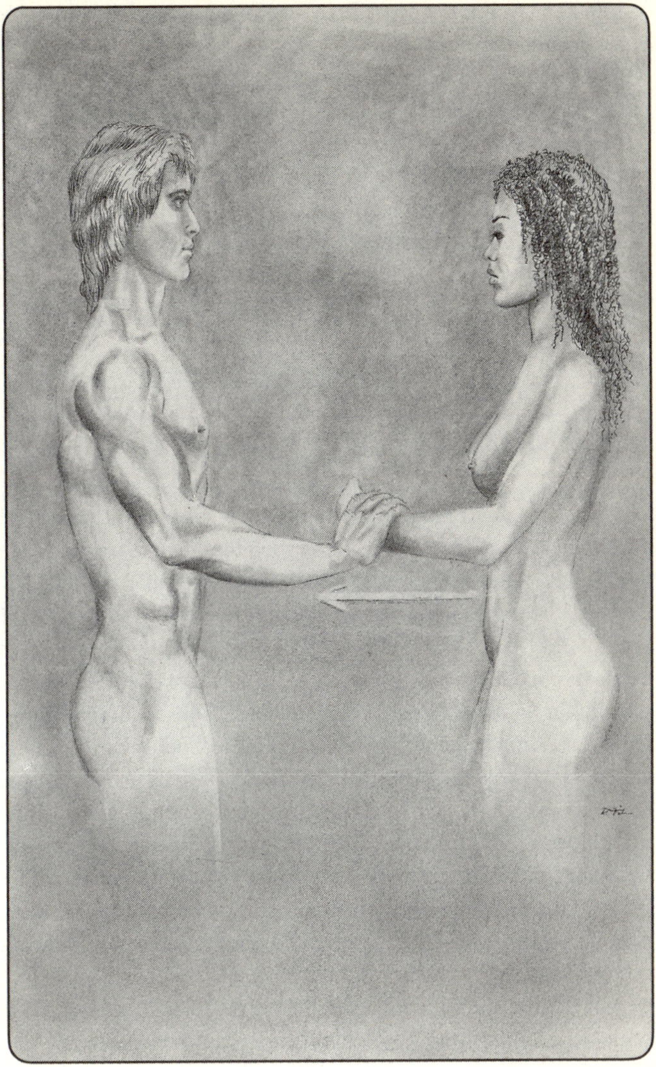

Praktische Anwendung der HARA-Stärkung

lernen kannst. Für uns ist es im Moment nur wichtig, daß Du ein wenig mit Deinem HARA arbeiten lernst, damit Dein Körperbewußtsein nicht ständig die Notbremse "Rücken krumm machen" und "Hals abknicken" ziehen muß. Durch die HARA-Arbeit kannst Du Dich gefahrlos auch stärkeren energetischen Einflüssen aussetzen. Du treibst dann nicht mehr wie ein steuerloses Boot im Sturm, sondern kannst mit Segel (2. Chakra) und Ruder (3. Chakra), die durch Deinen zuverlässigen Steuermann (HARA) geführt werden, die Kraft der Umweltenergien für Dein Wohlbefinden einsetzen.

DAS HERZCHAKRA UND DIE FEINSTOFFLICHE WAHRNEHMUNG

Dies ist aber noch nicht alles, was Du an schönen Geschenken durch die Beschäftigung mit der Schwingungslehre und den Schwingungsübungen bekommen kannst. Du erinnerst Dich vielleicht an die weiter oben beschriebene Vorbereitungsübung 3. Ihr kommt eine sehr wichtige Funktion zu, die ich Dir noch erläutern muß, damit Du einige unbedingt notwendige Kenntnisse zur Entwicklung Deines Energiesystems hast. Diese Übung ermöglicht Dir nämlich eine harmonische und schnelle Entwicklung Deines Herzchakras. Und dieses Chakra ist dasjenige Organ Deines Körpers, das Dir letztlich einen sinnlichen Zugang zu den in Deinem 3. Chakra (Solarplexuszentrum) gespeicherten und für Dich verwertbar gemachten Energien verschaffen kann. Ohne die Entwicklung Deines Herzchakras läuft nichts mit Aurasehen. Also laß uns diesen Bereich einmal näher untersuchen, um mit seiner Funktion besser vertraut zu werden.

Alle Dinge dieser Welt schwingen. Auch der Mensch. Wie seine Schwingung durch äußere Einflüsse verändert wird, hast Du Dir bereits näher angeschaut. Ebenso hast Du mit der Vorbereitungsübung 3 eine Möglichkeit erfahren, wieder in Kontakt mit

Deinem eigenen Rhythmus zu kommen. Doch woher stammt diese, Deine persönliche Schwingung?

Es gibt im menschlichen Körper einen "Rhythmusgenerator" der unser ganzes Leben lang in Betrieb ist. Fällt er aus, stirbt der betreffende Menschen binnen kurzem. Dieser Generator ist das Herz. Es ist der einzige Muskel im Körper, der über einen eigenen Taktgeber verfügt, also nicht vom Gehirn ursächlich gesteuert wird. Dieser Taktgeber ist aufgegliedert in drei autonome Nervenzentren: den Sinusknoten im oberen Herzbereich in der Nähe der oberen Hohlvene, der auch als Schrittmacher des Herzens bezeichnet wird und den Grundrhythmus von 60-80 Schlägen beim Erwachsenen vorgibt. Seine Impulse werden über die Vorhofmuskulatur der rechten Herzseite dem Aschoff-Tawara-Knoten zugeleitet, dem zweiten Teil des "Rhythmusgenerators", der im unteren Teil des rechten Vorhofes liegt. Von dort fließen die Impulse zu dem sogenannten His-Bündel, dem dritten Nervenknoten dieses Schwingungsgenerators, der etwas unter dem Aschoff-Tawara-Knoten liegt. Diese drei Zentren bilden zwar eine Funktionseinheit, sind dabei aber auch in der Lage, selbständig zu arbeiten. Fällt der Sinusknoten aus irgendeinem Grund aus, übernimmt der Aschoff-Tawara-Knoten seine Taktgeberfunktion. Allerdings ist dessen Frequenz mit 40-60 Schlägen/Minute nicht so hoch wie die des Sinusknotens. Fällt auch dieses Zentrum aus, bemüht sich das His-Bündel, seine Aufgabe zu übernehmen. Hier ist die Herzschlagfrequenz mit 30-40 Schlägen/Minute aber noch geringer. Da nur der Sinusknoten mit seiner relativ hohen Schlagzahl für ein reibungsloses Funktionieren des Herz-Kreislaufsystems sorgen kann, wird bei dessen dauerndem Ausfall ein mechanischer Taktgeber, ein Herzschrittmacher, eingebaut, der mit seinen elektrischen Impulsen eine genügend hohe Schlagfrequenz garantiert. Von außen kann das Reizleitungssystem des Herzens zwar über den Sympathikus- und den Vagusnerv in gewissen Grenzen beeinflußt werden. Die grundsätzliche Steuerung über den herzinternen Taktgeber läßt sich aber durch kein anderes Organ des Körpers ersetzen. Der Grundrhythmus Deines Herzens ist Dein persönlicher Rhythmus. Als Pulsschlag kann er überall an Deinem Körper wahrgenommen werden. Als Botschafter des Herzens dient das Blut mit seinen Gefäßen. Es versucht, die Schwingung der Liebe an alle Zellen des Körpers weiterzuleiten und damit den Kontakt zum Ursprung des Lebens, manche Menschen bezeichnen ihn als Gott, aufrechtzuerhalten. Sind die Muskeln in einigen Regionen des Körpers verkrampft, weil der betreffende Mensch sich davor fürchtet, hier lebendig zu sein und sich dort nicht fühlen möchte, wird der Pulsschlag zu diesen Bereichen nicht oder nur stark gedämpft weitergeleitet. Es wird auch weniger Blut in den verkrampften Bereich fließen. Unter diesen Bedingungen setzen sich leicht Stoffwechselschlacken fest und begünstigen damit alle Arten von Erkrankungen. Die Schwingung des Herzens bringt Leben, die Abkoppelung von diesem Rhythmus bringt Krankheit und Tod.

DIE POSITIVEN AUSWIRKUNGEN DER HERZSCHWINGUNG

Wenn ein Baby den Herzschlag seiner Mutter hört, den es noch aus der Zeit vor seiner Geburt kennt, beruhigt es sich und fühlt sich sicher und geborgen. Musik, die eine Taktfrequenz hat, die dem Herzschlag entspricht, wird zum Beispiel beim sogenannten "Superlearning" nach Professor Lozanov verwendet, um die Lernfähigkeit von Menschen enorm zu steigern und sie beim Lernen in einem angenehm entspannten, aufnahmefähigen Zustand zu halten. Wenn Du lernst, Dich im Takt deines Herzens zu bewegen, wie es zum Beispiel beim Ausführen der Vorbereitungsübung 3 automatisch geschieht, wirst Du in Deinen Bewegungen entspannter, kraftvoller und flexibler sein, da Du nicht mehr gegen die Schwingung der Liebe in Dir arbeitest, sondern mit ihr. Stell Dir zum leichteren Verständnis vor, Du würdest auf einem Fest versuchen, Walzer zu tanzen, während die Kapelle Tango spielt. Schwierig, nicht wahr?! Wenn Du aber zum Tangorhythmus auch Tango tanzt, wird es viel Spaß machen. Durch das Annehmen Deiner persönlichen Schwingung wirst Du Dich auch automatisch ganzheitlich bewegen, da der Rhythmus in Deinem ganzen Körper gegenwärtig ist. Diese Art der Bewegung baut Verspannungen aller Art mit der Zeit ab und beugt neuen vor. Das führt zu einem verbesserten Stoffwechsel, baut Schlacken ab und verringert dadurch langfristig auch die Erkrankungsneigung. Noch vor einigen Jahrzehnten waren diese Wirkungen einer Bewegung im natürlichen Rhythmus bekannt. So droschen zum Beispiel die Landarbeiter das Stroh und sangen dabei Lieder, die eine solche Taktfrequenz haben. Die Arbeiten in traditionellen Handwerksberufen wurden von Gesängen begleitet, die einen entsprechenden Rhythmus vorgaben, und beim Militär ist das rhythmische Singen bei langen Märschen eine uralte Tradition, weil die Soldaten dadurch nicht so schnell ermüden und bei guter Laune bleiben.

Die Vorbereitungsübung 3 soll Dir helfen, wieder natürlichen Schwung in Dein Leben zu bringen und aus den arhythmischen, hektischen Bewegungsmustern unserer Zeit auszusteigen. Natürlich reicht es nicht, wenn Du dafür einmal täglich 10 Minuten diese Übung ausführst. Das Ziel dieser Schwingungsübung ist, daß Du möglichst viele Handlungen Deines Alltags wieder in Deinem persönlichen Rhythmus vollbringst. Auf diese Art und Weise erreichst Du viel mehr für Dich als durch jahrelanges tägliches, von Deinem Alltag isoliertes Üben. Wenn Du Dich jetzt fragst, wie Du alle Handlungen eines Tages in einer Geschwindigkeit abwickeln sollst?! Nun, die Lösung ist sehr einfach: Wie beim Obertonsingen können sich harmonische höhere Frequenzen aus einem Grundton ergeben. Um dieses Prinzip anwenden zu können, brauchst Du jedoch nichts über Musiktheorie wissen. Laß Deinen Körper los, wie das geht, weißt Du ja jetzt. Wenn Du losläßt, geht nach ein kurzer Umstellungszeit alles harmonisch wie von selbst. *Don't push the river - it flows by itself ...!*

Ein letzter Hinweis noch auf die Funktion des Herzchakras in bezug auf die Wahrnehmung feinstofflicher Energien. Ich sprach weiter oben über die drei autonomen Taktgeber des Herzens, den Sinusknoten, den Aschoff-Tawara-Knoten und das His-Bündel. Diese drei Nervenzentren stehen mit dreien der feinstofflichen Körper* in Verbindung. Dem Sinusknoten ist dabei der Mentalkörper zugeordnet, dem Emotionalleib der Aschoff-Tawara-Knoten und dem Ätherleib das His-Bündel. Das Herz ist letztlich also in dieser Beziehung auch eine Empfangsstation für die energetischen Schwingungen unseres feinstofflichen Körpers. Es ist das Chakra der Einheit, in dem sich die Lebensströme der materiellen und der feinstofflichen Welt vereinigen und austauschen. Akzeptiere ich diese Funktion meines Herzchakras und öffne meinen Körper für die Schwingung der Liebe, die von ihm ausgeht, habe ich dadurch gleichzeitig teil an dem ständigen Informationsstrom aus der feinstofflichen Welt, der mit den Herzschwingungen zu mir fließt. Aurasehen, Hellsehen und -fühlen, Emotiopathie und viele andere feinstoffliche Sinne werden automatisch geweckt, wenn Du es wieder zuläßt, im Rhythmus der Liebe zu leben. In diesem Kapitel hast Du einige erste Erfahrungen mit der direkten Wahrnehmung feinstofflicher Energien gesammelt und einiges über den Hintergrund Deiner feinstofflichen Sinne erfahren. Wenn Du die Übungen sorgfältig durchgeführt hast, solltest Du jetzt bereit für das nächste Kapitel sein, in dem es um die praktischen Grundlagen des Aurasehens geht.

*Nähere Erklärungen zu den feinstofflichen Körpern - siehe Kapitel 4.

3. Kapitel

Praxis: Die ersten Schritte zum Auralesen

So, jetzt geht es mit dem Aurasehen los! Wenn Du die Übungen des letzten Kapitels sorgfältig durchgeführt hast, kannst Du schon recht viel im feinstofflichen Bereich wahrnehmen. Jetzt machen wir weiter damit, das Sehen energetischer Phänomene zu erlernen. Doch bevor Du weiterliest, mach Dir bitte eines klar: Es reicht nicht aus, ein Buch zu lesen, um auf irgendeine Art die Aura sehen und deuten zu lernen. Du brauchst persönliche Erfahrungen. Es ist also sehr wichtig, daß Du die in diesem Kapitel beschriebenen Übungen sorgfältig und regelmäßig durchführst, bis sie ihre Aufgabe für Dich erfüllt haben. Ja, und das ist schon alles, was Du an Voraussetzungen brauchst, um mit der Hellseherei zu beginnen.

Was - Du meinst, das kann nicht reichen? Du bist noch nicht weit genug entwickelt, ißt noch Fleisch, meditierst nicht täglich und schimpfst manchmal wie ein Rohrspatz? Nun, diese Dinge haben doch Deine anderen fünf Sinne bisher auch kaum behindert, oder? Also trau Dich ruhig und laß es uns gemeinsam probieren.

Die erste Übung soll Dir helfen, Dich auf feinstoffliche Wahrnehmungen einzulassen. Es geht hierbei nicht darum, neue Sinne zu entwickeln, sondern jene, die Du seit Deiner Geburt hast, nutzen zu lernen.

DEINE AUFMERKSAMKEIT ZU DEN FEINSTOFFLICHEN SINNEN LENKEN

Wenn Du in einem Konzert bist, in dem Dir die Musik sehr gut gefällt, hörst Du genau zu. Du richtest Deine Aufmerksamkeit auf die Musik. Wenn Du sie sehr gerne magst, wirst Du völlig in ihr aufgehen. Deine ganze Wahrnehmungsfähigkeit ist dann auf ein Sinnesorgan gelenkt. Absichtslos gibst Du Dich dem Hörerlebnis hin. Würdest Du Dich während der Aufführung mit einem Freund angeregt unterhalten, bekämst Du von der Musik wenig mit. Vielleicht würde Dich der Geräuschpegel sogar stören. Beim Aurasehen ist es genauso. Auch hier entscheidet Deine Aufmerksamkeit über die Qualität und Tiefe Deiner Wahrnehmung. Lenkung der Aufmerksamkeit bedeutet nicht Konzentration. Diese beiden Vorgänge bewirken sogar etwas Gegensätzliches. Wenn Du Dich konzentrierst, versuchst Du willentlich Deine Sinneswahrnehmungen zu beschränken, indem Dein Verstand eine Auswahl unter den Sinnesreizen trifft, die Du aufnimmst. Konzentration ist niemals absichtslos, sie schließt immer bestimmte, im Augenblick unerwünschte Wahrnehmungen willentlich aus. Da Du aber, bevor Du etwas wahrnimmst, noch gar nicht weißt, was an Eindrücken auf Dich zukommen wird, können auf diese Weise auch viele wichtige Informationen unterdrückt werden. Um das Beispiel des Konzertes wieder aufzunehmen: Konzentration bedeutet in diesem Zusammenhang, daß Du mit dem Vorsatz die Musik hörst, nur auf die erste Geige zu achten. Lenkung der Aufmerksamkeit heißt hier, Dich in das Hörerlebnis fallen zu lassen. Im Hören zu sein.

Konzentration ist eine Anspannung. Jedes Festhalten behindert aber Dein Unbewußtes in der Kommunikation mit Deinem Bewußtsein. Lenkung der Aufmerksamkeit ist ein Loslassen, ein Öffnen für das Empfinden der fließenden Energien. Deshalb wird in den alten Traditionen der spirituellen Schulung so viel Wert auf Loslassen gelegt. Konzentration ist im wesentlichen eine Methode, eine Vorauswahl von Sinneseindrücken zu treffen. Jemand, der sich konzentriert, geht davon aus, daß er in einer bestimmten Situation genau weiß, welche Wahrnehmungen es wert sind, zugelassen zu werden. Da die Welt allerdings niemals vom Verstand, der ja die Konzentration lenkt, ganzheitlich erfaßt werden kann, ist es in den meisten Fällen unmöglich, mittels Konzentration die Wahrnehmungen zuzulassen, die für den betreffenden Menschen im ganzheitlichen Sinne wichtig sind. Manchmal ist diese Art, mit der Welt umzugehen, notwendig und richtig. Allerdings viel seltener, als wir glauben. Lenkung der Aufmerksamkeit ist eine Methode des bewußten Einlassens auf die Wahrnehmung einer Situation. Es wird nicht von vorneherein ein Filter eingeschaltet, sondern statt dessen dem Körperbewußtsein die Chance gegeben, eine Auswahl zu treffen. Dabei kannst Du ihm zusehen, bzw. "zuspüren" und mit Deinem Bewußtsein, Deinem Verstand, in Ruhe überdenken, was da so zu Dir kommt. Da Dein Körper über das Herz Zugang zur Ebene der Einheit hat, wird er sich immer auf die im ganzheitlichen Sinne für Dich wichtigen Wahrnehmungen einstellen. Vertrau ihm nur wieder! Für an asiatischem Gedankengut Interessierte: Die Art des Umgangs mit den Sinnen durch Lenkung der Aufmerksamkeit ohne Konzentration wird in der taoistischen Philosophie mit WU WEI, Handeln durch Nicht-Handeln, bezeichnet. Viele meditative und praktische Übungen dieser Einweihungstradition sind nur durch WU WEI möglich und sinnvoll.

Wie erreichst Du nun auf einfache Art und Weise diese Lenkung der Aufmerksamkeit?

GRUNDLEGENDE ÜBUNGEN ZUM ERLERNEN DES AURASEHENS

Bitte beachten: Alle Übungen sollten möglichst oft in dem gleichen Raum, am gleichen Platz durchgeführt werden. Es fällt Dir dann leichter, Dich von Deinem Unterbewußtsein her auf das Lernen einzulassen. Außerdem bekommt dieser Ort mit der Zeit eine eigene entwicklungsfördernde Qualität, die zum Beispiel auch Meditationen erleichtert. Nach längerer Zeit entsteht so unter günstigen Voraussetzungen eine Art persönlicher Ort der Kraft.

Übrigens leiten die nachfolgenden Übungen, wenn Du sie regelmäßig und ernsthaft durchführst, Selbstheilungsreaktionen auf allen Ebenen ein. Sei also nicht erschrocken, wenn Symptome alter Erkrankungen für einige Tage spürbar werden, Dein Schweiß oder Stuhl anders riecht, Du eine Weile schlecht gelaunt bist oder Gefühle in Dir aufsteigen, die Du bisher noch nicht in Dir entdeckt hast. Du erlebst dann Entgiftungsreaktionen. Die Übungen können Dir nicht schaden, wenn Du sie wie beschrieben ausführst. Mit einer wichtigen Ausnahme: Solltest Du in psychiatrischer oder psychologischer Behandlung sein, stimme Dich bitte mit dem behandelnden Therapeuten ab, ob die Übungen 1 und 2 zur Zeit für Dich geeignet sind. Diese Vorsichtsmaßnahme ist manchmal nötig, weil bei bestimmten Arten schwerer psychischer Erkrankungen eine verstärke Öffnung für Körperwahrnehmung ohne therapeutische Begleitung zu einer Verschlimmerung des Befindens führen kann. Solltest Du zur Zeit in so einer Situation sein, kannst Du ja Deinen Therapeuten auch fragen, ob ihr die Übungen vielleicht eine Weile zusammen machen könnt, bis sichergestellt ist, daß Du mit ihnen zurecht kommst. Sie können durch ihre heilende Kraft wesentlich zu Deiner Genesung beitragen, und außerdem bereitest Du Dich dann gleich auf die weiteren Übungen zum Erlernen des Aurasehens vor.

Übung 1

Vorbereitung: Stelle einen Wecker oder eine Eieruhr (möglichst mechanisch, wegen des elektromagnetischen Feldes, das von elektrisch betriebenen Geräten ausgeht, oder in einen Abstand von mindestens 2 Metern, damit das Feld des Rituals nicht gestört wird!) so ein, daß er nach 3 Minuten klingelt, damit Du Deine Termine loslassen und Dich ungestört auf die folgende Übung einlassen kannst. Das Ziffernblatt soll von Dir abgewandt sein. Stell Dein Telefon und die Hausklingel leise. Wenn nötig, bringe ein Schild "NICHT STÖREN" an Deiner Zimmertür an. Mach am besten gleich eines, das länger hält. Du wirst es bei fast jeder Übung brauchen. Suche Dir ein ruhiges Plätzchen. Musik und Räucherwerk sollten nicht bei dieser Übung verwendet werden. Wenn Du zu Dir hinfühlen lernen willst, mußt Du alle Ablenkungen, die Du beseitigen kannst, von Dir fernhalten.

Übungsablauf: Setze oder lege Dich bequem hin, schließe Deine Augen und achte auf den Fluß Deines Atems. Wenn Du zur Ruhe gekommen bist, bitte Dein Inneres Kind darum, Dir bei der folgenden Übung zu helfen. Sag ihm, daß es Dir ein deutliches Zeichen geben möchte, wenn es nicht mehr üben mag, und versprich auf dieses Zeichen zu hören und die Übung zu beenden. Halte Dich an diese Abmachung! Bitte es darum, Dir dafür zu helfen, die Übungen regelmäßig auszuführen und schnell und mühelos zu lernen. Dann tippe mit einer Fingerspitze leicht(!) auf eine Stelle etwa drei Fingerbreit unter Deinem Bauchnabel in der Körpermitte. Nimm die Berührung wahr und bleibe dort mit Deiner Aufmerksamkeit. An dieser Stelle, ein bis zwei Fingerbreit unter der Haut, befindet sich Dein HARA. Wenn Du Deine Wahrnehmung zu diesem Punkt lenkst, indem Du auf die leichte Berührung achtest, gleichst Du Dein Energiesystem aus, entspannst tendenziell Deine Muskulatur und bringst Deinen "Denkapparat" zur Ruhe. Wenn Du merkst, daß Du wieder nachzudenken beginnst oder Deine Aufmerksamkeit zu anderen Wahrnehmungen wandert, tippe wieder auf Dein HARA und spüre hin.

Bleibe bei dieser Übung, bis der Wecker klingelt. Führe diese kleine Meditation eine Woche lang jeden Tag aus, wenn Du magst, auch zweimal täglich. In der nächsten Woche steigere die Übungsdauer auf fünf Minuten, in der darauffolgenden auf zehn Minuten. Und keine Sorge: Du brauchst diese Meditation nicht bis an das Ende Deiner Tage auszuführen, obwohl sie sehr viele gesundheits- und entwicklungsfördernde Auswirkungen für Dich haben kann, wenn Du sie zu einem Bestandteil Deines Tagesablaufes machst. Der Sinn dieser Übung für das Erlernen des Aurasehens ist nur, daß Du es schaffst, Dich schnell, sicher und einfach körperlich und geistig entspannen, sowie Dich zentrieren zu können. Du solltest diese Übung, auch wenn Du schon mit anderen Entspannungsübungen Erfahrung hast, einige Wochen lang durchführen, da hierbei andere Bewußtwerdungsprozesse eingeleitet werden, als Du sie bisher kennst. Auf diesen Prozessen bauen die folgenden Übungen auf.

Es gibt einen einfachen Test, durch den Du feststellen kannst, inwieweit Du die HARA-Meditation korrekt auszuführen gelernt hast: Diese Partner-Übung stammt aus dem AIKIDO mit KI, das von dem japanischen Meister Koichi Tohei (siehe auch Bibliographie) entwickelt wurde. Sie nennt sich "Unbeugsamer Arm". Stelle Dich dazu entspannt hin, die Füße etwa schulterbreit auseinander. Jetzt hebe den rechten Arm und winkle ihn auf etwa 45 Grad an. Dein Partner stellt sich neben Dich und faßt mit einer Hand Dein Ellenbogengelenk, mit der anderen Dein Handgelenk. Laß ihn dann Deinen Unterarm zu Deinem Körper hin drücken und halte mit Deiner Muskelkraft dagegen, um ein Gefühl für Deine und seine Kraft zu bekommen (zu Körperhaltung und Übungsablauf siehe auch die Abbildung "Der Unbeugsame Arm"). Zur Vorbereitung auf den 2. Teil dieses Tests richtest Du jetzt Deine Aufmerksamkeit in Deinen HARA. Wenn Du das Gefühl hast, es deutlich wahrzunehmen, gib Deinem Freund ein Zeichen. Er soll jetzt wieder Deinen Unterarm zu Deinem Körper hin drücken. Spanne nicht Deine Muskeln an! Sei nur in Deinem

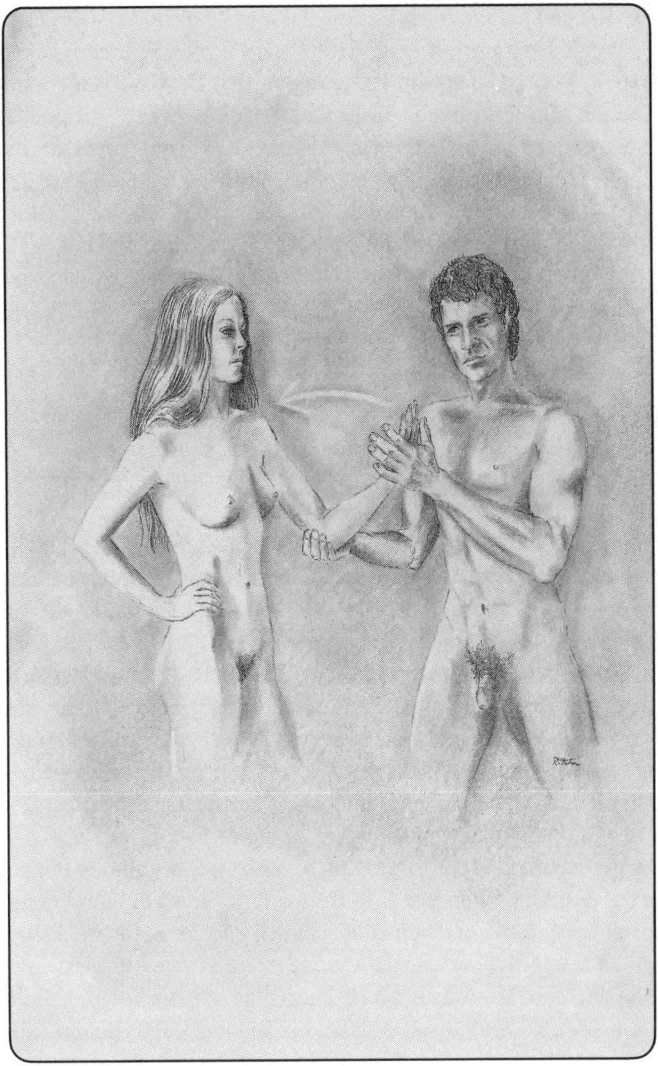

»Der unbeugsame Arm«

HARA und halte mit der Energie Deines Zentrums Deinen Arm.

Wenn Du zentriert bist, wird Dein Partner Schwierigkeiten haben, Deinen Unterarm zu bewegen. Bist Du vollkommen mit Deiner Aufmerksamkeit in Deinem HARA, wird er trotz aller Anstrengungen Deinen Arm nicht bewegen können, und Du wirst keine Muskelkraft aufwenden müssen, ihn zu halten. Führe den Test alle paar Wochen durch, um Deine Fortschritte objektiv feststellen zu können. Wenn Du etwa eine Woche lang mit der 1. Übung gearbeitet hast, kannst Du parallel dazu mit der nächsten beginnen.

Übung 2:

Vorbereitung: Wie unter Übung 1 beschrieben. Nimm außerdem einen Spiegel mit in Deinen Übungsraum. Ein Kosmetikspiegel (nicht vergrößernd!) von ca. 15 cm Durchmesser ist ausreichend. Er kann aber auch größer sein.

Übungsablauf und -erklärung: Betrachte direkt vor der Übung Dein Gesicht in dem Spiegel. Achte nicht auf Hautunreineiten, Fältchen oder die Farbe Deines Teints. Schau Dich an, wie Du einen Menschen in dem Moment angeschaut hast, in dem Du Dich in ihn verliebtest. Du merkst es sofort, wenn Du "richtig" schaust. In dem Moment wird es in Deiner Herzgegend kribbeln oder warm werden. Dies ist der Herzblick. Du wirst ihn immer wieder brauchen, wenn Du in der Aura liest. Mit dem Herzblick kannst Du die Fähigkeit Deines Herzchakras zur Aufnahme feinstofflicher Schwingungen nutzen und bist gleichzeitig dabei gegen unangenehme Einflüsse geschützt. Es ist ein bekanntes Phänomen, daß Menschen, die zum Beispiel viel pendeln oder gut mit dem Aurasehen umgehen können, auch leicht von für sie disharmonischen Schwingungen beeinflußt werden. Die Auswirkungen können von Müdigkeit und Abgeschlagenheit über plötzliche unmotivierte Gefühlsausbrüche bis hin zu körperlichen oder geistigen Erkrankungen führen. So erkranken häufig Rutengänger, die oft für andere Orte mit krebsbegünstigenden Schwingungen ausfindig machen, nach einigen Jahren selbst, wenn sie sich nicht zu schützen wissen. Da Du Dich durch das Erlernen des Aurasehens für viele unterschiedliche Schwingungen öffnest (sonst kannst Du sie ja nicht wahrnehmen), ist es für Dich sehr wichtig, daß Du es lernst, Dich zu schützen. Ein wichtiger grundsätzlicher Schutz ist der Vertrag mit Dir selbst (siehe Ende des 1. Kapitels), den Du hoffentlich schon geschlossen hast. Durch dieses Versprechen unterstellst Du Dich unter anderem dem Schutz der Mächte des Lichts und der Liebe* auf einer sehr tiefen persönlichen Ebene. Die näher an Deinem Bewußtsein gelegenen Ebenen sind damit aber noch nicht umfassend genug geschützt (Du merkst vielleicht schon, ich bin ein Sicherheitsfan. Meine praktischen Erfahrungen, die nicht immer angenehm waren, haben mich dazu gemacht ...). Der nächste Schutz wird mit Übung 1 gegeben. Wenn Du gelernt hast, mit Deinem Bewußtsein in Deiner Mitte zu sein, kann Dich so leicht nichts aus der Bahn werfen. Weniger metaphorisch ausgedrückt: Deine Aura ist sehr viel stärker und Dein energetisches Entgiftungssystem funktioniert um einiges besser, wenn Deine Aufmerksamkeit in Deinem HARA ist. Der letzte Schutz ist das "Herzsehen". Die feinstofflichen Ebenen lassen sich über alle Chakren recht gut wahrnehmen. Die meisten davon werden aber mit der Zeit überladen und geschädigt, wenn nicht ständig verhältnismäßig schwer zu erlernende Übungen zu ihrer Normalisierung durchgeführt werden. Damit die Übungen wirksam sind, müssen sie zudem von einem erfahrenen Meister individuell angepaßt und während der Entwicklung des Schülers immer wieder modifiziert werden. Deswegen baut mein System auf der Aktivierung des für "Normalsterbliche" sichersten Fensters zur feinstofflichen Welt, dem Herzchakra auf. Du nimmst auf diesem Weg die feinstofflichen

*Selbst wenn Du schon Mitglied der Weißen Bruderschaft oder ähnlicher Verbindungen bist, wird damit dieser Vertrag nicht überflüssig! Seine Wirkungen reichen sehr tief in Deine Seele hinein und öffnen Dich für die Entwicklung konsequenter Liebe.

Energien mit den Augen der Liebe, der Einheit wahr. Das neutralisiert automatisch für Dich schädliche Impulse bzw. läßt Dich schnell, sicher und rechtzeitig merken, wenn disharmonische Eindrücke zu Dir strömen, die Du zur Zeit nicht verarbeiten kannst, damit Du aus dem Wahrnehmungskanal aussteigen kannst. Denn das Herzchakra ist auch Deine persönliche "Leibwache". Die ihm zugeordnete Thymusdrüse ist immerhin ein wichtiges Organ des körpereigenen Immunsystem zur Abwehr von Erregern aller Art. Wenn Du Dich selbst liebst, schützt Du Dich auch vor Gefahren ... . Hast Du das Gefühl, mit einer Wahrnehmung nicht umgehen zu können, richte Deine Aufmerksamkeit, wie Du es gelernt hast, auf Dein HARA. Das macht Dich stark und sicher. Lasse auf jeden Fall einige Zeit vergehen (2 - 3 Stunden), bevor Du Dir auf der feinstofflichen Ebene die Quelle der störenden Wahrnehmungen erneut näher betrachtest. Übe dieses Umschalten vom Herzsehen zur HARA-Meditation immer wieder, bis Du es sicher zu jeder Zeit beherrscht. Das Herzsehen hilft Dir auch von anfang an dabei, nicht Deine persönlichen Vorurteile mit in die feinstoffliche Wahrnehmung des anderen einfließen zu lassen. Außerdem bist Du bei dieser Art des Sehens wirklich offen, mit Deiner Aufmerksamkeit voll bei dem anderen und wirst nicht so leicht abgelenkt: Du kennst das von Dir, wenn Du verliebt bist. Wenn Du das Herzsehen erlernst, entwickelst Du die Fähigkeit, Gott in Deinem Gegenüber wahrzunehmen ... . Übe das Herzsehen eine Woche lang jeden Tag 3 Minuten (Wecker stellen nicht vergessen!), danach eine Woche täglich 5 Minuten und die Woche darauf täglich 10 Minuten. Beherrscht Du das Herzsehen und die HARA-Meditation während der Übungszeiten schon ganz gut, probiere beides doch auch mal im Alltag. Aber zuerst nur bei Dir! Wenn Du im Kino bist oder zur Arbeit fährst, kannst Du bei Gelegenheit kurz Deine Aufmerksamkeit in Deinen HARA lenken. Oder für einen Moment die Augen schließen und Dein Gesicht vor Deinem Inneren Auge mit dem Herzblick anschauen. Eine Erweiterung der Übung 2, die Du ausprobieren kannst, wenn

Du den ersten Teil sicher beherrscht, besteht darin, Deinen ganzen Körper im Spiegel anzuschauen und ihn danach vor Deinem Inneren Auge zu betrachten. Mach es Dir einfach und gehe Körperregion für Körperregion vor. Sieh Dir zum Beispiel erst Deinen rechten Arm und dann Deinen linken Arm an. Fahre fort mit Deiner Brust, Deinem Bauch usw. Gelingt Dir dies, so betrachte immer größere Bereiche Deines Körpers mit dem Herzblick durch Dein Inneres Auge, bis Du ihn ohne Schwierigkeiten ganz visualisieren kannst, ohne abzuschweifen.

Die Übungen 1 und 2 solltest Du vollkommen sicher durchführen können, bevor Du weitergehst. Sie sind das Fundament, auf dem die anderen Übungen aufbauen.

Übung 3:

Vorbereitung: Kopiere bitte mehrmals in doppelter Vergrößerung die Abbildung zu Übung 3 auf S. 80 (Skizze eines menschlichen Körpers in Vorder- und Rückansicht) und lege diese Blätter mit einem weichen Bleistift griffbereit neben Dich. Der Rest der Vorbereitung ist wie bei Übung 1.

Übungsablauf: Führe drei bis fünf Minuten die HARA-Meditation durch. Betrachte Dich dann durch Dein Inneres Auge mittels des Herzsehens, wie Du es gelernt hast, und wähle Dir eine bestimmte Körperregion aus, die Du näher in Augenschein nehmen willst, zum Beispiel Deinen Bauch. Jetzt formuliere in Gedanken den Wunsch, Zonen gestauter, festgehaltener Energie mit Schwarz überdeckt zu sehen und achte darauf, wie sich das Bild verändert. Deute und überlege nicht lange (das ist sehr wichtig!), was Deine Wahrnehmung wohl genau darstellen mag, sondern zeichne gleich in eine Kopie ein, was Du gesehen hast. Vertraue Dir und dem, was Du siehst. Beende die Übung wenn die Zeit abgelaufen ist und der Wecker klingelt. Es ist wichtig, langsam einzusteigen, da Dein Unterbewußtsein Zeit braucht, um die neuen Eindrücke zu verarbeiten und zu integrieren. Wenn es Dir zuviel wird, merkst

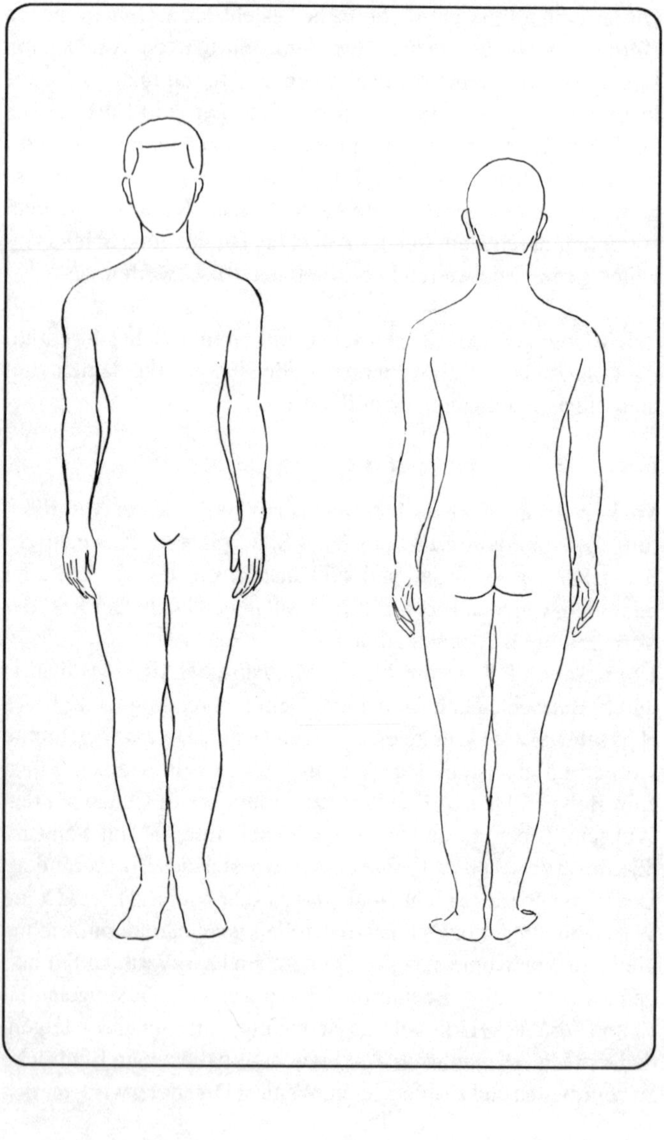

Du es meist daran, daß Du einen Widerwillen gegen die Sitzungen bekommst und versuchst, Ausreden zu finden, um sie nicht machen zu müssen. Gönne Dir dann eine Pause. Versuche nicht, trotz des Widerwilles weiter zu üben, sondern gib Dir Zeit, die bisher gesammelten Erfahrungen zu integrieren und übe wieder, wenn Du Neugier oder Lust darauf verspürst. Wie bei den ersten beiden Übungen arbeite eine Woche täglich 3 Minuten auf diese Art mit dem Inneren Sehen, in der nächsten Woche 5 Minuten und in der darauffolgenden 10 Minuten. Zum Abschluß jeder Sitzung führe bitte noch einen Moment die HARA-Meditation durch, um zentriert wieder in den Alltag zu gehen.

Sei nicht ängstlich, wenn Du Blockaden bei Dir entdeckst, was mit hoher Wahrscheinlichkeit der Fall sein wird. Jeder Mensch hat welche, und es bedeutet in der Regel nicht, daß Du schwer krank und schon gar nicht, daß Du ein schlechter Mensch oder gar von bösen Kräften besessen bist, wenn es in Deinem Körper größere Bereiche gestauter Lebensenergie gibt. Du bist einfach so wie alle anderen auch. Nimm Dich wahr, wie Du im Moment bist, damit hast Du die wichtigste Voraussetzung für Dein persönliches Wachstum geschaffen. Nur das, was Du bewußt wahrnimmst, kannst Du verändern. Gleichzeitig ist es eine Voraussetzung für die sinnvolle Deutung der feinstofflichen Wahrnehmung anderer, daß Du Dich selber auf dieser Ebene anschauen kannst, wie Du bist. Im spirituellen Bereich führt der Weg immer über die eigene Erkenntnis zur Erkenntnis der Welt. Machst Du Dir ernsthaft Sorgen über Deinen Gesundheitszustand, gehe zu einem Heilpraktiker Deines Vertrauens und laß eine Irisdiagnose bei Dir durchführen. Einmal hilft Dir das, die Situation realistisch abzuklären, außerdem kannst Du beim Durchsprechen der Diagnose Deine eigenen Eindrücke überprüfen. So gerüstet, wird es Dir leichter fallen, Dich nicht bei jeder Blockade, die Du bei Dir wahrnimmst, zu nerven.

Bei jeder Sitzung mit der 3. Übung solltest Du einem Körperbereich besondere Aufmerksamkeit widmen, bis Du einen

Gesamtüberblick über Deinen derzeitigen energetischen Zustand hast. Berücksichtige bei diesen und den folgenden Übungen immer die Körpervorder und -rückseite. Kommst Du mit einem Bereich bei einer Sitzung nicht bis zum Ende, mach beim nächsten Mal weiter. Laß Dich nicht verunsichern, wenn Du bei einer späteren Sitzung neue dunkle Flecken wahrnimmst oder alte verschwunden sind. Nimm es erstmal wie es ist, und übe. Diese und andere Phänomene erkläre ich im nächsten Kapitel.

Dieser erste Eindruck Deiner momentanen Energiestruktur ist zwar noch undifferenziert (die Betrachtung der verschiedenen Ebenen folgt später), verschafft Dir aber eine gute Möglichkeit, mit der Praxis des Aurasehens in Kontakt zu kommen. Übe deswegen sorgfältig und regelmäßig.

Übung 4

Vorbereitung: Wie bei der letzten Übung.

Übungsablauf: Führe einige Atemzüge lang die HARA-Meditation durch. Betrachte Dich dann durch Dein Inneres Auge mittels des Herzsehens und wähle eine bestimmte Körperregion aus, mit der Du Dich in dieser Sitzung näher beschäftigen willst. Jetzt formuliere in Gedanken den Wunsch, Stellen, die keine Energien annehmen möchten, mit hellem Weiß überdeckt zu sehen, und achte auf die Veränderung Deiner Wahrnehmung. Versuche das, was Du siehst, nicht zu interpretieren, sondern zeichne es gleich in die Vordrucke ein, die Du bereitgelegt hast. Beende die Übung, wenn die Zeit abgelaufen ist. Solltest Du mit der Betrachtung einer Körperregion nicht zu Ende gekommen sein, führe sie bei der nächsten Sitzung fort. Weite die Sitzungen nicht aus, auch wenn es sehr interessant ist! Zum Abschluß jeder Übungszeit solltest Du noch eine Weile die HARA-Meditation durchführen. Auch bei dieser Übung solltest Du in der ersten Woche täglich drei Minuten, in der zweiten täglich fünf Minuten und in der dritten täglich zehn Minuten üben. Erstelle auf diese

Weise ein vollständiges Energiebild Deines Körpers und übertrage Deine Wahrnehmungen von Übung 3 und 4 auf ein Blatt. Das ist später für die Deutung dieses Schwarzweiß Energramms* wichtig.

Notiere auf diesem Blatt auch das Datum, an dem Du es erstellt hast und die Daten, an denen Du mit den Übungen 3 und 4 begonnen hast. Diese Dokumentation gilt ja nicht für alle Zeiten und es ist sehr interessant, nach einiger Zeit alte Energramme durchzuschauen und mit aktuellen zu vergleichen, um Entwicklungen zu erkennen.

Übung 5

Vorbereitung: Wie bei der letzten Übung.
Übungsablauf: Führe einen Moment die HARA-Meditation durch und betrachte einen größeren Bereich Deines Körpers mittels des Herzsehens. Achte auf helle und dunkle Stellen. Jetzt formuliere in Gedanken den Wunsch, durch schwarze oder weiße Linien Verbindungen zwischen Blockaden zu sehen, die miteinander in Zusammenhang stehen. Zeichne in die Vordrucke ein, was Du gesehen hast, und halte Dich nicht mit Deutungsversuchen auf. Dunkle Verbindungen kannst Du der besseren Übersichtlichkeit wegen zum Beispiel als durchgezogene und weiße Verbindungen als gestrichelte Linien einzeichnen. Die Dauer jeder Sitzung sollte wie unter Übung 4 beschrieben sein. Gehe sorgfältig bei dieser Übung vor. Das erleichtert es Dir später, wenn Du für andere Energramme erstellst, präzise Deutungen zu erarbeiten und wichtige Hinweise für die Auflösung von Blockaden zu geben. Außerdem hast Du für Dich selber die Möglichkeit, viel über Deine eigene Persönlichkeitsstruktur zu erfahren. Und mit diesen Erfahrungen wollen wir im nächsten Kapitel, in dem es um die Deutung eines Energramms geht, arbeiten.

*Als Energramm bezeichne ich eine Skizze, die während einer Auralesung angefertigt wird und die Energieflüsse und - stauungen im Körper darstellt. Im Anhang findest Du ein ausführliches Formular dafür.

ZUSAMMENFASSUNG

Lerne die HARA-Meditation und überprüfe mit dem Test "Der Unbeugsame Arm" inwieweit Du sie korrekt ausführen kannst. Beginne nach der ersten Übungswoche mit dem Erlernen des Herzsehens. Übung 1 und 2 bilden das unbedingt notwendige Fundament für alle weiteren Schritte zum Aurasehen und -deuten. Erst wenn Du in diesen beiden Techniken sicher bist, beginne mit den folgenden Übungen und fertige ein detailliertes Energramm Deines Körpers an, damit Du zum Verständnis der theoretischen Erklärungen zum Energiesystem des menschlichen Körpers im nächsten Kapitel praktische Erfahrungen hast. Führe alle Übungen sorgfältig und regelmäßig wie beschrieben durch. Überfordere Dich auf keinen Fall, sondern lerne, Dein Tempo zu akzeptieren. Das hilft Deinem Inneren Kind, Vertrauen zu Dir aufzubauen. Es arbeitet viel lieber mit Dir zusammen, wenn Du seine Bedürfnisse akzeptierst. Letztlich wirst Du auf diese Weise schneller und besser lernen als mit "Arbeitsdisziplin" und "Besiegen des inneren Schweinehundes".

4. Kapitel

Die Aura deuten lernen

Das menschliche Energiesystem im Überblick

Energetische Vorgänge wahrnehmen und sie sinnvoll deuten lernen, sind zwei verschiedene Paar Schuhe. Wenn Du nicht weißt, was die Schwarz/weiß/grau- Bilder Dir an Informationen über den körperlichen und seelisch-geistigen Zustand eines Menschen vermitteln, wenn Du kein "Lexikon" hast, das Dir sagt, welche Beobachtung welche konkrete Bedeutung hat, hast Du nicht viel vom Auralesen und bist auf mehr oder minder begründete Vermutungen angewiesen.

Deswegen handelt dieses Kapitel von den Verbindungen zwischen Körper, Geist und Seele und ihrer Bedeutung für die Gesundheit. Beginnend bei den von der Bioenergetik her bekannten Muskelpanzerringen, werden wir über die energetische Bedeutung der Hauptorgane und die Meridiane zu den sieben Haupt- und den wichtigsten Nebenchakren kommen und zum Abschluß die vier grundlegenden Felder der Aura untersuchen.

Um das Energiesystem des Menschen in allen Einzelheiten und Zusammenhängen zu schildern, wäre allerdings eine Bibliothek nötig, die umfangreicher als die Encyclopaedia Britannica ist. In tibetischen Klosterbibliotheken gibt es Tausende von dicken Wälzern zu diesem Thema. Eine solch genaue Beschreibung würde mir zwar viel Freude bereiten, doch sie würde den Rahmen dieses Buches restlos sprengen und wahrscheinlich auch Deine Geduld überstrapazieren. Also habe ich mich auf einen Überblick beschränkt. Wichtig sind mir dabei die Querverbindungen zwischen den verschiedenen energetischen Ebenen und einige Grundsätze des Energieflusses, auf die ich deswegen auch näher eingehe. Ich habe mich bemüht, das Wesentliche herauszuarbeiten und Dir damit eine solide Grundlage für eigene Forschungen zu geben. In der Bibliographie findest Du außerdem noch einige gute Bücher zu diesem Thema, wenn Du Dich näher mit den verschiedenen Aspekten des Energiesystems befassen willst. Einige wenige Informationen mußte ich leider zurückhalten, da diese aus Gründen der Verantwortung nur mündlich vermittelt werden dürfen. Sie sind zum Einarbeiten in das Auralesen auch nicht notwendig. Wenn Du in Deiner Entwicklung soweit bist, daß Du dieses Wissen brauchst, wirst Du es garantiert auf die eine oder andere Art bekommen. Dies nur zur Erklärung einiger Lücken in der Beschreibung des Energiesystems.

Wenn viele Angaben in diesem Kapitel nicht der vorherrschenden Meinung entsprechen, sieh es mir bitte nach. Ich möchte gerne, daß Du mit dem, was ich schreibe, auch praktisch etwas anfangen kannst, und so habe ich nicht viele Rücksichten auf bestimmte populäre Meinungen nehmen können. Prüfe bitte ernsthaft, was ich schreibe, und verwirf es nicht gleich, weil Du es so noch nicht gehört hast. Auf diese Weise kannst Du den größten Nutzen daraus ziehen. Im übrigen ist selbstverständlich auch mein System nur eine Landkarte. Eine gute und erprobte zwar, aber eben nur eine Karte und nicht die Landschaft selbst, und bestimmt auch nicht die einzig richtige.

So, und nun geht es los:

DIE SIEBEN PANZERSEGMENTE NACH WILHELM REICH

Der Psychologe und Naturwissenschaftler Wilhelm Reich beschäftigte sich in seiner Arbeit u. a. mit den Körpermechanismen zur Zurückhaltung und Aufspeicherung von unerwünschten Gefühlsenergien. Er entdeckte die heute von praktisch allen körperorientierten Psychotherapien mit in die Behandlung einbezogenen Muskelpanzersegmente. Diese Blockierungsmechanismen verhindern den natürlichen Lebensfluß, der sich in dem Ablauf "Spannung-Ladung-Entladung-Entspannung" des Körpers zeigt. In bestimmten Situationen kann es notwendig sein, diesen Fluß anzuhalten. So zum Beispiel für ein Kind, das seinen Eltern gehorchen muß, damit es nicht mit Liebesentzug bestraft wird, weil es "unartig" ist. Wird das Anhalten und Einfrieren des Energieflusses in einer Muskelgruppe der Panzersegmente aber zur Gewohnheit, wird daraus mit der Zeit ein chronisches Verspannungsverhalten: Immer, wenn ein bestimmtes Gefühl sich äußern will, wird ein bestimmter Teil des Körpers angespannt, um den Fluß dieser Energie zu hemmen oder gänzlich anzuhalten. Auf die Dauer führt diese Gewohnheit zu verminderter Durchblutung und herabgesetztem Stoffwechsel in dem betroffenem Körperbereich. Schlacken und Gifte setzen sich dann dort fest, weil sie nicht mehr abtransportiert werden können, und damit ist eine Anfälligkeit für viele Erkrankungen vorgegeben. Chronische Muskelpanzer wirken sich außerdem nicht nur direkt in dem betroffenen Gebiet aus. Alle Körperteile stehen über Muskeln, Nerven, Meridiane usw. miteinander in Verbindung. Kann ein Bereich nicht mehr mitschwingen und mitarbeiten, müssen andere die Fehlfunktion auffangen, was wiederum auf die Dauer zu Überlastung und verstärkter Anfälligkeit für Erkrankungen führen kann. So geht man in der Bioenergetik davon aus, daß neben einer sogenannten Primärblockade, in der das Gefühl eingefroren wird, das aus irgendeinem Grund nicht ausgelebt werden durfte, eine Hauptblockade in einem anderen Körperbereich entsteht. Darin werden Energien festgehalten, damit sie nicht bis zu der Primärblockade gelangen. Hieraus wiederum entstehen Sekundärblockaden, um das energetische Gleichgewicht im Körper aufrechtzuerhalten. Ein Beispiel: Ein Mensch begibt sich in eine ständige Schutzhaltung, indem er den Kopf in Richtung Brust neigt (Primärblockade). Wenn er nun geradeaus oder nach oben schauen will, ohne seine Kopfhaltung zu ändern, muß er bestimmte Muskelgruppen im Augen- und Rückenbereich anspannen (Hauptblockade). Aus dieser Haltung heraus müssen Becken und Beine ebenfalls andere Stellungen einnehmen, um das Gleichgewicht des Körpers zu bewahren (Sekundärblockaden). Diese Haltung erfordert im Gegensatz zu der natürlich ausbalancierten eine Menge Muskelarbeit, um aufrechterhalten zu werden. Der Körper muß also einen Teil der von ihm erzeugten Energie darauf verwenden, diese verspannte Haltung einzunehmen und hat sie nicht für andere Zwecke frei. Er wird sich daher in Streßsituationen aller Art schneller erschöpfen und unter normaler Belastung eher ermüden und Unlustgefühle hervorbringen.

Die Panzersegmente sind horizontal in Ringen angeordnet. Sie beziehen dabei nicht unbedingt komplette Muskeln ein, sondern oft nur die Teile, die auf dem Ring liegen. Die Ströme von Lebensenergie, die durch die Panzerringe abgeblockt oder eingefroren werden können, fließen vertikal als Schwingungen durch den Körper. Ursprung der Energien ist die HARA-Region. Von dort aus versuchen sie sich nach oben und unten auszubreiten.

Für das Auralesen ist es wichtig, daß Du Dich mit dieser Thematik auseinandersetzt, damit Du Dir bei einer Lesung einen schnellen Überblick über Ort, Art und Umfang der blockierten Gefühlsenergien verschaffen kannst. Das kann Dir eine sehr gute Hilfe zur Beurteilung energetischer Blockaden mit höherer Frequenz sein und auch zur Realitätsnähe Deiner Deutungen beitragen. Wie Du die Ebene der Panzersegmente "herausfilterst", erfährst Du im nächsten Kapitel. Die Voraussetzung dazu ist, ihre Bedeutung und ihre Lage kennenzulernen. Schau Dir dazu auch die nebenstehende Abbildung an.

DER ERSTE PANZERRING (AUGEN-OHREN)

Funktion: Sinnlicher Kontakt über Sehen und Hören mit der Umwelt. Die Informationen gelangen in den Körper, ohne daß

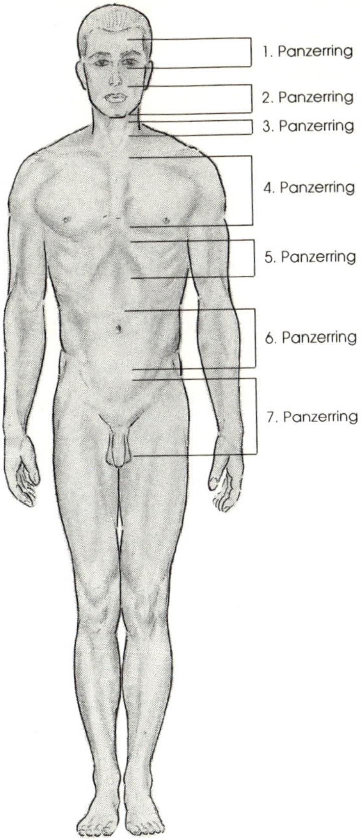

Die sieben Panzerringe

Stoffe aufgenommen werden müssen. Diese beiden Sinne sind also energieorientiert. Aggressionen können über diese Organe nicht abgebaut werden. Erhöhung der Aufmerksamkeit ist nur durch Konzentration und damit Abblockung anderer Empfindungsqualitäten und Beschäftigung von möglichst viel Denkkapazität mit der bevorzugten Wahrnehmung erreichbar. Eine Verringerung der Aufmerksamkeit ist bei den Augen durch Schließen, Konzentration auf andere Empfindungen oder eine Herausfilterung des unerwünschten Eindrucks möglich. Körperliche Abwehrmechanismen: Sehstörungen, Erblindung, auch Farbenblindheit (siehe Kapitel über Bedeutung der Farben). Die Ohren können nur durch Konzentration auf andere Empfindungen oder Herausfiltern der unerwünschten Information ihre Aufmerksamkeit verringern. Körperliche Abwehrmechanismen: Beschränkung der Hörfähigkeit in Empfindlichkeit oder Frequenzbreite; Taubheit.

Festgehaltene Gefühle: Angst, etwas Bestimmtes zu sehen oder zu hören und dafür bestraft zu werden. Angst, etwas nicht aufmerksam genug zu hören oder zu sehen und dafür bestraft zu werden.

Merksätze: Ich sehe und/oder höre nichts! Ich muß das sehen und/oder hören!

DER ZWEITE PANZERRING (KINN-MUND-SCHLUND-OBERER NACKEN-NASE)

Funktion: Sinnlicher Kontakt durch Riechen und Schmecken mit der Umwelt. Die Informationen gelangen durch Aufnahme von Stoffen in den Körper. Die beiden Sinne sind also materiell orientiert. Körperliche Abwehrmechanismen: Unter anderem: verkrampfte Kiefer- und Mundmuskulatur (schmale Lippen). Schnupfen und Nebenhöhlenentzündungen.

Festgehaltene Gefühle: Angst und Wut, keinen Kontakt zu

erwünschter Nahrung/Beziehung aufnehmen zu können. Angst und Wut, Kontakt zu unerwünschte Nahrung/Beziehung aufnehmen zu müssen.

Merksätze: Ich will körperlichen Kontakt damit! Ich will keinen körperlichen Kontakt damit!

DER DRITTE PANZERRING (HALSMUSKULATUR-ZUNGE-SPEISERÖHRE)

Funktion: Aufnahme von Nahrung und deren sinnliche Qualität im Kontakt erleben (Zunge)

Festgehaltene Gefühle: Angst und Wut, sich eine erwünschte Nahrung/ein Wesen (im übertragenen Sinn) nicht einverleiben und deren sinnliche Qualität nicht im Kontakt erleben zu können (Liebesentzug).

Angst und Wut, sich eine unerwünschte Nahrung-,/ein Wesen (im übertragenen Sinn) einverleiben zu müssen (Vergewaltigung). Selbstkontrolle, um Abneigung oder Verlangen nicht zeigen zu müssen.

Merksätze: Ich will das in mir haben! Ich will das nicht in mir haben!

DER VIERTE PANZERRING (SCHULTERN-BRUST-SCHULTERBLÄTTER)

Funktion: Über die Atmung wird der Körper mit Sauerstoff (materieller Energie) und atmosphärischem Ki (feinstofflicher Energie) versorgt und gibt umgewandelte (in bezug auf den Körper verbrauchte) materielle Energie (Kohlendioxyd) und umgewandeltes (in bezug auf auf den Körper verbrauchtes) atmosphärisches Ki ab. Die Lunge ist also ein Austauschorgan, das für den Körper wichtige Energien in seinen Stoffwechsel überträgt und gleichzeitig Energien, die ihn behindern, aus ihm herausbringt. Eine Haltung wie beim Einatmen (Nun halt mal die Lut an!) wird immer dann eingenommen, wenn unerwünschte Gefühlsenergien der Umwelt und dem eigenen Bewußtsein nicht präsentiert werden sollen/dürfen. Der Körper muß dann diese störenden Kräfte irgendwo anders unterbringen und benutzt dazu die nächstliegenden Muskeln, die sich, wenn diese Verdrängung des öfteren stattfindet, chronisch verspannen (verhärten) und damit die Energieaustauschfähigkeit insgesamt einschränken.

Festgehaltene Gefühle: Hier werden Gefühlsenergien aller Art festgehalten: Wut, Angst, Aggression (Kontakt aufnehmen wollen), Trauer, Leid, Sehnsucht, Fröhlichkeit, Haß, Verlangen, Umarmen-Wollen, Nach-Etwas-greifen, u. a.

Merksätze: Ich will nicht, daß ich und meine Umwelt diesen Teil von mir wahrnehmen!

DER FÜNFTE PANZERRING (MAGENGRUBE-UNTERE RIPPEN-ZWERCHFELL-MAGEN-SOLARPLEXUS)

Funktion: Hier befindet sich mit dem Zwerchfell der Hauptatemmuskel. Neben der Atmung werden durch die freie Arbeit dieses Muskels die Bauch- und Beckenorgane massiert und Gefühlsenergien aus diesem Gebiet nach oben zur Brust-/Schulterregion bzw. von dort nach unten in den Bauch-/Beckenbereich übertragen. Ein unblockiertes Zwerchfell ist für den sogenannten "Orgasmusreflex", d. h. das freie, lebendige, kraftvolle Schwingen und Pulsieren des Körpers im Einklang mit dem Strom der Lebensenergie eine unbedingt notwendige Voraussetzung.

Festgehaltene Gefühle: Lust; Angst vor der Lust; "Ja"; Hingabe.

Merksätze: "Nein"; "Ich will nicht"

DER SECHSTE PANZERRING (GROSSER BAUCH-MUSKEL-SEITLICHE BAUCHMUSKELN-BAUCH)

Funktion: Im Bauch findet die Verdauung statt. Die für die Ernährung des Körpers notwendigen Substanzen der Nahrung werden hier von den ihm nicht zuträglichen getrennt und in das Innere des Körpers transportiert (der Darm gehört strenggenommen zum Äußeren des Körpers!). Die für den Stoffwechsel nicht geeigneten Substanzen werden aus dem Körper heraustransportiert (Entgiftung).

Festgehaltene Gefühle: Lust an der Entgiftung; Erfüllung; Selbstsicherheit.

Merksätze: Ich bin nicht glücklich/erfüllt/zufrieden!

DER SIEBTE PANZERRING (GESAMTER BECKENBEREICH-GESÄSS-GENITALORGANE)

Funktion: Sitz des Genital- und des Ausscheidungssystems. Einerseits kann in diesem Körperbereich neues Leben erzeugt, es können Lust-, Lebens- und Kraftschwingungen hervorgebracht und Befriedigung empfunden werden, andererseits können Stoffe und Energien, die dem Körper nicht zuträglich sind, abgegeben werden.

Festgehaltene Gefühle: Lebendigkeit, Lebenslust, Freude, Einheit mit dem Universum durch Mitschwingen im universellen Lebensstrom, Erotik und Sexualität, Angst und Wut in Bezug auf die vorgenannten Gefühle.

Merksatz: Ich will nicht im Fluß der Lebendigkeit mitfließen! Ich brauche Ziele, Regeln, Ordnung und jemanden, der mir sagt, was für mich gut ist!

Anmerkung: Wegen der essentiellen Bedeutung der Beckenregion für die Lebendigkeit und Gesundheit eines Menschen möchte ich noch einige Erklärungen zu den hier ablaufenden

Prozessen geben. Ein nicht blockiertes Becken ist ein EMPFÄNGER für die Energien der Umgebung, die ein Mensch zur Erhaltung seiner körperlichen und geistig-seelischen Lebensfunktionen auf allen Ebenen benötigt. Diese Energien werden von anderen Lebewesen in ihrer besonderen Qualität hergestellt und, weil sie sie selbst nicht brauchen können, abgegeben, damit andere Wesen, für die diese Kräfte zum Leben notwendig sind, sie aufnehmen, verwerten und in transformiertem Zustand wieder zur Versorgung anderer Lebensformen abgeben können. Die Beckenregion dient somit gleichzeitig auch als SENDER für solche umgewandelten Energien. Ein anschauliches Beispiel für diesen Prozeß ist die Verwertung von Kohlendioxyd durch Pflanzen, die den darin enthaltenen Kohlenstoff für ihren Stoffwechsel benötigen und den Sauerstoff wieder an dic Umwelt abgeben. Tiere und Menschen brauchen diesen Sauerstoff für ihren Stoffwechsel, wandeln ihn mit Kohlenstoff zu Kohlendioxyd um und geben diese Verbindung wieder an die Umwelt zurück, damit sie den Pflanzen für ihre Lebensprozesse zur Verfügung steht. Panta rhei - Alles fließt! Ist das Becken tendenziell blockiert, werden diese für das Leben unbedingt notwendigen Funktionen behindert. Eine verminderte Lebendigkeit, Gefühle des Unglücklichseins und des Nicht-Erfüllt-Seins stellen sich ein. Im Austausch, im Fluß der Energien liegt Fröhlichkeit, Glück und Leben. Im Festhalten ist der Tod begründet.

DER ZUSAMMENHANG ZWISCHEN DEN PANZERRINGEN

Wie bereits weiter oben angesprochen, ergeben sich aus einer ursächlichen Blockade viele andere in den unterschiedlichen Körperregionen. Jeder Mensch ist ein einzigartiges Wesen, daher lassen sich keine allgemeingültigen Regeln für die Struktur dieser Blockaden geben. Andererseits hat die Erfahrung gezeigt, daß bestimme Blockadenringe häufig mit anderen korrespondieren.

Damit Du einen Einblick in diese Vernetzungsmöglichkeiten bekommst, möchte ich die wichtigsten Verbindungen kurz beschreiben.

Der erste und der zweite Panzerring stehen aufgrund ihrer Funktion der sinnlichen Kontaktaufnahme mit der Umwelt in einem engen Zusammenhang. Wird eine dieser Blockierungen gelockert, verstärkt sich oft die Stauung in der anderen.

Die beiden ersten Panzerringe stehen mit dem fünften Panzersegment (Zwerchfellregion) in einer Verbindung. Beispiel: Ein Mensch nimmt eine Situation wahr, die er als bedrohlich (angsterzeugend) zu interpretieren gelernt hat. Sofort spürt er ein flaues Gefühl in der Magengegend (Solarplexus-Zwerchfell).

Das zweite Panzersegment hat eine Verbindung zum siebten Panzerring (Beckenregion). Beispiele: Der intime Kontakt während eines Zungenkusses erzeugt sexuelle Erregung. Abneigung gegen Küsse zeigt eine tiefgehende Abneigung gegen genitale Kontakte. Oder aber die Ersatzfunktion: Essen statt sexueller Befriedigung. Auch die Ausscheidungsfunktion findet sich in beiden Segmenten wieder: Eine für den Körper nicht zuträgliche Substanz wird, wenn sie trotzdem in den Körper gelangt, entweder durch Erbrechen oder über Durchfall ausgeschieden.

Der dritte Panzerring (Hals) mit seiner Funktion der Selbstkontrolle (Ab"Würgen" von Gefühlen/Bedürfnissen) steht in enger Beziehung mit dem 4., 5. und 7. Panzerring. Diese Blockaden unterstützen sich gegenseitig in der Abwehr/Aufspeicherung unerwünschter lebendiger Energieschwingungen (vergleiche dazu auch die Beschreibung der Bedeutung von Hals- und Beckenhaltung für die Schwingungsfähigkeit des Körpers im 2. Kapitel). In der Funktionseinheit dieser Blockaden hat auch eine sadistisch/masochistische Lebenseinstellung ihren Sitz. Ich definiere dabei diese Einstellung nicht über eine bestimmte Form der sexuellen Lebensgestaltung, sondern durch den aus der Angst vor Bestrafung gewachsenen Willen, seine Lebensführung (Masochismus) oder die Lebensführung anderer (Sadismus) nach bestimmten Gesetzen und Vorgaben zu regeln und nicht den lebendigen Wünschen und Bedürfnissen des jeweiligen Menschen zu überlassen. Solange jemand versucht, einer bestimmten Diät, Lebensphilosophie, einem Plan für spirituelles Wachstum, Körperübungen usw. zu folgen, ohne sich darum zu kümmern, ob ihm diese Beschäftigungen Spaß machen, lebt er/sie mehr oder weniger aus einer masochistisch/sadistischen Grundhaltung heraus. Ein in esoterischen Kreisen typisches Symptom dafür ist die Orientierung an sogenannten höheren Zielen und am Dienst am Nächsten. Die tendenzielle Aufgabe der eigenen persönlichen Bedürfnisse und des eigenen Weges zugunsten der Erfüllung einer fiktiven Aufgabe zum Wohl der Menschheit (wer hat die Menschheit gefragt, ob sie das will?) oder zur Fürsorge für andere (warum darf ein anderer nicht seine Erfahrungen auf seine Art machen und muß missioniert werden?) trägt letztlich zum allgemeinen Unglück bei. Eigene Erfüllung findet niemand dadurch, daß er etwas für andere macht, was diese besser für sich selber tun sollen. Wenn der Fluß der eigenen Lebensenergie gestaut wird, damit andere sich wohl fühlen oder gerettet werden, bleibt in einer solchen Beziehung immer der schale Geschmack der Abhängigkeit zurück. Was tun die Retter der Menschheit, wenn sie sich selber retten sollen?

Der vierte Panzerring steht in Verbindung mit dem dritten und fünften. Er vermittelt Energieüberschüsse, die das eine Segment nicht halten kann, an das andere und dient dabei sowohl als Zwischenspeicher (Hochziehen der Schultern bei aufkommenden Ängsten) als auch als "Endlager" (chronisch verspannte Schultern).

Der fünfte Panzerring (Zwerchfell) strahlt wegen seiner essentiellen Funktion der Atmung auf alle anderen Blockadenringe aus. Besonders ausgeprägt ist der Zusammenhang mit dem Beckensegment. In beiden Blockadenstrukturen ist eine grundsätzliche Ankoppelung an den Energieaustausch mit der Umwelt vorhanden. Beide stehen in engem Kontakt mit dem pulsierenden Lebensstrom des Universums.

Der sechste Panzerring hat eine ähnliche Funktion wie der vierte in bezug auf die beiden in seiner unmittelbaren Nachbarschaft gelegenen Panzersegmente fünf und sechs. Zurückhaltung von Emotionen aller Art kann hier zum Beispiel durch Verstopfung ausgedrückt werden. Durchfall und Entzündung der Därme können helfen, Energien, die nicht ausgelebt werden sollen, loszuwerden oder auf eine für das Bewußtsein weniger gefährlich erscheinende Art auszudrücken. Wird ein Mensch auch dadurch die lästigen Lebensimpulse nicht los, begibt er sich u. U. in die Hände eines Spezialisten, der die mit unerwünschter Energie überladenen Teile aus dem Körper entnimmt (z. B. Blinddarm-, Prostata- und Eierstockentfernung).

Der siebte Panzerring steht wie das Zwerchfellsegment mit allen anderen in Verbindung. Allerdings ist dieser Kontakt noch tiefgreifender und umfassender. Während eine Auflösung der Zwerchfellblockade durchaus gelingen kann, wenn andere Blokkaden noch vorhanden sind, ist eine grundlegende Harmonisierung des Beckenbereiches ohne die vollständige Auflösung aller (!) anderen Blockaden unmöglich. Wenn die Weiterleitung des Lebensstromes noch irgendwo im Körper gehemmt wird, gibt es einen Rückstau, und die Sender/Empfängerfunktion des Beckens wird mehr oder weniger gestört. Aus diesen Tatsachen ergibt sich auch ein energetischer Zusammenhang mit dem siebten, dem Kronenchakra, einem Energiezentrum, das sich ebenfalls erst vollständig entfaltet, wenn sich ein Mensch auf den Ebenen der anderen Chakren vollständig lieben gelernt hat. Doch dazu später mehr.

DIE EBENE DER ORGANE

Die Ebene der Panzersegmente steht energetisch dem materiellen Körper sehr nahe. Etwas feinstofflicher ist dann die in meinem System darauf folgende Organebene. Bitte verwechsle diese Ebene nicht mit der materiellen Organebene, die zwar mit der energetischen in Zusammenhang steht, aber dieser übergeordnet ist. Ich möchte deswegen auch nicht so umfassend auf ihre medizinische Anatomie und Funktion eingehen. Wenn Du Dich für diesen Aspekt interessierst, schau bitte in der Bibliographie im Anhang nach. Dort habe ich einige gute Bücher darüber aufgeführt.

Die energetische Funktion der Organe ist seit langer Zeit in der asiatischen Tradition bekannt, und das Wissen darum wird u. a. bei der Akupunkturtherapie und im Tao-Yoga genutzt. Ich arbeite seit vielen Jahren mit dem chinesischen System und habe immer wieder feststellen können, daß es sehr praxisgerecht ist. Außerdem hat es den Vorteil eines umfassenden theoretischen Überbaus (I Ging, taoistische Alchemie, Astrologie etc.) und vieler praktischer Techniken, die darauf aufbauen (Innere Kampfkünste, Tao-Yoga, Qi Gong, Akupunktur usw.). Deswegen gebe ich es hier mit kleinen Änderungen wieder, die aus meiner persönlichen Erfahrung stammen.

Die Bedeutung der energetischen Qualität der Organe läßt sich ohne Schwierigkeiten aus der chinesischen Fünf-Elemente-Lehre ableiten. Hieraus ergibt sich auch ein schöner Anknüpfungspunkt an die Deutung des Zustandes des Chakrensystems mit dem I Ging, einem uralten chinesischen Orakel, die ich im 6. Kapitel beschreibe.

DIE FUNKTION DER FÜNF ENERGETISCHEN HAUPTORGANE

HERZ

Element: Feuer

Funktion: Das Herz ist die Verbindung zu den Schwingungen der Universellen Lebensenergie. Solange diese Verbindung grundsätzlich zugelassen wird, ist ein Mensch in der Tiefe seiner Persönlichkeit im Zustand des Urvertrauens. In der christlichen Tradition wird dieses "Gottvertrauen" zum Beispiel durch die Worte eines Psalms "Der Herr ist mein Hirte, mir wird nichts mangeln..." ausgedrückt. Ist die Überzeugung, zu bekommen, was ich brauche, fest in mir verankert, werde ich nicht nach günstigen "Schnäppchen", schnellem Sex, schnellem Geld und schnellem Machtgewinn verlangen. Diese Einstellung wird von der chinesischen Medizin als "Sittlichkeit" bezeichnet. Die Sicherheit, daß mir alles zu der Zeit zukommt, wenn ich es wirklich brauche, macht Raffen und sinnleeren, weil für mich zur Zeit nicht sinnvollen, Sinnengenuß nicht erstrebenswert. Ein aus dem Herzen heraus gelebtes Leben macht Gesetze und Moral überflüssig. Regulierungen von Außen können immer nur unvollständig eine Selbstregulierung ersetzen. Ein blockiertes Herz ist ein Grund für eine mehr oder minder tiefe Unsicherheit, ein Mißtrauen gegen die Welt und letztlich auch gegen sich selbst. Menschen, die "Beweise" für die Liebe eines anderen brauchen, um sich in einer Beziehung sicher zu fühlen oder die nach dem Sprichwort "Vertrauen ist gut, Kontrolle ist besser!" leben, können u. a. eine energetische Blockade im Herzen haben. Organisch ist das Herz eine Pumpe, die das Blut, den Lebenssaft eines Menschen, in Bewegung hält und dafür sorgt, daß Nährstoffe und lebenswichtige Energien, Informationsträger und die Abwehrzellen als Polizei des Körpers, die Gifte und Schlacken, die bei Stoffwechselprozessen anfallen, und natürlich der Sauerstoff richtig verteilt

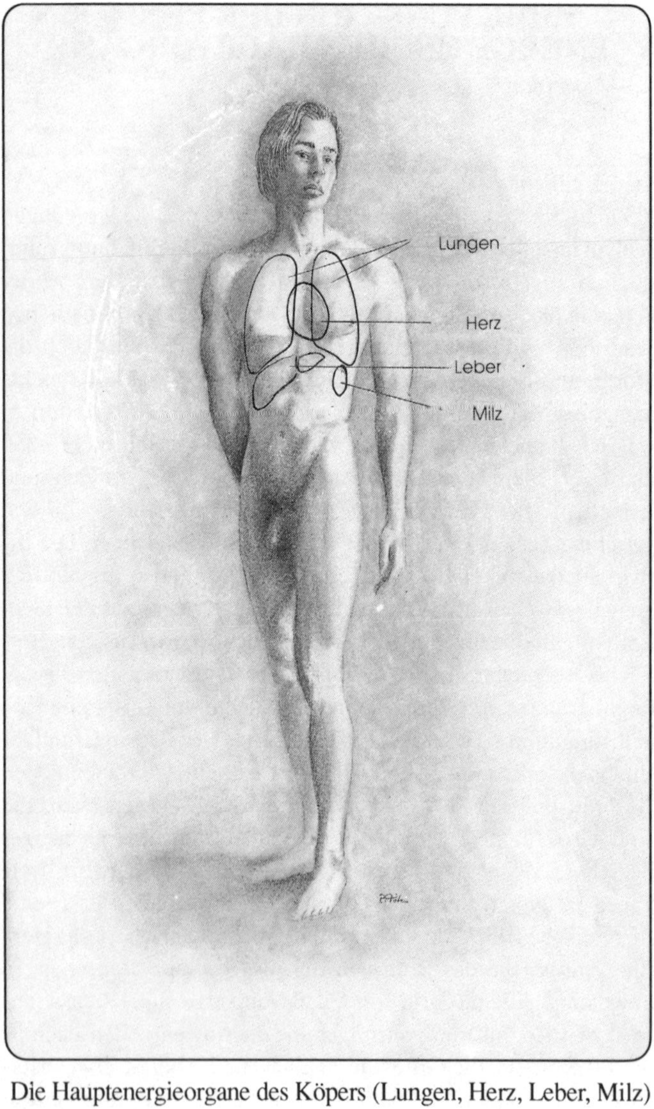

Die Hauptenergieorgane des Köpers (Lungen, Herz, Leber, Milz)

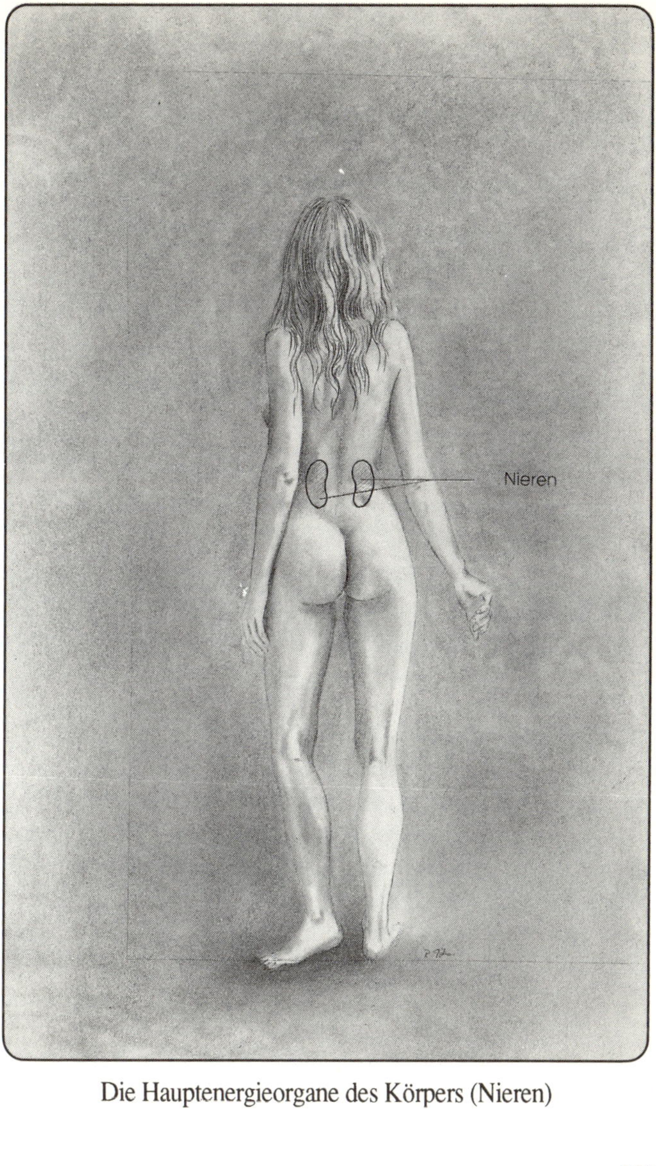

Die Hauptenergieorgane des Körpers (Nieren)

werden. Stimmt die Körperschwingung, die sich auch in einer rhythmisch wechselnden Bereitschaft zum Ausdehnen und Verengen der Gefäße (Yin und Yang!) zeigt, im großen und ganzen mit dem Herzrhythmus überein, klappt die Versorgung und Entsorgung des Körpers gut. Weicht der Körperrhythmus durch willkürliche Behinderung oder Steuerung der Lebensgestaltung weit vom universellen Rhythmus ab, muß sich das Herz immer mehr anstrengen und wird dadurch nach einer bestimmten Zeit irgendwie aus dem Rhythmus kommen oder in seiner Kraft nachlassen. Solche organischen Auswirkungen brauchen im allgemeinen allerdings viele Jahre, bis sie sich durch die energetischen Puffersysteme des Körpers hindurchgearbeitet haben. Es ist viel Kraft und Zeit notwendig, um sich von der Schwingung der Liebe abzukoppeln. Wenn ein Mensch erkannt hat, daß er in dieser Beziehung gegen seine Gesundheit lebt, kann er verhältnismäßig leicht und schnell wieder in einen besseren Kontakt mit der Schöpferkraft kommen: An die Stelle von Konzentration und Durchsetzung des Willens tritt die Lenkung der Aufmerksamkeit, um mehr Bewußtsein zuzulassen, und der Einsatz des Verstandes, um das Ausleben der natürlichen Bedürfnisse der Körper-Geist-Seele auf optimale Weise zu ermöglichen. Es gilt bei einer Therapie des Herzens, die Energien der Grausamkeit (auch oder gerade gegen sich selbst), der Hastigkeit (das durch Angst bestimmte Vorbeirennen an einem erfüllten Leben) und der Ungeduld (der Angst, es nicht mehr rechtzeitig genug zu schaffen und dafür bestraft zu werden) zu harmonisieren. Diese Energien dürfen dabei auf keinen Fall verdrängt werden, sondern ihre Wurzeln müssen durch einen tiefgreifenden Bewußtwerdungsprozess verstanden und die vorhandenen Bedürfnisse auf eine ganzheitlich sinnvolle Art befriedigt werden. Danke Deinem Körper dafür, daß er versucht hat, seine (und damit auch Deine) Bedürfnisse auf die ihm jeweils bestmögliche Art zu erfüllen, solange Du mit Deinem bewußten Anteil nicht dabei helfen konntest oder wolltest. Übermäßiger Gebrauch von aufputschenden Mitteln aller Art ist übrigens auch in einer Blockade im Herzbereich begründet. Das Motto unserer Zeit "Schneller, höher, weiter!" zeigt deutlich eine Tendenz unserer Gesellschaft zu einer Stauung im Herzmeridian. Wundere Dich also nicht, wenn Du in diesem Bereich häufig festgehaltene Energie feststellst. Interessant ist es auch, in diesem Zusammenhang einmal die beinahe besessene Art des Schaffens vieler westlicher Künstler mit der besinnlich-meditativen Art des schöpferischen Prozesses in den asiatischen Kunsttraditionen zu vergleichen (zum Beispiel Zen-Malerei, Ikebana). Freies, spontanes Lachen (nicht Auslachen oder Schadenfreude!) helfen sehr wirkungsvoll dabei, energetische Blockaden im Herzbereich zu lockern. Das Herz hat eine energetische Verbindung zur Zunge und zur akustischen Äußerung eines Menschen, die sich therapeutisch und diagnostisch nutzen läßt.

NIEREN

Element: Wasser

Funktion: Die Nieren regeln die Energie der Beziehungen. Und zwar nicht nur die nach außen gehenden, sondern auch die eines Menschen zu sich selbst, wie das Körperbewußtsein, das Bewußtsein der eigenen Wurzeln (Tradition, Familie, Beruf, Volk oder Rasse, usw.). Die chinesische Medizin schreibt den Nieren die Eigenschaft zu, Träger der Erbenergien zu sein, also des Kräftepotentials, das ein Mensch von seinen Vorfahren (übrigens nicht nur den körperlichen, sondern auch den spirituellen) bei seiner Geburt mitbekommen hat. Dieses Kräftepotential ist unerschöpflich, wenn ein Mensch sich darum bemüht, seine Talente, wie diese Energien auch bezeichnet werden können, im ganzheitlichen Zusammenhang sinnvoll auszuleben. Es verbraucht sich bzw. ein Mensch koppelt sich von diesem Potential, das im Grunde nicht verbraucht werden kann, tendenziell ab, wenn er sein Leben so gestaltet, das durch die von ihm geschaffenen Strukturen eine Entfaltung seiner Talente immer weniger möglich wird. Lebt jemand ständig gegen seinen vor der Inkarnation selbst gewählten Lebensauftrag, zehrt er von seinen ziehmlich begrenzten persönlichen Energien und muß sich sehr anstrengen, um zu erreichen, was er will. Steile Karrieren mit plötzlichen, drastischen Zusammenbrüchen entstehen u. a. aus einer Blockierung der Nieren im Zusammenhang mit einer Herzblockade. Hierbei werden die Nieren-Talente geradezu ausgebeutet, ohne durch die stabilisierende Energie des Herzens in ihrer Realisierungsgeschwindigkeit auf den Rhythmus des Universums abgestimmt zu werden. Nach einer gewissen Zeit versagt der energetische Mechanismus, der dafür zuständig ist, die Erbenergien zu realisieren, aufgrund von Überlastung. In diesen Störungsbereich gehört auch ein exzessives Sexualleben. Ich meine damit nicht regelmäßige, häufige und befriedigende sexuelle Begegnungen, sondern ein im wesentlichen nur noch sexuell bestimmtes Leben ohne tiefgreifende Befriedigung und das Gefühl von Harmonie und Erfüllung während und nach dem Kontakt. Der linken Niere wird beim Mann die Speicherung der eigenen Sexualenergie zugeschrieben, also der Kräfte, die ein Neugeborenes mit seiner Erbenergie versorgen. Bei der Frau ist diese Energie in der rechten Niere gespeichert. Durch erfüllte sexuelle Beziehungen und die spirituelle Entwicklung in der eigenen Tradition (die jeder Mensch erst selbst finden muß), wird diese Kraft gestärkt. Durch diese Zuordnung wird auch eine Verbindung der linken Niere zu Prostata und Hoden beim Mann und der rechten Niere zu Eierstöcken und Gebärmutter bei der Frau nachvollziehbar. Es besteht auch eine Beziehung zum Körperbewußtsein und zum eigenen Inneren Kind. Die rechte Niere beim Mann und die linke bei der Frau haben eine Verbindung zu äußeren Beziehungspartnern und werden dementsprechend tendenziell durch harmonische Beziehungen gestärkt und durch disharmonische geschwächt. Außerdem regeln diese Organe die Intensität von Kontakten im Verhältnis zu ihrer Bedeutung für den eigenen Lebenswege. Freundschaften, die auseinandergehen, ohne daß die Beteiligten recht erklären könnten, warum, folgen der Wegweisung der Nieren. Ebenso die Liebe auf den ersten Blick, die Herzensverbindung zwischen Lehrer und Schüler, die beiden selbst nach einer kurzen Bekanntschaft bewußt wird, und auch das spontane Einstellen von Mitarbeitern oder der intuitive Wunsch, in einem bestimmten Unternehmen oder bei einem bestimmten Projekt mitzuwirken. Natürlich sind die Aufgaben der beiden Nieren in der Praxis nicht so streng zu trennen, wie ich es eben beschrieben habe. Die Übergänge sind mehr oder minder fließend, allerdings mit den obengenannten Orientierungsschwerpunkten. Es ist wichtig, daß Du Dich in diesen nicht ganz einfachen Bereich einfühlst. Vergleiche dazu Nierenerkrankungen aus Deiner Biographie und dem Leben anderer mit dem oben dargestellten Modell. Gib Dich dabei nicht mit oberflächlichen Gründen zufrieden, sondern forsche, bis Du wirklich befriedigende Antworten gefunden hast. Achte dabei die Privatsphäre und Verletzlichkeiten der anderen und überfalle sie nicht mit Deinen Deutungen.

Organisch haben die Nieren die Aufgabe, für den Körper nicht zuträgliche Substanzen auszufiltern und über die Harnwege auszuscheiden (nicht den eigenen Bedürfnissen entsprechende Beziehungen abzubrechen!). Außerdem spielen sie eine wichtige Rolle bei der Regulation des Blutdrucks und des Wasser- und Salzhaushaltes im Körper, dem Abpuffern von Energien der Leber (Blutdruck), die zuständig ist, schöpferische Kraft zur Realisierung von Talenten zu liefern, die dann von den Nieren entsprechend "moduliert" und auf Anforderung des Herzens abgegeben (Wasser fließen lassen) respektive zurückgehalten (Salz hält Wasser zurück) wird. Bei der energetischen Therapie muß die Furcht harmonisiert werden, die einen Menschen daran hindert, ihm entsprechende und aufbauende Beziehungen einzugehen und sich in ihnen zu verwirklichen. Diese Furcht resultiert oft aus einem erlernten Lebensprogramm (Du mußt diesen Beruf ausüben, soundso einen Partner haben, und solche Menschen als Freunde haben etc.), das unter Strafandrohung auf die eine oder andere Art tief in dem Charakter eines Menschen verankert wurde. Ebenso besteht häufig die Furcht, Beziehungen, die an sich für den betreffenden Menschen "richtig" sind, auf eine bestimmte Weise zu leben, weil diese Art der Lebensgestaltung aus irgendeinem Grund tabuisiert wird. Auch ein Schreck kann die Nieren blockieren, bei starker Einwirkung sogar bis hin zu organischem Versagen, das schnell zum Tode führt. Diese Art von Schreck definiere ich als Reaktion auf eine plötzliche, tatsächliche oder als solche empfundene Bedrohung der körperlichen oder seelisch-geistigen Unversehrtheit in einer im wesentlichen als sicher empfundenen Beziehung. Dieses Nierentrauma stellt sich häufig nach schweren Unfällen "aus heiterem Himmel" akut ein oder, in mehr chronischer Form, zum Beispiel nach der Erkenntnis, daß der Lebenspartner sexuelle Kontakte zu einem Dritten hat oder hatte. Eine Möglichkeit für die Heilung der Nieren ist der Kontakt mit Weisheit. Ein Orakel wie das I Ging, Tarot oder Runen, aber auch ein guter Psychotherapeut oder ein wirklicher spiritueller Lehrer können dem Erkrankten helfen, den Sinn seines Lebens zu erkennen, liebevoll anzunehmen und in die Realität zum Nutzen der ganzen Schöpfung umzusetzen. Aus schweren Beziehungskrisen (auch zu sich selbst!) kann so ein schöpferischer Lebensgestaltungsprozeß werden, der einen Menschen geradezu zum Aufblühen bringt. Wichtig ist bei der Heilung der Nieren, darauf zu achten, daß keine verkopfte Pseudoentwicklung durch Bücherlesen und einsame Meditationen und dergleichen stattfindet. Da die Nieren das Beziehungsorgan eines Menschen darstellen, lassen sich ihre blockierten Energien auch nur in Beziehungen befreien. Die lange und regelmäßige Arbeit mit einem Psychotherapeuten/spirituellen Lehrer ist also nicht durch eigene Arbeit zu ersetzen, sondern nur zu ergänzen. Die Nieren haben eine energetische Verbindung zum Bauch, den Ohren und zum Hören, die sich therapeutisch und diagnostisch nutzen läßt.

LEBER

Element: Holz

Funktion: Die Leber ist das Energieorgan des Körpers. Sie stellt aggressive Kräfte aller Art zur Verfügung und verleiht so dem Prozeß der persönlichen Verwirklichung den nötigen Druck. Die Manipulation der Realität zur Schaffung einer neuen, zuträglichen Gesamtsituation ist ihre Aufgabe. Ohne diese Kraft bleiben die Ideen im Planungsstadium stecken und werden nicht zum Aufbau der Schöpfung genutzt. Aggression wird heute oft mit zerstörender Gewalt verwechselt und deswegen tabuisiert. Tatsächlich wird aggressive Energie aber erst dann zerstörend und disharmonisch, wenn ein Mensch nicht seine dynamische Kraft bewußt annimmt und im ganzheitlichen Zusammenhang sinnvoll einsetzt. Da sich Aggression weder abschalten noch transformieren läßt, kann sie entweder nur sinnvoll ausgelebt oder in den Muskelpanzern und anderen Puffern des Körpers angestaut werden, bis deren Kapazität überschritten wird oder durch eine Belastungssituation die normalerweise funktionierenden Kontrollmechanismen außer Kraft gesetzt werden (starker Stress, Angst, Gier, Herdentrieb, zum Beispiel bei Demonstrationen oder sportlichen Veranstaltungen). Erst in diesen beiden letzteren Fällen wird diese an sich stark aufbauende Kraft der Persönlichkeit schädlich. Wie bei dem Bruch eines bis oben gefüllten Staudammes fegt ihre Gewalt alles aus dem Weg, was ihren Fluß hemmt. Häufig suchen sich Menschen, bei denen die Leberenergie chronisch gestaut ist, gerne Sündenböcke, die "an (......) schuld sind", um jemanden zu haben, an dem sie "gerechtfertigter Weise" ihre Aggressionen abbauen können. Nach außen hin friedfertige Menschen können, wenn sie den "Richtigen" gefunden haben, so zu reißenden Bestien werden. Ich denke dabei zum Beispiel an die vielen blutigen Auseinandersetzungen im Namen des Friedens, im Namen eines Glaubens oder einer Weltanschauung. Die Leber hat organisch die Funktion eines umfangreichen

Chemielabors. Sie baut zur Zeit nicht benötigte Stoffe bestmöglich in andere, benötigte, um. Sie entgiftet für den Stoffwechsel gefährliche Substanzen, indem sie diese chemisch verändert, dient als Zwischenspeicher für schnell verwertbare Energie, produziert Verdauungssäfte, die die Nahrung so aufbereiten, daß der Körper sie sinnvoll verwerten kann und leitet über die Galle Gifte und Schlacken aus dem Körper. Energetisch stellt die Leber auch die aggressive Komponente der Sexualität bereit. Ihre andere Komponente, die der Vereinigung wird von den Nieren beigesteuert. Sexualität läßt sich nicht von dieser dynamischen Kraft trennen, was auch gar nicht nötig ist, wenn sie angenommen wird. Wohlgemerkt - ich rede dabei weder von sadomasochistischen Beziehungen noch von Machotum! Die aggressive Komponente der Sexualenergie ist unbedingt notwendig zur Manipulation von Substanzen und Urenergien, wenn ein neues Lebewesen entstehen soll. Damit dieser Vorgang sinnvoll ablaufen kann, wird die aggressive Energie der Leber von den Nieren mit den richtigen Modulationen in einem zeitlichen Ablauf, den das Herz vorgibt, versehen. Zwischen Sexualpartnern nimmt die Leberenergie, wenn sie harmonisch ausgelebt wird, die Funktion wahr, die Begierde zu wecken. So wie die Nieren, mit dem Wunsch nach Einheit dafür sorgen, den richtigen Partner kennenzulernen, bringt die Leber eine starke gefühlsmäßige Anziehung hervor (übrigens die ursprüngliche Bedeutung des Wortes "Aggression"!), die zu einer längeren Partnerschaft und sexuellen Kontakten führen kann. Eine nicht sinnvoll ausgelebte Leberenergie äußert sich z. B. in zu hohem oder zu niedrigem Blutdruck, Blutandrang im Kopf, schlechter Durchblutung einzelner Körperteile, deren Aufgabe es ist, bestimmte Bedürfnisse, die nicht zugelassen werden, zu befriedigen oder starken Verspannungen (Muskelpanzerringe !). Wenn Du die Leberenergie harmonisieren willst, schaffe Dir zuerst Möglichkeiten, diese starke Kraft auszuleben, ohne andere zu schädigen, um ihren lange angesammelten Überschuß abzubauen. Das ist wichtig, um

Dich aus den Schuldzuweisungs-Teufelskreisen zu befreien. Niemand als Du selbst bist für Deine Wut verantwortlich. Nimm diese Verantwortung an, und Du wirst in ein ganz neues, produktives, erfülltes und selbstbestimmtes Leben eintreten. Bei diesem Prozeß kann ein erfahrener Körpertherapeut (z. B. Bioenergetik, Reichianische Körperarbeit, Scan, Core-Energetik) sehr helfen. Ist der "Wutberg" abgebaut, kannst Du zu lernen beginnen, Deine aggressive Energie sinnvoll einzusetzen, wenn sie sich Dir mitteilt. So vermeidest Du ein erneutes Energiestauungssyndrom. Helfen kann Dir dabei Orakelarbeit, eine Psychotherapie, die Arbeit mit einem spirituellen Lehrer oder auch das Kampfsporttraining bei einem erfahrenen, verantwortungsbewußten Lehrer (z. B. Aikido, Tai Chi Chuan, Hsing I). Es gilt bei der Heilung der Leber das Gefühl des Zorns zu harmonisieren. Zorn wächst aus der Angst heraus, sich nicht verwirklichen zu können. Eine dem Menschen entsprechende Lebensgestaltung baut den Zorn tendenziell ab und lenkt die ihm innewohnende Kraft in andere, aufbauendere Qualitäten der Aggression. Die Leberenergie kann durch die gedankliche und praktische Beschäftigung mit der Eigenschaft der Güte harmonisiert werden. Güte verstehe ich in diesem Zusammenhang als Eigenschaft, die versucht, allen an einer Situation Beteiligten etwas für sie im ganzheitlichen Sinne Nützliches zukommen zu lassen. Vergleiche dazu auch meine Ausführungen in "Reiki-Der Weg des Herzens", Windpferd-Verlag, zu den kosmischen Gesetzen des fairen Energieaustausches. Übrigend gibt es eine starke energetische Verbindung der Leber zu den Füßen (Vorangehen!). Diese Wechselbeziehung läßt sich therapeutisch und diagnostisch nutzen.

LUNGE

Element: Metall

Funktion: Die Lunge und das Herz stellen zwei einander ergänzende Empfänger für die Körper-Geist-Seele eines Menschen dar. Du erinnerst Dich - das Herz ist die Verbindung zur Schwingung der Einheit des Universums, zur Quelle allen Lebens. Die von ihm empfangene Energieschwingung ist im Grunde immer dieselbe. Sie ist unpolar und vermittelt die Information des ewigen Rhythmus von Werden in der einen Ebene des Seins, vom Vergehen in der anderen Ebene des Seins, das durch das Vorhergehende bedingt wird und umgekehrt. Richtet sich ein Mensch nach dieser Pulsation des Universums, wird er auf allen Ebenen seiner Persönlichkeit der Umwelt Energien und Substanzen, die er geprägt hat (zum Beispiel Kohlendioxyd, materiellen Besitz, Ideen und ihre Verwirklichung), zur Verfügung stellen, die gerade jetzt gebraucht werden und andererseits die Substanzen und Energien von der Umwelt annehmen, die er gerade benötigt, um seine Aufgaben im universellen Zusammenhang des unendlich fließenden Schöpfungsprozesses zu erfüllen. Die Konkretisierung dieses produktiven Energieaustausches ist Aufgabe der Lungen. Funktionieren sie in einem Rhythmus, der von dem Herzen vorgegeben wird, werden die Energieaufnahme- und abgabeprozesse des Körpers optimal aufeinander und auf die Erfordernisse der Umwelt abgestimmt. Vergleiche dazu auch die entspannende Auswirkung der Selbstsuggestion im Autogenen Training "Es atmet mich". Ich überlasse meinem Herzen vertrauensvoll die Steuerung meiner Lungentätigkeit und brauche mich deswegen nicht anzustrengen (zu verspannen), um die nötigen Austauschprozesse aufrechtzuerhalten. Auch der organische Zusammenhang der Lungentätigkeit mit dem Kreislauf (zum Teil über die Steuerung der Nieren) gibt dabei interessante Aufschlüsse. Die Lunge ist also ein Kommunikationsorgan. Ist ihre Funktion gestört, wird der betreffende Mensch Schwierigkeiten mit

Austauschprozessen haben. Meistens äußert sich diese Disharmionie in einem Hang zur "verkopften" Lebensgestaltung: Bestimmte Diäten, Körperübungen und/oder Atemübungen werden ohne Rüchsichtnahme auf emotionale Bedürfnisse oder auch nur den Versuch des Hinspürens zu den Wünschen des Körpers durchgeführt. Begründet wird diese Selbstvergewaltigung oft durch Theorien über Gesundheit und die Verwirklichung weltanschaulicher Systeme, die einem "höheren Ziel" dienen sollen. Die Wurzel dieser Störung kann in einer von Disziplinierungsmaßnahmen geprägten Kindheit und/oder der Angst vor dem Mitschwingen und -fließen im Lebensstrom (Zwerchfell und Beckenpanzerung!) liegen. Ein Mitfließen würde die Aufgabe von sicheren Positionen bedeuten. Dies wird unbewußt mit einem freien Fall ins Nichts, also mit Tod, verknüpft. Eine so an die Wurzeln einer Inkarnation reichende Angst ist verständlicherweise nicht so einfach aufzugeben. Allein der Entschluß, sich näher um die Hintergründe einer solchen Symptomatik zu bemühen, setzt einen enormen Energieaufwand, meist durch starken Leidensdruck bedingt, voraus. Stellst Du eine energetische Lungenfunktionsstörung bei einer Auralesung fest, behandle deinen Klienten wie ein rohes Ei! Nimm Rücksicht auf seine im Unbewußten lauernde Todesangst und überfalle ihn nicht mit tiefgreifenden Analysen und Ratschlägen. Nur eine langsame, behutsame Heranführung an seine Problematik ist bei einer Lungenblockierung möglich. Deine Beratung sollte auch, falls Du selber nicht die entsprechenden Qualifikationen besitzt, nur auf eine Therapie bei einem sensiblen und im Umgang mit dieser Art von Störungen vertrauten Fachmann (Psychotherapeuten) vorbereiten und hinführen. Die Gefühle von Trauer, Kummer und Depression (oft verbunden mit Kraftlosigkeit, Schlafstörungen, Wiederwillen gegen Sexualität und anderen Folgeerscheinungen einer Abkoppelung von den universellen Austauschprozessen) resultieren aus einem in seinen Wünschen stark behinderten Inneren Kind (Körperbewußtsein), das nicht spielen darf und immer "im Hausarrest" gehalten wird. Um Lungenblockaden zu lösen, sind im Prinzip alle Methoden geeignet, die das Bewußtsein in Kontakt mit den Wünschen des Körpers treten lassen oder die Selbstregulationsfähigkeiten des Organismus stärken; Zum Beispiel Reiki, besonders die Mentalheilungstechniken des 2. Grades, Intuitive Atemarbeit, Tai Chi Chuan, Aikido, Vipassana-Meditation, Zen-Meditation, Drei-Strahlen-Meditation und Phantasiereisen in das Innere des Körpers, ergänzt durch Gespräche mit den Organen. Alle Formen von stark konfrontativen Therapie- und Meditationsmethoden sind gerade in der ersten Phase unbedingt zu meiden, da sonst leicht eine Verweigerungshaltung des betroffenen Menschen provoziert wird. Wer läßt sich schon gerne aus dem 10. Stock schubsen? Nachdenken und bewußtes Leben von Gerechtigkeit (alle zu ihrem Recht kommen lassen!) können bei der Auflösung von Blockaden in der Lunge helfen. Die Lungen sind energetisch mit den Ohren, der Nase und der Haut (Kontakt zur Außenwelt!) verbunden. Diese Beziehungen lassen sich therapeutisch und diagnostisch nutzen.

MILZ

Element: Erde

Funktion: Die Milz ist der Architekt des Organismus. Nach den Vorgaben von Nieren, Herz und Lungen erledigt sie die Umsetzung der Leberenergie in für diese Organe zuträgliche Energieformen. Sie stellt einen wichtigen Teil der Erdung der feinstofflichen Energien des Körpers dar. Ein Mensch mit blokkierter Milz hat so mehr oder minder starke Schwierigkeiten, entsprechend seinen theoretischen Erkenntnissen und seinen durchaus stark empfundenen Wünschen zu leben. "Ich weiß ja, was ich tun sollte, aber mir fällt nicht ein, wie ich es tun könnte!" ist ein typischer Ausspruch für diese Symptomatik. Er weiß nichts mit sich und der Welt anzufangen. Der Planer vom grünen Tisch und der weltfremde Wissenschaftler sind Metaphern für Menschen mit Milzblockaden. Grübeln, Zweifeln und Nachdenken (Sich-den-Kopf-zerbrechen) sind ihre typischen Beschäftigungen. Da sie nie dahin kommen, tiefgehende praktische Erfahrungen mit dem Thema ihrer Grübelei zu machen, hören ihre Diskussionen über Für und Wieder nie auf. Die Weltauffassung der Scholastiker, die ernsthaft darüber diskutierten, wie viele Engel auf einer Nadelspitze Platz hätten, gehört ebenfalls in diesen Bereich. Doch eine Energiestauung in der Milz hat auch körperliche Auswirkungen. Dadurch, daß sie die Energien und Anweisungen der anderen Organe nicht harmonisch zusammenbringen und konkret werden lassen kann, ist auch das Entgiftungssystem des Körpers und auch die Abwehr gegenüber Krankheitskeimen und Fremdenergien tendenziell gestört. Die Schwäche des Immunsystems spiegelt sich in der Schwäche der Aura wider. Ein solcher Mensch hat "keine Ausstrahlung", kein Charisma. Ein Mensch mit voll funktionsfähiger Milz, die die Energien und Anweisungen der anderen, ebenfalls voll funktionsfähigen Organe, verwirklicht, ist im Zustand der Heiligkeit. Er bringt durch das, was er tut bzw. unterläßt, Gott, den Universellen Schöpfer-willen oder wie auch immer Du es nennen willst, auf die Erde. Er ist stark, gütig, gerecht, liebevoll, weise und sittlich (im chinesischen Sinne!). Durch ihn gedeihen alle Wesen. Der Zustand der Erleuchtung bleibt, einmal erlangt, jedoch nicht unbedingt für immer erhalten. Er ist auch nicht gerade außergewöhnlich. Wenn wir alle nicht mal von Zeit zu Zeit heilig oder erleuchtet wären, liefe nichts mehr in der Welt. "Gott hat nur unsere Hände", heißt es in der Tradition der Sufis. Wenn Du so willst, ist die spirituelle Hand Gottes die Milz, wenn sie so funktioniert, wie sie soll. Organisch gehören daher alle Erneuerungsvorgänge zum Aufgaben-gebiet der Milz. Krebs ist also grundsätzlich auf eine Blockade in diesem Organ, allerdings immer auch verbunden mit schweren Störungen in anderen Hauptfunktionsorganen des Körpers, zurückzuführen. Eine Verbindung zwischen gestörter

Milzfunktion und einer krebsfördernden Verschleimung des Körpers war schon Paracelsus bekannt und ist durch die moderne Medizinforschung bestätigt worden. AIDS hat ebenso einen starken Milzbezug. Diabetes, bei dem der Zucker (eine Metapher für die Süße des Lebens) nicht vom Körper genutzt werden kann und deswegen über den Urin ausgeschieden werden muß hat seine Ursache auch in einer bestimmten Art der Milzblockierung.

Erleuchtung ist, wie schon angesprochen, nicht unbedingt ein ständiger Zustand. Er entzieht sich auch immer dann hartnäckig der Verwirklichung, wenn ich ihn unbedingt haben will, denn das Durchsetzen meines Willens verhindert die Durchsetzung des göttlichen Willens. Niemand kann zwei Herren gleichzeitig dienen. Eine Möglichkeit der Lösung einer Milzblockade ist freie künstlerische Arbeit, zum Beispiel nach den anthroposophischen Ansätzen, die Arbeit mit dem Tonkasten nach Dürckheim oder Intuitives Malen. Im Grunde eignet sich jede Art des angeleiteten kreativen Gestaltens zur energetischen Heilung der Milz. In der Einstiegsphase ist eine sehr sensible Anleitung des Klienten, die weder zu viel noch zu wenig vorgibt, notwendig. Mit dem Fortschritt des Heilungsprozesses kann die Arbeit immer mehr in ein Miteinander übergehen; ein ideales Ergebnis einer solchen Therapie ist das selbstständige harmonische Schaffen. Ursachen einer chronischen Milzblockade können Gefühle der Unzulänglichkeit der eigenen Fähigkeiten im Vergleich mit denen wichtiger Erwachsener sein. Eine wichtige energetische Verbindung der Milz existiert zu den Lippen und zum Zungenmuskel, dem Gebiß und den Händen. Sie läßt sich therapeutisch und diagnostisch nutzen. Überleg Dir doch mal die möglichen Zusammenhänge mit dem Rauchen, Küssen und zum Beispiel den "trockenen Lippen", denen offensichtlich das Wasserelement (wo gehörte das doch noch gleich hin?) fehlt. Wird die Milz operativ entfernt, übernimmt die Leber übrigens nach einer mehr oder minder langen Übergangszeit sowohl energetisch als auch organisch ihre Aufgaben. Allerdings nicht vollständig. Ein Defizit bleibt bestehen. Werden die anderen Hauptorgane gestärkt, kann das Defizit weiter verringert werden.

DIE VIERZEHN HAUPTMERIDIANE

Nach den Hauptorganen und ihrer energetischen Funktion für den Menschen kommen wir jetzt weiter in den feinstofflichen Bereich zu den vierzehn Hauptmeridianen. In diesen Energieleitbahnen des Körpers werden die Verbindungen der fünf Hauptorgane untereinander und zu den ausführenden Organen hergestellt sowie ihre Yin- und Yang-Anteile in zwei besonderen Meridianen aufeinander abgestimmt. Die Meridiane sind ferner Energiespeicher und können in gewissem Sinne auf der feinstofflich-energetischen Ebene ähnliche Funktionen übernehmen wie die weiter oben beschriebenen Muskelpanzerringe. Allerdings speichern die Meridiane nicht nur unerwünschte Energien, sondern sie dienen auch der rhythmischen Organisation der Körperabläufe, indem sie bestimmte Energien einige Zeit ansammeln und darauf über einen gewissen Zeitraum verstärkt den angesammelten Überschuß abgeben. So entstehen zum Beispiel die aus der Akupunkturlehre bekannten Phänomene der Organuhr. Das heißt, bestimmte Organe haben regelmäßig wiederkehrende Zeiten verstärkter und darauffolgende Zeiten abgeschwächter Funktion. Im Folgenden gebe ich Dir einen kurzen Überblick über die Aufgaben der einzelnen Meridiane, ohne dabei ins einzelne zu gehen. Die Details sind für die Praxis des Auralesens nicht unbedingt notwendig, es sei denn, Du bist in diesem Bereich therapeutisch tätig und in diesem Fall kennst Du Dich aus. Fallst Du trotzdem weitere spezielle Informationen über die Meridiane haben möchtest, lies in den in der Bibliographie dafür genannten Büchern nach.

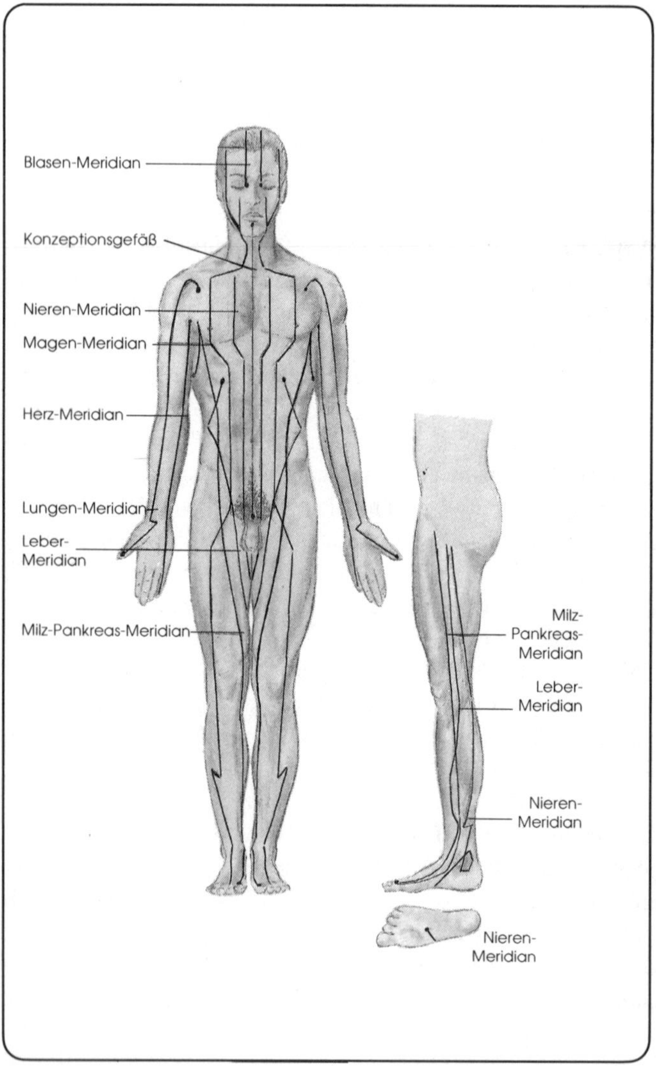

Die Hauptmeridiane des Körpers, Bild 1

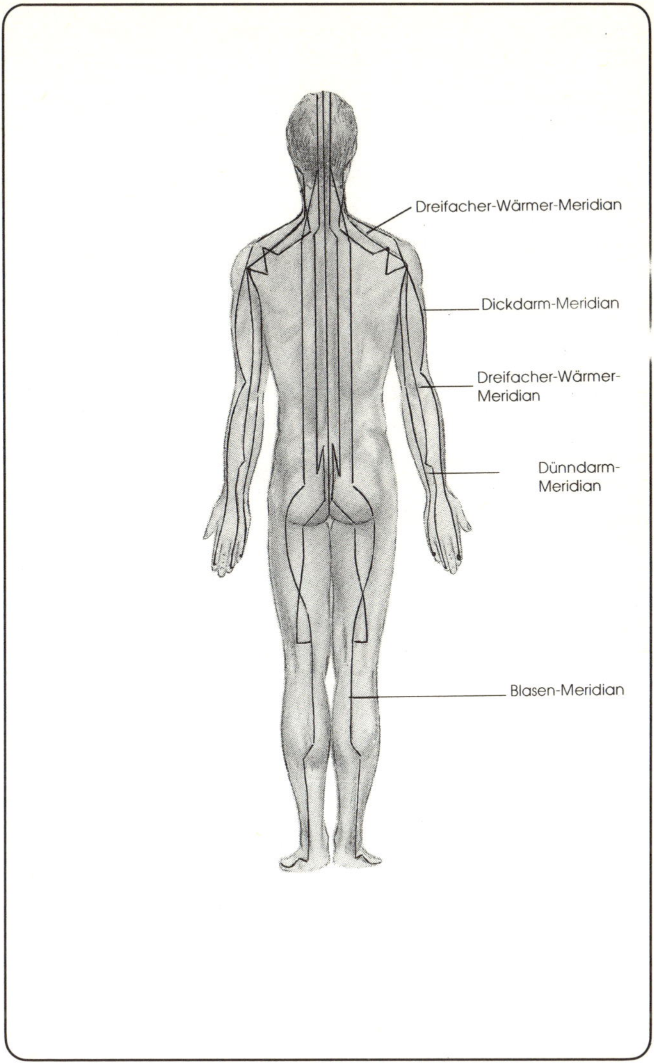

Die Hauptmeridiane des Körpers, Bild 2

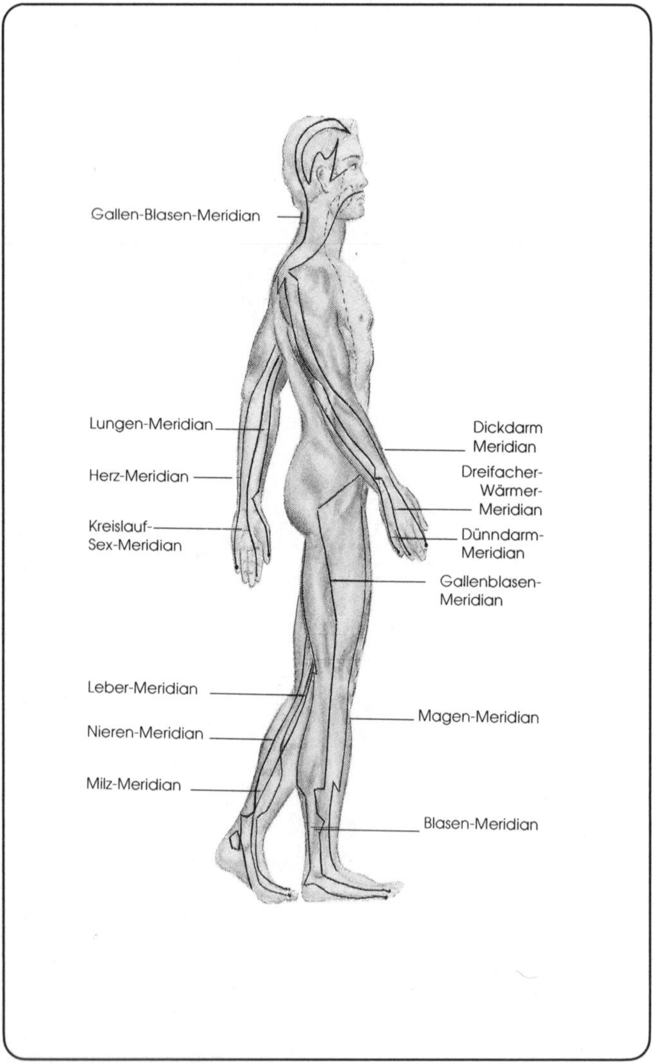

Die Hauptmeridiane des Körpers, Bild 3

Für die Praxis des Auralesens kann es oft allerdings sehr nützlich sein, wenn Du den Verlauf der Meridiane kennst. Die drei Abbildungen auf den nächsten Seiten können Dir bei der Orientierung auf der Meridianebene helfen. Auswendig zu lernen brauchst Du sie nicht. Da Du (hoffentlich), wie im Kapitel drei besprochen, ein Energramm von jeder Auralesung anfertigst, kannst Du hinterher mit Hilfe der Meridianskizzen feststellen, welchen Meridian Du genau gesehen hat. Bei einer Lesung aus dem Stehgreif bestimmte Meridiane zuzuordnen, ist nicht sehr sinnvoll, es sei denn, Du verfügst über viel praktische Erfahrung in diesem Bereich und hast Dich gründlich darin eingearbeitet.

DER LEBERMERIDIAN

Ansammeln und Abgeben dynamischer, schöpferischer, "zupakkender" Energien. Das Kraftwerk des Körpers. Bei Funktionsstörungen können zum Beispiel Kraftlosigkeit, mangelnde körperliche und/oder geistige Belastungsfähigkeit oder, genau entgegengesetzt, übersteigerte, wirre Betriebsamkeit auftreten. Die Arbeitslust, Entschlußkraft, Verdauungsfähigkeit und die Aggressionen haben hier ihren Ursprung.

Zusammenarbeit mit: Gallenmeridian

Gegensteuerung durch: Lungenmeridian

Element: Holz (interessanterweise sieht die chinesische Medizinphilosophie die aggressive Energie im Zusammenhang mit gesundem Wachstum und Lebendigkeit. Die zur Zeit im Westen häufig anzutreffende Meinung, Aggression sei schädlich und nicht im Sinne der Universellen Ordnung, läßt sich so allgemein in dieser Lehre nicht finden. Ihre Ansichten sind sehr viel umfassender.)

Zugeordnete Gefühle: zufrieden/bekümmert

Eigenschaften: Vitalität; Emotion; Dynamik bzw. deren Gegenteil.

Entfaltung der Individualität im Rahmen der kosmischen Ordnung durch Ansammeln und Abgeben von besonderen Energien, die in bezug zu der Persönlichkeit, wie sie durch den vor der Geburt festgelegten Lebensplan bestimmt ist, stehen. Rhythmischer Fluß der Lebensenergien; Regelung von Erholungs-, Arbeits-, Schlaf- und Wachphasen u. ä. Verbindung von Körper-Geist-Seele auf der materiellen Ebene mit der Quelle allen Lebens auf einer übergeordneten Ebene. Hauptsächliche Wirkung auf den Ebenen der Gefühle, des Verstandes und der Psyche.

Zusammenarbeit mit: Dünndarm-Meridian

Gegensteuerung durch: Nierenmeridian

Element: Feuer ((Feuer ist durch Hitze, starkes Reaktionsvermögen auf Umweltreize, zum Beispiel Luftzug, Dynamik und die unmittelbare Bedingtheit durch einen materiellen Brennstoff gekennzeichnet. Fällt die Materie weg, erlischt die Flamme. Diese kleine Skizze kann Dir helfen zu verstehen, warum wir hier auf der Erde inkarniert sind: Ohne die Bindung an die materielle Welt (Brennstoff) und die Vereinigung der Gegensätze (Verbrennungsprozeß) läßt sich keine Erleuchtung, kein Aufblühen der Liebesfähigkeit (Flamme) erreichen. Wir sind nicht hier, um irgendeine Schuld abzubüßen, sondern weil ohne diese Ebene die Entwicklung des gesamten Universums und aller anderen, oft als höher bezeichneten feinstofflichen Ebenen, nicht vorankommt.))

Zugeordnete Gefühle: sicher/unsicher

Eigenschaften: Freude; Lust; Liebe; Einheit bzw. deren Gegenteil.

DER MILZ-PANKREAS-MERIDIAN

Dieser Funktionskreis sorgt dafür, daß jeder Bereich von Körper-Geist-Seele an Energien und Substanzen bekommt, was er braucht, um seine Aufgaben zu erfüllen. Das bedeutet auch, daß alle Einflüsse von außen irgendwie mit diesem Meridian in Berührung kommen und von ihm geordnet werden. Das Schema, nach dem dieser Prozeß abläuft, wird zu einem großen Teil erlernt. Deswegen sind Menschen so flexibel und können sich den unterschiedlichsten Umweltbedingungen anpassen, vor allem, wenn sie jung sind und der Milz-Pankreas Meridian noch nicht so stark durch "Programme" vorbelastet ist. Er ist insofern auch der Sitz der erworbenen Konstitution im Gegensatz zu dem Nierenmeridian, der u. a. mit der körperlich und seelisch ererbten Anlage zu tun hat. Funktioniert dieser Meridian gut, kann ein Mensch sich leicht und schnell auf neue Situationen einstellen und mit ihnen gut zurechtkommen. Ist er gestört, wird die Anpassungs- und Reaktionsfähigkeit ensprechend der Störung herabgesetzt. Dieser Funktionskreis sorgt mit seiner strukturierenden Arbeit auch dafür, daß wir uns selbst im Kern unserer Persönlichkeit unter wechselnden äußeren Bedingungen treu bleiben. Insofern geht von hier auch eine insgesamt stabilisierende Kraft aus. Neurosen aller Art haben generell mit diesem Funktionskreis zu tun.

Zusammenarbeit mit: Magenmeridian

Gegensteuerung durch: Lebermeridian

Element: Erde

Zugeordnete Gefühle: erwünscht/zurückgewiesen

Eigenschaften: Rationalität; Analyse; Verdauen bzw. deren Gegenteil

DER LUNGENMERIDIAN

So wie der Herzmeridian u. a. einen Bezug zu universellen Rhythmen und Schwingungen hat, verbindet der Lungenmeridian den Menschen mit den Rhythmen der Umwelt dieser Existenzebene und sorgt für ein reibungsloses, sich sogar ergänzendes und einander aufbauendes Zusammenspiel von Außenweltschwingungen und Strukturen einerseits und dem individuellen Bedarf an bestimmten Umweltrhythmen und Strukturen andererseits. Diese Funktion hat äußerst vielfältige Auswirkungen auf den gesamten Menschen. Mehr oder weniger offen erkennbare Trauer und Kummer stellen sich immer ein, wenn dieser Funktionskreis gestört ist, da die grundlegendenden Bedürfnisse eines Menschen, die nur durch Kontakt mit der Außenwelt befriedigt werden können, tendenziell weniger berücksichtigt werden. Fanatismus, Dogmatismus aller Art, also auch sehr feste Vorstellungen davon, "was für alle Menschen gut ist" und wie das Leben abzulaufen hat, haben in einer Disharmonie dieses Meridians ihre Wurzel. Ist der Lungenmeridian länger gestört, wird der betreffende Mensch von immer stärkerer Verzweiflung zerrissen, ohne unbedingt einen konkreten Grund angeben zu können. Da er seine zutiefst menschlichen Bedürfnisse in diesem Stadium oft nicht einmal mehr wahrnimmt, kann er auch nicht erkenen, worin sein Leiden begründet ist.

Zusammenarbeit mit: Dickdarm-Meridian
Gegensteuerung durch: Herzmeridian
Element: Metall
Zugeordnete Gefühle: heiter/deprimiert
Eigenschaften: Intuition; Kreativität bzw. deren Gegenteil

DER NIERENMERIDIAN

Dieser Meridian beinhaltet die körperlich und spirituell ererbten Anlagen. Gleichzeitig werden diesem Funktionskreis vom Milzmeridian die erworbenen und zu dem Individuum mit seinem Lebensplan passenden Erfahrungen zur Speicherung und Weitergabe an körperliche und spirituelle Nachkommen übergeben, bzw. von diesem die passenden Erfahrungen abgerufen, um sie in einer bestimmten Funktion anwenden und berücksichtigen zu können. Insofern korrespondiert der Nierenmeridian auch mit dem Gedächtnis. Interessant ist, daß Menschen sich an Erfahrungen im allgemeinen besser erinnern, die mit ihrem Lebensplan in engem Zusammenhang stehen, also vom Milz-Pankreas Meridian an den Nierenmeridian weitergegeben worden sind. Alte Menschen mit geschwächter Milz-Pankreas-Funktion erinnern sich an lange zurückliegende Begebenheiten gut, da sie noch im Nierenmeridian abgespeichert wurden. Ihr Kurzzeitgedächtnis ist dagegen oft weniger intakt, da dies im Wesentlichen über den Milz-Pankreas-Meridian organisiert wird. Weiterhin beeinflußt dieser Funktionskreis den Fluß der Lebensenergien allgemein. Gelebte Gefühle aller Art, eine unverkrampfte Haltung und Muskulatur, Anpassungsfähigkeit an den Fluß des Lebens deuten daher auf harmonische Energieverhältnisse im Nierenmeridian hin. Psychosen aller Art haben generell mit diesem Meridian zu tun.

Zusammenarbeit mit: Blasenmeridian

Gegensteuerung durch: Milzmeridian

Element: Wasser (Dieses Element symbolisiert Lebensenergie und Gefühle in vielen esoterischen Systemen.)

Zugeordnete Gefühle: treu/untreu; Sicherheit/Unsicherheit in Beziehungen

Eigenschaften: Urvertrauen; Treue; Tradition bzw. deren Gegenteil

DER KREISLAUF-SEXUS-MERIDIAN

Ansammeln und Abgeben von freudvoller, lustbetonter Energie. Unruhe, Depressionen, Beklemmungsgefühle, Angina pectoris u. ä. weisen auf Dysfunktionen hin. Der Körper lebt aus der Freude heraus. Wird lustvolle Lebensgestaltung zugunsten von Disziplin und falsch verstandenem Pflichtgefühl beschränkt, stellen sich natürlicherweise Unlustsymptome ein. Eine Überbetonung der Lust erschöpft dieses Energiereservoir. In erster Linie wird von diesem Meridian aus das körperlich-funktionale Geschehen beeinflußt.

Zusammenarbeit mit: Dreifacher-Erwärmer-Meridian

Zugeordnete Gefühle: befriedigt/besorgt

Eigenschaften: Lust/Unlust

DER GALLENMERIDIAN

Weiterleiten und nach außen Bringen der Energien des Lebermeridians. Bezug zu Entschlußfähigkeit und damit zu Erkrankungen, die ihre Ursache in mangelnder Entscheidungsfähigkeit haben.

Zusammenarbeit mit: Lebermeridian

Element: Holz

Zugeordnete Gefühle: demütig/stolz

Eigenschaften: Vitalität; Emotion; Dynamik bzw. deren Gegenteil.

DER DÜNNDARMMERIDIAN

Dieser Meridian ist zuständig für die Aufnahme und Umwandlung von Energien aller Art im gesamten Körper. Er trennt auch die für den Körper zuträglichen Energien von den nichtzuträglichen, verteilt die einen an die Bereiche, wo sie benötigt werden, und leitet die anderen zur Ausscheidung weiter.

Zusammenarbeit mit: Herzmeridian

Element: Feuer

Zugeordnete Gefühle: geschätzt/nicht-geschätzt

Eigenschaften: Freude; Lust; Liebe; Einheit bzw. deren Gegenteil.

DER MAGENMERIDIAN

Dieser Meridian ist der zentrale "Puffer" des Organismus. Alle energetischen Einwirkungen, die der Organismus nicht verarbeiten kann, werden in diesen Funktionskreis aufgenommen, damit das Überangebot nicht schadet. Fehlt irgendwo im Körper eine Energie, wird sie aus dem Magenmeridian abgerufen und dem Bereich, der sie gerade braucht, zur Verfügung gestellt. Wie wichtig seine harmonisierende Wirkung ist, zeigt sich in der Regel der chinesischen Medizin, die besagt, daß ohne einen funktionierenden Magenmeridian keine Heilungsreaktion mehr eingeleitet werden kann. Du erfährst die Funktion dieses Meridians zum Beispiel bei einem Schreck, der Dir erstmal auf den Magen schlägt. Für den Organismus ist es besser, den Magen so einen Schock abfedern zu lassen, als für das ständige Funktionieren wichtigere Regelsysteme von der geballten Energieladung aus der Bahn werfen zu lassen. Kann der Magen einen Impuls nicht abfangen, geht er weiter zum Milzmeridian. Wenn dieser stark belastet wird, muß sein Antagonist, der Nierenmeridian, sich sehr anstrengen, um ausgleichen zu können und kann dabei, wenn die Einwirkung stark und plötzlich ist, überfordert werden. Dabei kann dann ein Nierenversagen, das ohne Behandlung zum Tode führt, ausgelöst werden.

Zusammenarbeit mit: Milzmeridian

Element: Erde

Zugeordnete Gefühle: zuverlässig/unzuverlässig

Eigenschaften: Rationalität; Analyse; Verdauen bzw. deren Gegenteil

DER DICKDARMMERIDIAN

Dieser Meridian ist an der Fortleitung von Energien aller Art beteiligt. Durch Schuldgefühle, die letztlich ein Festhalten von belastenden Energien sind, kann er gestört werden. In solch einem Fall, werden automatisch weitere schädliche Energien dort festgehalten, was mit der Zeit zu einer Vergiftung des Organismus führen kann. Deswegen ist es für dic körperliche und geistige Gesundheit und auch für das spirituelle Wachstum so wichtig, sich von der Selbstvergiftung/Selbstbestrafung durch Schuldgefühle zu befreien. Eine sadomasochistische Grundhaltung hat immer ihre Wurzeln in einem gestörten Dickdarmmeridian.

Zusammenarbeit mit: Lungenmeridian

Element: Metall

Zugeordnete Gefühle: barmherzig/verbittert und schuldig/unschuldig

Eigenschaften: Intuition; Kreativität bzw. deren Gegenteil

DER BLASENMERIDIAN

Dieser Meridian ist zuständig für das in-Bewegung-halten von Körperenergien und damit für Entspannung im weitesten Sinne. Der Meisterpunkt des Schmerzes (Akupunktur) befindet sich auf ihm, und er versorgt die Wirbelsäule mit Lebenskraft. Der Blasenmeridian organisiert die für das Funktionieren des Körpers erforderliche Ansammlung und rechtzeitige Abgabe von speziellen Energien. Störungen in diesem Funktionskreis machen sich als Verspannungen, besonders im Rückenbereich, Schmerzen und geistiger Unbeweglichkeit bemerkbar. Diese Störungen sind meist durch Angst vor Bewegung im weitesten Sinne begründet.

Zusammenarbeit mit: Nierenmeridian

Element: Wasser

Zugeordnete Gefühle: geduldig-sinnvoll/ungeduldig-sinnlos

Eigenschaften: Urvertrauen; Treue; Tradition bzw. deren Gegenteil.

DER DREIFACHE ERWÄRMER

Über diesen Meridian können Energieansammlungen im Körper bewirkt und aufgelöst werden. Er dient auch der Ausleitung schädlicher Energien und stellt die Verbindungen der Funktionskreise untereinander her. Somit reguliert er in gewisser Weise den Fluß der Lebensenergie insgesamt. Schmerzen, Lähmungen und Taubheit stehen in Beziehung zu Funktionsstörungen im Dreifachen Erwärmer.

Zusammenarbeit mit: Kreislauf-Sexus-Meridian

Zugeordnete Gefühle: hilfsbereit/gedemütigt

Eigenschaften: Wärme/Kälte; Fülle/Leere

DER KONZEPTIONSMERIDIAN

Dieser Meridian sammelt und reguliert alle Yin-Energien des Körpers. Der Konzeptionsmeridian ist auch ein Reservoir für Yin-Energien. Er ist im weitesten Sinne zuständig für Rezeptivität, Nach-innen-Gehen, ansammeln, weibliche Eigenschaften.

Gegensteuerung durch: Gouverneursmeridian

Zugeordnete Gefühle: erfolgreich/überwältigt

Eigenschaften: Annehmen-Können/Nicht-Annehmen-Können

DER GOUVERNEURSMERIDIAN

Dieser Meridian sammelt und reguliert alle Yang-Energien des Körpers. Der Gouverneursmeridian ist auch ein Reservoir für Yang-Energien. Er ist im weitesten Sinne zuständig für Aktivität, Nach-außen-Gehen, Kraft, abgeben, männliche Eigenschaften.

Gegensteuerung durch: Konzeptionsmeridian

Zugeordnete Gefühle: unterstützend/nicht-unterstützend

Eigenschaften: Abgeben-können/Nicht-Abgeben-können

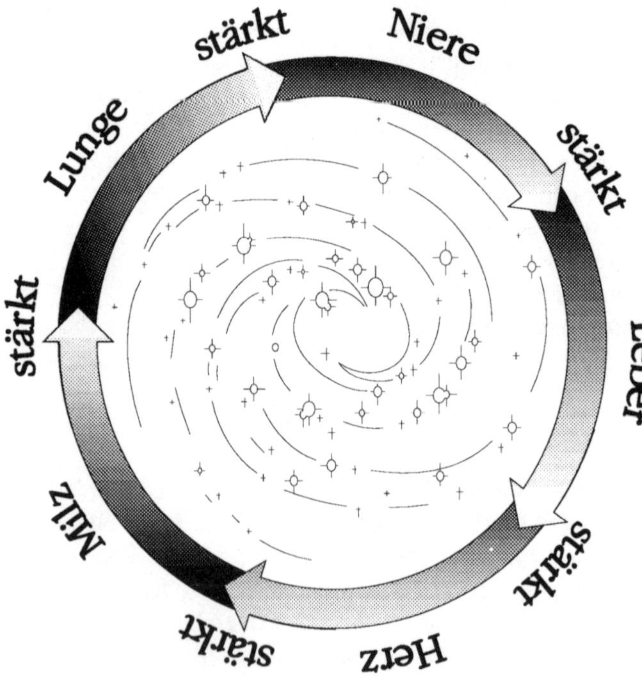

Aufbauender Meridiankreislauf

Abbauender Meridiankreislauf

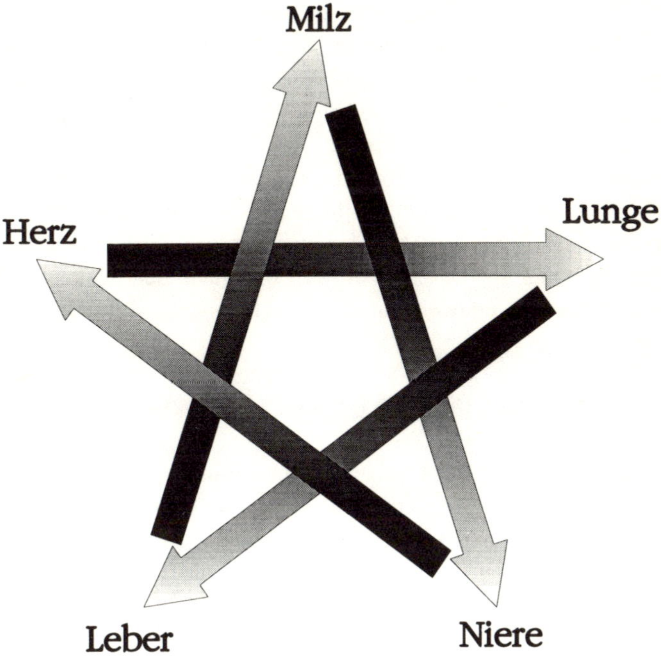

Der Meridian, von dem der Pfeil kommt, schwächt den Meridian, auf den der Pfeil zeigt

DIE ZWÖLF WICHTIGSTEN NEBENCHAKREN

Die nächste energetische Ebene besteht aus den Nebenchakren. Davon gibt es eine ganze Reihe. Ich habe zwölf von ihnen, denen eine umfassendere Bedeutung für das Auralesen zukommt, für diese Beschreibung ausgewählt. Den Nebenchakren lassen sich meiner Erfahrung nach keine Farben direkt zuordnen. Du wirst sie immer in den Farben der gerade mit ihnen in Verbindung stehenden Hauptchakren wahrnehmen. Diese Verbindungen können je nach den aktuellen Anforderungen wechseln. Ein von den Hauptchakren tendenziell getrenntes Nebenchakra wird eher blasse Farben ohne Leuchtkraft zeigen. Ist es in einer Verbindung "festgefahren", wechselt es die Färbung auch nicht, wenn sich eine Situation verändert. Im Zweifelsfall austesten.

DAS YIN- UND DAS YANG-CHAKRA

Diese beiden wichtigen Nebenchakren befinden sich jeweils auf der Mitte der linken (Yin-Chakra) bzw. der rechten Schulter (Yang-Chakra) und öffnen sich nach oben. Sie erfüllen eine ähnliche, wenn auch längst nicht so umfassende Funktion wie das viel größere und kompliziertere Kronenchakra (7. Chakra) über dem Scheitel. Sie sind sowohl Sender als auch Empfänger für den jeweilig zugeordneten Teil von Körper-Geist-Seele. Ihre Entwicklung zeigt die Verwirklichung dieses Anteils der Persönlichkeit. Vollentwickelt verbinden sich diese beiden Zentren zu einem Lichtbogen, der hinter dem Kopf verläuft, wenn der betreffende Mensch diese beiden, strenggenommen irdischen Anteile vollständig lieben und leben gelernt hat, aber deren Vereinigung mit dem umfassenderen Bewußtsein der Einheit in Liebe noch nicht verwirklicht hat. Momente, in denen die erste oder auch die zweite Synthese erreicht wird, gehören zu den Sternstunden im

Leben eines Menschen. Dauerhafte Verwirklichung dieser Energien gelingt den wenigsten. Eine Methode, diese zu fördern und die Entwicklung harmonisch in den Alltag zu integrieren, ohne willentlich eine bestimmte Ausrichtung zu forcieren, ist die von mir gelehrte Einweihungsmeditation der DREI-STRAHLEN.

Störungen in diesen Chakren können zum Beispiel mangelnde Identifikation mit dem eigenen Geschlecht und Probleme im Umgang mit Yin- und/oder Yang-Energie der unterschiedlichsten Art sein. Auf der körperlichen Seite können Störungen bei der Produktion der Geschlechtshormone auftreten. Bei kleinen Kindern sind diese Chakren weniger entwickelt. In diesem Stadium übernimmt noch das 7. Chakra die für das Leben notwendigen Funktionen der Yin/Yang-Chakren. Je mehr sich diese beiden Nebenchakren entfalten, desto weiter bildet sich erst einmal das 7. Chakra mit seiner dominierenden Funktion zurück. Ein wesentlicher Schritt zur Verlagerung der Funktionen ist die Pubertät, ein anderer, noch tiefer greifenderer, der erste vollständige Sexualverkehr mit einem Partner des anderen Geschlechts. Wegen den gewaltigen energetischen Auswirkungen auf das Innere Energiesystem wird in der magischen Tradition "unschuldigen" Kindern und Babys, bzw. Jungfrauen und, weniger bekannt, auch Jungmännern, für gewisse Rituale eine hohe Bedeutung beigemessen, da für die Erzielung bestimmter Wirkungen nur eine noch nicht so stark durch Yin und Yang geprägte Energie verwendet werden kann. Da Magiere mangels des liebevollen Annehmens der eigenen Persönlichkeit im allgemeinen keinen Zugang zum Kronenchakra haben, sind sie für solche Übungen auf "Energieklau" angewiesen. Traditionelles Tantra und besondere Formen taoistischen Yogas entwickeln diese Nebenchakren tiefgreifend und nachhaltig. Allerdings muß ab einem bestimmten Stadium das Kronenchakra indirekt mit in die Übungen einbezogen werden, da es sonst durch einseitige Überladung zu lebensenergetischen Kurzschlußreaktionen kommen kann. Die Entwicklung der Yin/Yang-Nebenchakren gehört zu den grundlegenden

Aufgaben der irdischen Existenz und vollzieht sich automatisch und harmonisch bei allen Menschen, die durch liebevoll angenommene Geschlechtlichkeit im Alltag im Laufe der Zeit zu einer erweiterten Synthese mit der Universellen Energie kommen. Da dieser Weg aber weniger spektakulär ist und statt einer Abkehr oder der Transformation von Sexualität im weitesten Sinne eine liebevoll gelebte Geschlechtlichkeit erfordert, erscheint er den meisten Menschen wenig attraktiv und wird daher vernachlässigt, wie viele andere natürliche Wege der harmonischen Entfaltung der Persönlichkeit in anderen Bereichen.

DIE ERNÄHRUNGS-/VERANTWORTUNGS-NEBENCHAKREN

Diese beiden Nebenchakren befinden sich etwa zwei Fingerbreit unter den beiden Schlüsselbeinen und öffnen sich nach vorne. Auf der Rückseite des Körpers sind sie durch Kurven der Ida- und Pingala-Hauptenergieleitbahnen mit dem Rest des Chakren-Energiesystems verbunden. Sie organisieren das Lernen in festen Beziehungen durch Übernehmen von Aufgaben und, damit zusammenhängend, das Annehmen der daraus gewonnenen Erfahrungen (Ernährung). Funktionsstörungen machen sich durch verkrampftes Festhalten an zu belastender Verantwortung oder Angst vor dem Übernehmen von Verantwortung bemerkbar. Eine weitere häufige Funktionsstörung ist das Phänomen, nicht aus den gewonnenen Erfahrungen lernen zu können und deswegen ständig wieder in dieselben Situationen zu kommen.

Eine enge Beziehung dieser Nebenchakren besteht zu den weiblichen Brüsten als Organe der Ernährung des Säuglings. Bei Frauen sind diese Energiezentren im allgemeinen ausgeprägter als bei Männern. Allerdings ist dies nicht nur eine angeborene, sondern auch eine erworbene Eigenschaft.

DIE ELLENBOGENCHAKREN

Im Bereich aller Gelenke befinden sich Nebenchakren. Viele sind für das Auralesen nicht so wichtig. Die Ellenbogenchakren haben aber eine so wichtige Funktion, daß ich sie in die Beschreibung aufgenommen habe. Sie befinden sich ein wenig außerhalb der jeweiligen Ellenbogenspitze in der Aura, aber noch direkt und eng mit dem inneren Energiefeld des Körpers verbunden. Ihre Aufgaben umfassen das Annehmen und das Abgrenzen in Beziehungen, also die Regulation der Beziehungsintensität. Häufige Störungen sind dementsprechend eine zu geringe Abgrenzungsfähigkeit (kann nicht "Nein" sagen) und/oder eine zu wenig ausgeprägte Annahmefähigkeit (kann nicht "Ja" sagen). Weiterhin deuten unflexible, abrupte Verhaltensmuster bei dem Eingehen von Beziehungen/Kontakten und dem Abgrenzen gegenüber nicht gewünschten Beziehungen/Kontakten auf eine Blockade dieses Chakras hin. Die Durchsetzungsfähigkeit, also der Druck, mit dem eigene Bedürfnisse in Beziehungen verwirklicht werden, wird ebenfalls über diese Zentren gesteuert. Die linke Seite reguliert dabei die emotionale Durchsetzungsfähigkeit, die rechte die verstandesbezogene.

DIE HANDTELLERCHAKREN

Diese Energiezentren befinden sich in den Handtellern und stehen von dort aus über die Aura mit der Außenwelt in Verbindung. Über Energiebahnen im Handrücken tauschen sie Informationen mit dem Rest des Chakrensystems aus. Außerdem befinden sich Nebenchakren in jeder Fingerbeere, die in diesem Zusammenhang aber weniger wichtig sind und im wesentlichen ähnliche Funktionen, wenn auch in begrenzterem Umfang, wie die Handtellerchakren haben. Die Aufgaben dieser Nebenchakren umfassen den Ausdruck der Energien aller Chakren in Beziehungen sowie die Wahrnehmung von feinstofflichen Kräften aller Art, die von außen an den Körper herankommen. Blockaden in diesen Chakren können sich durch mangelnde Sensibilität in Beziehungen bemerkbar machen. Zu fester oder zu lascher Händedruck, kalte Hände oder Blutstauungen in diesem Bereich können ebenfalls damit zusammenhängen. Mangelnde Fähigkeit zum Selbstausdruck und zum "feinabgestimmen" Austausch mit anderen, Ungeschicklichkeit und mangelndes künstlerisches Geschick sind andere mögliche Ausdrucksformen von Dysfunktionen dieser Energiezentren.

DIE KNIECHAKREN

Diese Energiezentren befinden sich, ähnlich wie die Ellenbogenchakren, ein wenig über den Kniescheiben und haben eine feste Anbindung an das innere Energiesystem. In den Kniekehlen sind sie mit den anderen Chakren verbunden. Sie organisieren Lehr- und Lernfähigkeiten im weitesten Sinne. Blockaden können sich in Form von Kritiksucht, ständiger Skepsis, Stolz, Arroganz, Minderwertigkeitskomplexen und Größenwahn äußern. Eine vollständige Blockade beider Kniechakren steht mit baldigem Tod in Verbindung (Leben ist Lernen!). Weitgehend entwickelte Kniechakren verleihen dem Gesamtorganismus überragende Lebendigkeit, Kraft und Flexibilität sowie einen Schutz vor Schicksalsschlägen aller Art. Wer Lehren und Lernen (letztlich ist beides dasselbe!) vollständig akzeptiert, braucht sich keine "Winke mit dem Zaunpfahl" zu verpassen, um nun endlich mal in einen bestimmten Bereich des Lebens hineinzuschnuppern und dort Erfahrungen zu sammeln.

DIE FUSSOHLENCHAKREN

Diese Energiezentren befinden sich in der Mitte der Fußsohlen und stehen von dort aus mit der Außenwelt in Kontakt. Über den jeweiligen Fußrücken sind sie mit dem inneren Energiesystem verbunden. Wie bei den Händen, befinden sich auch bei den Füßen in jeder Zehenbeere weitere Nebenchakren mit ähnlichen Funktionen, aber mit begrenzterer Kapazität. Die Fußsohlenchakren verbinden alle anderen Chakren mit der Erde. Diese empfangen von dort Energien, die sie für eine gesunde Funktion brauchen, und geben zum Boden Kräfte ab, die sie nicht gebrauchen können. Im Grunde haben die Fußchakren eine ähnliche Funktion in bezug auf die Erde, wie die Handchakren sie in bezug auf die Lebewesen im engeren Sinne haben. Fehlfunktionen können unter anderem durch zu frühe, zu häufige Arbeit mit den oberen Hauptchakren, zuviel und schlecht angeleitete Meditation und Angst vor der Welt durch Traumata aller Art begründet sein. Fehlende Erdung, Unwirklichkeitsgefühle, Abgehoben-Sein, Nichtbeachtung materieller/körperlicher Bedürfnisse sind einige mögliche Symptome. Voll funktionsfähige Fußsohlenchakren ermöglichen eine harmonische Entwicklung spiritueller Qualitäten. So wie ein Baum gesunde starke Wurzeln braucht, um gut gedeihen zu können, ist ein Mensch auf gut funktionierende Fußchakren angewiesen, um körperlich und seelisch-geistig gesund zu sein.

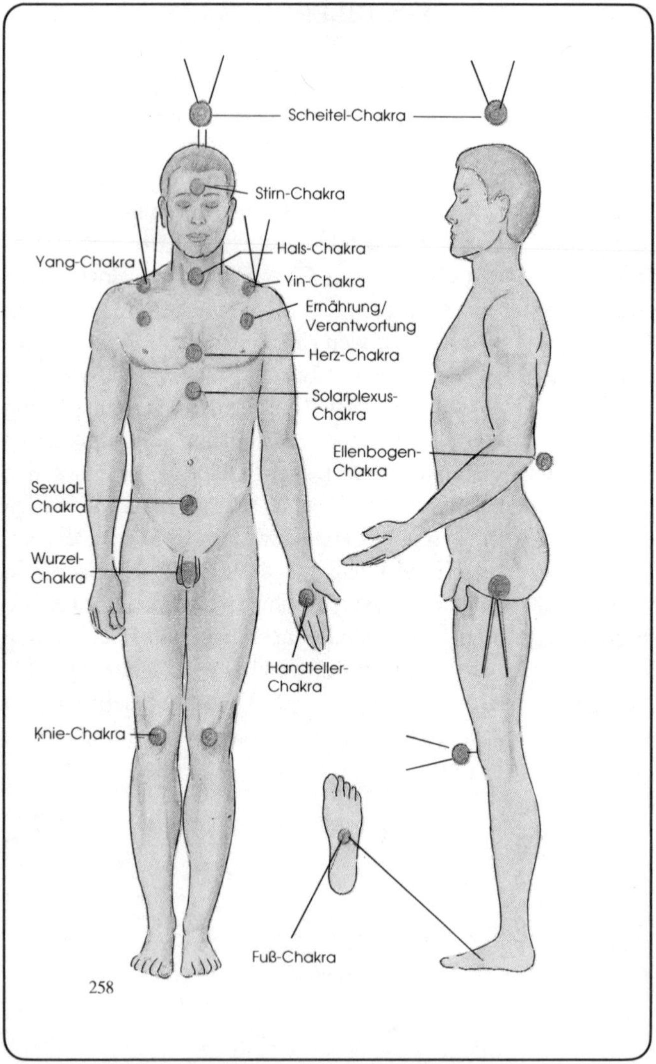

Haupt- und Nebenchakren

DIE SIEBEN HAUPTCHAKREN

Diese auf der Mittellinie des Körpers gelegenen Energiezentren haben eine zentrale Bedeutung für die Regulation von lebensenergetischen Prozessen auf allen Ebenen. Gleichzeitig repräsentieren sie auch die Entwicklung eines Menschen in dem Bereich, für den sie zuständig sind.

Die Chakren 1 - 6 unterteile ich in meinem System in drei Gruppen: Wurzel-(1.) und Sexualchakra (2.) gehören dabei zur Gruppe Erde, Solarplexus- (3.) und Herzchakra (4.) zur Gruppe Mensch und Hals- (5.) und Stirnchakra (6.) zur Gruppe Himmel. Die Energiezentren 1, 3 und 5 organisieren im wesentlichen die Yang-Energien (Idee) und die Zentren 2, 4 und 6 die Yin-Energien (Erfahrung).

Blockaden in einem Yang-Chakra wirken sich bei längerer Dauer immer auch in den anderen Yang-Chakren, vorzugsweise nach oben, aus. Für die Yin-Chakren gilt dasselbe.

Die Gruppe Erde nimmt Funktionen wahr, die für das Überleben auf der materiellen Ebene unbedingt notwendig sind: Überleben durch Kämpfen und Flüchten, Erhaltung der Rasse durch Fortpflanzung, der sinnliche Kontakt zur Welt und die Freude daran als Grundvoraussetzungen für Erfahrungen und den Austausch von Energien.

Die Gruppe Mensch ist für Funktionen zuständig, die unbedingt notwendig sind für die Entfaltung der menschlichen Existenzform: Individualisierung, die Fähigkeit zum Analysieren und Projizieren sowie die Gabe, als Individuum im Sinne der Gruppe handeln zu können und so trotz aller Eigenheiten eine Verbindung zur Einheit zu bewahren.

Die Gruppe Himmel ist für Funktionen zuständig, die die spirituelle Entfaltung eines Wesen ermöglichen: Seinsresonanz, Kommunikation auf allen Ebenen, das Erkennen und Verfolgen des eigenen, einzigartigen Weges im Einklang mit der Struktur der Schöpfung.

Die Zuordnung der Chakren zu den einzelnen Ebenen kann Dir bei Deinen Auralesungen viel Arbeit ersparen, weil Du schnell und sicher die Ausprägung der einzelnen Bereiche zueinander in Bezug setzen kannst und etwaige Unausgewogenheiten in der Persönlichkeit so leicht erkennst. Im Idealfall sind die unteren Ebenen energetisch und strukturell stärker ausgeprägt als die oberen, da sie die Energie und die Standfestigkeit zur menschlichen bzw. spirituellen Entwicklung beisteuern müssen. Daraus ergibt sich eine Art Pyramidenform des Chakrensystems: unten die stärker und oben die schwächer entwickelten Zentren. Steht die Pyramide auf dem Kopf, das heißt, sind die oberen Zentren deutlich stärker entwickelt als die unteren, ist die Wahrnehmung, das Agieren und dic Erdung der Persönlichkeit mehr oder minder stark gestört. Ist das Chakrensystem eher wie eine Spindel aufgebaut, das heißt, mit einem gut entwickelten Mittelteil, aber schwach entwickelten oberen und unteren Bereichen, wird dieser Mensch Schwierigkeiten haben, sein Potential in irgendeiner Weise nachhaltig zu entfalten. Es fehlt sowohl die Kraft, etwas in Bewegung zu setzen, als auch die Fähigkeit, das auszudrücken, was er ist.

Mehr über die Deutung von Chakrenkonstellationen erfährst Du im 6. Kapitel "Chakrenlesen mit dem I Ging". Nun geht es erst mal weiter mit der Beschreibung der Hauptchakren.

Die Farbzuordnungen nehmen Bezug auf die Farbtafel auf der Rückseite des Umschlages, damit Du genau weißt, welche Farben ich meine.

DAS WURZELCHAKRA

Lage: auf dem Damm zwischen Scheide und Anus bei der Frau, zwischen Hodensack und Anus beim Mann. Es strahlt zur Erde hin in die Aura und ist über das Steißbein an das innere Energiesystem angebunden.

Farbe: Rot (im Idealzustand ohne Gelb- und Blauanteile und Schwarz- oder Weißtönung!)

In diesem Energiezentrum manifestiert sich der Wille zur Existenz auf der materiellen Ebene. Die zum Überleben notwendigen Fähigkeiten zum Kämpfen und Flüchten sowie zur Arterhaltung werden hier organisiert. Es wirkt strukturierend auf alle lebendigen Prozesse. Häufig auftretende Störungen sind: übersteigerte Kampfbereitschaft (das Risiko wird gesucht!), übersteigerter Pazifismus (alle sollen leben, ich verzichte gern für andere!), fehlende Struktur (Unordnung, wirres Reden, Denken, Handeln, chaotische Lebensführung), zuviel Struktur.

Eine ausgezeichnete Möglichkeit zur harmonischen Entwicklung des Wurzelchakras ist das Erlernen einer Kampfkunst (Judo, Karate, Wing Chun, Kung Fu, Tai Chi Chuan etc.) bei einem erfahrenen, verantwortungsbewußten Lehrer.

Dieses Energiezentrum hat eine enge Beziehung zu Knochen, Nägeln, Zähnen, dem Blut und allen lange währenden, chronischen Erkrankungen sowie zur Regenerationsfähigkeit nach Belastungen. Außerdem stehen die Beine und Füße mit dem 1. Chakra in enger Verbindung (Austausch mit der Erde, Verwurzelt-Sein". In direkter Verbindung steht das Wurzelchakra zum sogenannten limbischen System, dem Teil des Gehirns, der für die Selbsterhaltung (Ernährung, Angriff und Verteidigung) und die Arterhaltung (Sexualität) zuständig ist.

DAS SEXUALCHAKRA

Lage: knapp über dem Schambein in der Körpermitte. Es strahlt nach vorn in die Aura und ist über einen gegenüberliegenden Punkt an der Wirbelsäule an das innere Energiesystem angeschlossen.

Farbe: Orange (im Idealzustand zu gleichen Teilen Rot und Gelb, ohne Schwarz oder Weißbeimischung)

Dieses Energiezentrum ist für Beziehungsfähigkeit und Lebensfreude im weitesten Sinne zuständig. Die Wahrnehmung des eigenen Körpers und der äußeren Welt auf allen Ebenen und die Freude an diesen Kontakten wird hier ermöglicht. Deswegen nenne ich dieses Zentrum auch lieber Beziehungs- oder Lebenslustchakra und nicht so gern Sexualchakra. Sexualität, jedenfalls der lustvolle, beziehungsfördernde, energetisch harmonisierende Aspekt dieser Energie, ist zwar auch in diesem Chakra beheimatet (der arterhaltende Aspekt untersteht dem 1. Chakra), stellt jedoch nur einen kleinen Teilbereich des gesamten Spektrums der Aufgaben dieses Energiezentrums dar. Häufige Blockaden sind: fehlende Lebenslust (für mich ist es wichtiger meine Pflicht zu tun, ein Gesetz zu befolgen o. ä., als mich des Lebens zu freuen!); Angst vor Nähe in jeder Form, übermäßig betonte (Sex ist das einzige, was mir das Gefühl gibt, lebendig zu sein!) oder abgelehnte Sexualität (über Sex bin ich hinausgewachsen, habe ich transformiert, brauche ich nicht, ist was für Tiere etc.), Höhenangst, Fall- und Flugangst, sexuelle Störungen aller Art, fehlendes oder vermindertes Körpergefühl.

Das 2. Chakra hat Beziehung zu allem, was flüssig ist im Körper, zu den flüssigkeitsproduzierenden, verarbeitenden oder speichernden Organen, zu den Haaren, zur Haut und allgemein zum Urogenitalsystem. Eine weitere wichtige Verbindung besteht zum limbischen System, einem Teil des Gehirns (Erklärung: siehe Wurzelchakra).

Eine wirksame Methode zur harmonischen Entwicklung des 2. Chakras ist traditionelles (!) Tantra. Neuere westliche Systeme, die unter dem Begriff Tantra laufen, haben nicht unbedingt etwas mit dem ursprünglichen Tantra zu tun. Ebenso nützlich ist in dieser Hinsicht die von Perls begründete Gestalttherapie und das Usui-System des Reiki, eine hochwirksame Form der Arbeit mit unpolarer Lebensenergie, die von jedem leicht erlernt werden kann.

DAS SOLARPLEXUSCHAKRA

Lage: eine Handbreit unter dem Ende des Brustbeins in der Körpermitte. Es strahlt nach vorne in die Aura und ist in gleicher Höhe auf der Wirbelsäule mit dem inneren Energiesystem verbunden.

Farbe: Gelb (im Idealzustand ohne Blau- und Rotbeimischung und ohne Schwarz oder Weißtönung)

In diesem Energiezentrum drückt sich die Fähigkeit zur Individualität, zur Analyse und zur Manipulation (Macht!) der Energien und Substanzen aus, die in den Einflußbereich eines Menschen gelangen. Ohne diese Fähigkeiten sind weder Verdauung (geistig-seelisch und körperlich) noch das bewußte Denken, Projizieren und Analysieren möglich. Auch die Fähigkeit zur Abgrenzung, zum "Nein"-Sagen wird hier bereitgestellt. Häufige Blockaden sind: Ängste, Ohn-macht, Schuldgefühle, karmische Belastungen*, fehlende energetische Präsenz (graue Maus) oder starker energetischer Druck im Auftreten (Machtmensch).

Dieses Chakra hat Beziehung zu allen Verdauungsfunktionen und Organen, zu der körperlichen und geistigen Belastungsfähigkeit, zur persönlichen Zentriertheit (Ruhen in der Mitte, Stabilität der Persönlichkeit) und zum Nervensystem. Eine Verbindung besteht auch zu den Augen als analytischem Sinn.

*Ich verstehe unter karmischen Belastungen keine gottgewollte Strafe, sondern die Weigerung eines Individuums, eine Beziehung loszulassen, also "Nein" zu sagen, oder einen fairen Austausch in einer Beziehung durchzuführen, so daß weder ein Energiedefizit bei dem einen, immer verbunden mit einem Gefühl der Verpflichtung oder Schuld gegenüber dem anderen, noch ein Energieüberschuß, immer verbunden mit einem oft unbewußten Machtanspruch gegenüber dem ersten, geschaffen wird. Darunter fällt auch die sogenannte "selbstlose Hilfe", das "Leben nur für andere/einen guten Zweck", also das, was gemeinhin unter dem Begriff Helfersyndrom zusammengefaßt wird. Vergleiche dazu auch meine Beschreibung der Universellen Gesetze des Energieaustausches in "Reiki-Der Weg des Herzens", Windpferd Verlag

Methoden zur Entwicklung dieses Chakras sind u. a. die Psychoanalyse in ihren vielen Spielarten, Bioenergetik, Zen-Meditation und Innere Kampfkünste, wie Tai Chi Chuan, Kai Sai Kung Fu, Hsing I, Pa Kua und Aikido.

DAS HERZCHAKRA

Lage: eine Handbreit unter den Achseln in der Mittellinie des Körpers auf dem Brustbein. Es strahlt nach vorn in die Aura ab und ist genau gegenüberliegend an der Wirbelsäule an das innere Energiesystem angeschlossen.

Farbe: Grün (im Idealzustand zu gleichen Teilen Gelb und Blau, ohne Schwarz- oder Weißtönung)

Das Herzzentrum organisiert die Fähigkeit, die Welt so zu akzeptieren, wie sie ist. In gewissem Sinne ist dieses Chakra von zentraler Bedeutung für einen Menschen. Lernt er sich nicht mit seinen Fehlern, Schwächen und Stärken (was im Grunde alles dasselbe ist!) anzunehmen und zu lieben, wird er mehr oder minder krank, schwach und unglücklich sein. Kein Chakra kann richtig und harmonisch funktionieren, wenn es nicht mit der Kraft des Herzzentrums in Verbindung steht. Andererseits muß das Herzchakra ein energetisches Fundament und einen Schutz durch ein gut entwickeltes Solarplexuschakra haben, damit es nicht überlastet wird. Nur wenn ich "Nein" sagen kann, habe ich auch die Möglichkeit, "Ja" zu sagen. Menschen sind nicht unendlich annahmefähig und können es auf dieser Existenzebene auch nicht werden. Wir sind hier, um lieben zu lernen, und das geht nur, wenn ein Mensch mit den Fehlern und Schwächen der Welt und seiner selbst umgehen lernt. Wenn alles vollkommen ist, wird keine Liebe gebraucht. Die Kraft dieses Zentrums ist ebenfalls eng verknüpft mit der Entwicklung des 2. Chakras. Wenn ich mich und die Welt nicht - oder nur durch eine rosarote Brille - wahrnehme, kann ich die Dinge nicht so lieben lernen, wie sie sind: mit allem, was mir nicht paßt und vielleicht auch wehtut, und auch mit den Dingen, die ich nicht verstehe, deren Sinn ich nicht erfassen will oder kann.

Häufige Blockaden im Herzchakra sind: Dogmatismus, Fanatismus, Schönfärberei, Schwarz/Weiß-Denken (die Weißen und Schwarzen Bruderschaften, Gott und Teufel, Gut und Böse, gute Menschen und schlechte Menschen/Kräfte/Meinungen; das Aufstellen von Hierarchien aller Art; Überheblichkeit, Minderwertigkeitsgefühle etc.), Intoleranz.

Häufig als Liebe deklariert, aber etwas ganz anderes und eher einer Funktionsstörung des 3. Chakras zuzuordnen (Machtansprüche), ist auch die Haltung: "Ich liebe Dich, weil ...!", "Du mußt Liebe lernen!", "Die Macht der Liebe/Gott/Jesus wird das .... für mich machen!", "Ich kämpfe mit den Mächten der Liebe gegen das Böse!" und dergleichen. Liebe nimmt ohne "Wenn" und "Aber" an. Sie kämpft nicht.

Das Herzchakra hat eine enge Beziehung zu dem Herzen, den Lungen, dem aufnehmenden Teil des Verdauungssystems, insbesondere dem Dünndarm, und zum Immunsystem (Wenn ich mich liebe, schütze ich mich!), vor allem zur Thymusdrüse, sowie zu feinstofflichen Wahrnehmungen aller Art (teilweise in Zusammenarbeit mit dem 2. und dem 6. Chakra.)

Methoden zur Entwicklung des Herzchakras sind u. a. das Usui System des Reiki, Aikido, I Ging-Arbeit und Gestalttherapie.

DAS HALSCHAKRA

Lage: drei Fingerbreit unter dem Kehlkopf in der Mittellinie des Körpers. Es strahlt nach vorn in die Aura und ist zwei Fingerbreit über dem prominenten Halswirbel an der Halswirbelsäule an das innere Energiesystem angeschlossen.

Farbe: Blau (im Idealzustand ohne Gelb- und Rotbeimischung und ohne Schwarz- oder Weißtönung)

Dieses Energiezentrum ist für Selbstausdruck und aktive Kommunikation auf allen Ebenen zuständig. Es ist dasjenige Chakra, das einem Menschen künstlerischen Ausdruck der eigenen Persönlichkeit (Nach außen Bringen der inneren Schönheit) und Gestaltung der Lebensgewohnheiten, des Körpers, aber auch die aktive Manipulation anderer ermöglicht. Im Gegensatz zum Machtgebrauch des 3. Chakras, der im Grunde nur darauf abzielt, Verwertbares von Unverwertbarem zu trennen, bzw. Energien und Substanzen so umzustrukturieren und zusammenzufügen, daß der Körper sie zu seiner Erhaltung und zum Aufbau gebrauchen kann, also im wesentlichen ein eher passiver Gebrauch von Manipulationsfähigkeiten ist, kann das 5. Chakra aktiv allem, was beeinflußbar ist, die Struktur vermitteln, die dem inneren Anspruch, dem Selbst eines Menschen entspricht. So werden also Bücher (!), Musik, Malerei und dergleichen mit den Mitteln dieses Chakras gestaltet. Die harmonische Entwicklung des Halsenergiezentrums ist eng mit der Entwicklung der Qualitäten des Herzchakras verknüpft. Ist meine Liebesfähigkeit entwickelt, werde ich andere nicht mit meiner Selbstdarstellung an die Wand drücken, sondern ihren individuellen Selbstausdruck harmonisch ergänzen, fördern und damit noch steigern. So kommt der Chor der lebendigen Schöpfung zustande, den J. R. R. Tolkien, der Autor des "Herrn der Ringe" in seinem Buch "Das Silmarillion" so eindrucksvoll beschreibt.

Über das Halszentrum werden die energetischen Qualitäten aller anderen Chakren ausgedrückt. Deutliche Zeichen ihrer Eigenschaften sind Stimme, Körperhaltung und -sprache, Mimik, Körperformung u. a.

Häufige Blockaden dieses Zentrums sind: eintönige, immer laute oder leise Stimme, immer die gleiche Sprachmodulation, wenig Obertöne, Neigung zu immer gleichen Verhaltensweisen und Krankheiten. Der Anspruch, die Welt so zu gestalten, wie mein Bild von ihr ist (magisches Denken). Die Angst, mich zu zeigen, wie ich bin. Immer im Vordergrund stehen zu wollen;

immer im Hintergrund bleiben zu wollen. Channeln (Nicht immer, aber sehr häufig). Probleme mit dem Gehör.

Das 5. Chakra hat starke Beziehung zu Kehlkopf und Stimmbändern, Skelett, Skelettmuskulatur, Schilddrüse, dem Vorgang des Ein- und Ausatmens und dem Gehör.

Methoden zur Entwicklung des Halschakras sind u. a. Obertonsingen, Alexander-Technik, Tai Chi Chuan, Kunsttherapie und künstlerisches Schaffen aller Art, Töpfern, Ausdruckstanz, Bauchtanz, Bioenergetik, Reich'sche Körperarbeit und verwandte Methoden.

DAS STIRNCHAKRA

Lage: ein Fingerbreit über der Linie der Augenbrauen in der Körpermitte. Es strahlt nach vorn in die Aura und ist in Höhe der Medulla Oblongata am Hinterkopf an das Innere Energiesystem angeschlossen.

Farbe: Violett (im Idealzustand zu gleichen Teilen Blau und Rot, ohne Schwarz- oder Weißtönung)

Über dieses, auch als Drittes Auge bezeichnete Energiezentrum wird die spirituelle Fähigkeit des Erspürens und Verstehens des eigenen Weges, sowie des Erspürens und Verstehens der Wege der Schöpfung insgesamt bereitgestellt. Diese Fähigkeit wird auch als Intuition bezeichnet. Intuition sollte nicht mit Gefühl verwechselt werden. Solange Angst oder Gier im Spiel sind, ist die Intuition nicht in der Lage, sich vollständig zu entfalten. Deswegen ist dieses Chakra auch das letzte in der Reihe der im Körper liegenden Hauptchakren. Erst wenn alle anderen Energiezentren mit ihren Qualitäten vollständig akzeptiert, gelebt und geliebt werden, kann sich das Dritte Auge harmonisch öffnen - der persönliche Weg ist dann angenommen und wird in Verbindung mit der Entwicklung des Universums verfolgt.

Häufige Blockaden des 6. Chakras sind: Labilität (findet

seinen Weg, seine Art zu leben nicht); Visionen, Vorahnungen und "Gespenster-Sehen". Ausrichtung der Lebensgestaltung nach einem Guru, Meister oder irgendeinem von außen vorgegebenen Verhaltensschema. Das Gefühl der Sinnlosigkeit des eigenen Lebens. Keine Beziehung zu Gott (mit welchem Namen auch immer bezeichnet).

Enge Beziehung des 6. Chakras besteht zu den Augen, der verstehenden Funktion des Bewußtseins (Verstehen=Zusammenbringen von analytischem und synthetischem Denken zu einer ganzheitlichen Betrachtungsweise. Wenn Du hier stutzt: Ich betrachte synthetisches Denken nicht als ganzheitlich, sondern als sinnvolle und notwendige Ergänzung zum analytischen Denken. Als Denkanstoß: Weder analytisch gewonnene Computerbildberechnungen noch ein Hologramm sind tatsächlich die Landschaft. Weitere Verbindungen: Hypophyse und Epiphyse (zu letzterer tendenziell mehr, je weiter das Dritte Auge angenommen ist).

Methoden zur Entwicklung des 6. Chakras sind u. a. das Usui-System des Reiki (ab 2. Grad), Dekadenarbeit, Dyaden, Arbeit mit I Ging und Tarot, Gestalttherapie.

DAS 7. CHAKRA

Lage: drei Fingerbreit über dem Scheitel*. Ist über den Meisterpunkt auf dem Scheitel mit dem inneren Energiesystem verbunden. Strahlt nach allen Seiten ab.

Farbe: Weiß (alle Farben)/im Idealzustand sind alle Farben gleich stark vertreten. Prinzipiell könntest Du also über die Lesung des Kronenchakras alle wichtigen Informationen über den Zustand der Chakren eines Menschen bekommen. In der Praxis scheitert das oft an der Fülle der Muster und Farben in diesem Energiezentrum. Die Zuordnung der einzelnen Bereiche des Kronenchakras ist mir auch (noch) nicht bekannt. Vielleicht kennst Du sie ja?! Dann melde Dich doch mal.

Das 7. Chakra, auch als Kronenchakra bezeichnet, ist der Ausdruck des universellen Einheitsbewußtseins und der Vereinigung der Gegensätze auf allen Ebenen eines Menschen. Es verhält sich solange passiv, bis der betreffende Mensch die Qualitäten der unteren 6 Chakren ausreichend lieben und leben gelernt hat. Danach beginnt es aktiv zu werden und Körper-Geist-Seele zum direkten Ausdruck der göttlichen Energie zu machen. Gott, Mensch und Universum sind dann eins, obwohl sie getrennt sind. Im allgemeinen ziehen sich Menschen in diesem Zustand entweder auf andere Existenzebenen zurück, um neue Erfahrungsmöglichkeiten vorzubereiten, oder sie bleiben auf der Erde und sind nur im Hintergrund und zu bestimmten Anlässen

*Die Lage Deines Kronenchakras kannst Du für Dich erfahrbar machen, indem Du die folgende kleine Übung durchführst: Lege den vorderen Bereich des Zeige- und des Mittelfingers einer Hand senkrecht genau über den Scheitel. Nun spüre in Deinen Körper. Wenn Du Deinen körperlichen Zustand deutlich wahrnimmst, bewege auch noch Deinen Mittelfinger über die anderen beiden. Spüre wieder zu Deinem Körper hin und achte auf die Veränderungen. Halte Deine Finger nicht zu lange über dem Scheitel und führe diese Wahrnehmungsübung nur selten durch. Manche Menschen bekommen Kopfschmerzen davon!

aktiv. Diese Menschen haben nichts mit oft beschriebenen geistigen Hierarchien oder Meistern der Welt zu tun. Hierarchien sind mit der Entwicklung des 3. und des 5. Chakras bzw. mit deren Funktionsstörungen verbunden. Für Menschen mit entwickeltem Drittem Auge und Kronenchakra ist ein Platz in einer Hierarchie ein Rückschritt in ihrer Evolution.

Häufige Blockaden: Siehe Chakren 1 - 6.

Methoden zur harmonischen Entwicklung dieses Chakras: Siehe Chakren 1 - 6.

DIE VERSCHIEDENEN FUNKTIONSEBENEN DER HAUPTCHAKREN

Um die vielfältigen Aufgaben der Hauptchakren besser zu verstehen, ist es hilfreich, etwas mehr über ihre Funktionsebenen zu wissen. Chakren werden heute häufig sehr eindimensional definiert. Das sind sie nicht. Neben der Zuordnung ihres allgemeinen Tätigkeitsbereiches lassen sich einmal in diesem zeitlich verschiedene Ebenen feststellen, die wiederum von weiteren feinstofflich-energetischen Ebenen durchdrungen werden. Dann gibt es noch eine Funktionsebene, die alle anderen kreuzt, die zuständig ist für die Rückkopplung mit dem materiellen Körper sowie karmische Ebenen, die ebenfalls, je nach ihrer relativen Aufladung (Erklärung siehe unten) bestimmte andere Ebenen beeinflussen. Ich werde die wesentlichen Ebenen im Folgenden skizzieren.

CE steht für **Chakra-Ebene.**

ZEITBEZOGENE FUNKTIONSEBENEN

Die Ebene der spirituellen Anlagen (CE 1)

Hier ist die grundsätzliche spirituelle Konstitution eines Menschen gespeichert. Wirklich tiefgehende Erfahrungen dieser Art werden hier neu hinzugespeichert und an spirituelle Schüler (jeder Mensch hat im Laufe seines Lebens welche!) weitergegeben und für spätere Inkarnationen aufbewahrt. Verbindung zu verschiedenen Ebenen des Rassengedächtnisses in bestimmten Fällen.

Die Ebene der in der Familie vererbten Anlagen (CE 2)

Die von den körperlichen Vorgängern vererbten Anlagen aller Art. Wenn tiefgreifende Prozesse in einem Menschen ablaufen, wird Neues hinzugespeichert oder Altes verändert.

Die Ebene der erworbenen Anlagen (verankert) (CE 3)

Im Laufe eines Lebens erworbene Fähigkeiten und fest integrierte Verhaltensmuster aller Art. Informationen aus diesem Bereich können unter bestimmten Voraussetzungen an die Chakra Ebenen 1 und 2 weitergegeben werden.

Die Ebene der erworbenen Anlagen (nicht-Verankert) (CE 4)

Erworbene Fähigkeiten und Verhaltensmuster, die verhältnismäßig leicht wieder abgelegt (vergessen) werden können. Unter bestimmen Voraussetzungen Übergabe von Inhalten an Chakra-Ebene 3.

Die Ebene der Hauptlernlinie eines Inkarnationszyklus (CE 5)

(Die Hauptlernlinien unterscheiden sich in den einzelnen Chakren nur durch bestimmte Schwerpunkte, die dem Funktionsbereich eines Energiezentrums entsprechen. Ansonsten sind sie in allen Chakren gleich und auch miteinander verbunden).

Die Erfahrungsbereiche, die Du Dir für mehrere, nicht unbedingt aufeinanderfolgende Leben ausgewählt hast. Nicht zu verwechseln mit Karma! Gilt auch für die nachfolgenden Ebenen der Lernlinien.

Die Ebene der Hauptlernlinie einer Inkarnation (CE 6)

Die Erfahrungsbereiche, die Du Dir für ein Leben ausgewählt hast. Ob Du Bettler oder Bankdirektor wirst, ist hier nicht gespeichert. Die Ausgestaltung der Lernsituationen liegt weitgehend in Deiner momentanen Entscheidungsfreiheit und kann in diesem Rahmen auch durch die Aktionen anderer Teilnehmer des großen Lebensspieles beeinflußt werden. Tendenziell mehr, wenn Du die eigene Verantwortung für Deine Lebensgestaltung ablehnst, und tendenziell weniger, wenn Du die Verantwortung für Deine Lebensgestaltung annimmst. Dies gilt entsprechend auch für andere Lernlinien.

Die Ebene der mittelfristigen Hauptlernlinie (CE 7)

Die Erfahrungsbereiche, die Du Dir für bestimmte zusammenhängende Bereiche eines Lebens ausgewählt hast. Oft sind es 10, 7- oder 6-Jahreszyklen.

Die Ebene der kurzfristigen Hauptlernlinie (CE 8)

Die Erfahrungsbereiche, die Du für relativ überschaubare Zeiträume ausgewählt hast. Oft einige Monate bis etwa ein Jahr.

Die Ebene des momentanen Ereignisses (CE 9)

Auf dieser Schicht bilden sich alle gerade stattfindenden Ereignisse ab und die dazu auf jeder Ebene nötigen Vorgänge werden organisiert. Diese Ebene läßt sich also weiter unterteilen, aber ich verzichte einmal aus Platzgründen darauf, und im übrigen kannst Du Dir die Aufteilung mittlerweile auch selber ausarbeiten.

FEINSTOFFLICH-ENERGETISCHE FUNKTIONSEBENEN

Die Ätherkörper-Ebene (CE 10)

Diese Ebene verbindet alle anderen Ebenen eines Chakras mit dem Ätherkörper, der ein Bestandteil der Aura ist. Beschreibung siehe weiter unten.

Die Emotionalkörper-Ebene (CE 11)

Diese Ebene verbindet alle anderen Ebenen eines Chakras mit dem Emotionalkörper, der ein Bestandteil der Aura ist. Beschreibung siehe weiter unten.

Die Mentalkörper-Ebene (CE 12)

Diese Ebene verbindet alle anderen Ebenen eines Chakras mit dem Mentalkörper, der ein Bestandteil der Aura ist. Beschreibung siehe weiter unten.

Die Ebene des Spirituellen Körpers (CE 13)

Diese Ebene verbindet alle anderen Ebenen eines Chakras mit dem Spirituellen Körper, der ein Bestandteil der Aura ist. Beschreibung siehe weiter unten.

KÖRPERRÜCKKOPPLUNGSEBENE (CE 14)

Diese Ebene verbindet alle anderen Ebenen eines Chakras mit dem Körper. So können einerseits energetische Veränderungen aller Ebenen im Körper ausgedrückt werden, andererseits können Veränderungen des Körpers in den betreffenden Chakraebenen registriert und bei der Organisation der lebensenergetischen Prozesse berücksichtigt werden. Diese Ebene läßt sich natürlich noch weiter unterteilen (materieller Körper im engeren Sinne, also alles, was sich anfassen läßt; materieller Körper im weiteren Sinne, also Meridiane, Reflexzonen, energetische Organfunktionen und Nebenchakren).

INDIVIDUALKARMISCHE EBENE (CE 15)

Die Ebene, auf der Du persönlich an bestimmten Beziehungen festhältst und Dir damit Entfaltungsmöglichkeiten nimmst. Das Auflösen dieses Karmas ist verhältnismäßig leicht. Es bestehen direkte Verbindungen zu den Feldern der Aura.

SOZIALKARMISCHE EBENE (CE 16)

Diese Ebene ergänzt die vorhergehende um nicht-losgelassene Beziehungen größerer Gruppen, von denen Du ein Teil bist. Die Auflösung dieses Karmas ist schwieriger als in CE 15. Es bestehen Verbindungen zu den Feldern der Aura.

RASSENKARMISCHE EBENE (CE 17)

Diese Ebene ergänzt die beiden vorhergehenden um nicht-losgelassene Beziehungen der Rasse "Mensch". Die Auflösung dieses Karmas ist für den Einzelnen sehr schwierig.*) Es bestehen Verbindungen zu den Feldern der Aura.

Auch die letztgenannten drei Ebenen lassen sich noch weiter unterteilen.

Karma hat übrigens nicht nur negative Aspekte, sondern auch sehr positive. Beschäftige Dich mit beiden und suche sie zu verstehen. Ich darf darauf nicht weiter eingehen.

*) Bei den Reiki-Einweihungen zu den einzelnen Graden werden weite Bereiche dieser Ebene harmonisiert.

DIE HAUPTENERGIEKANÄLE IDA UND PINGALA

Diese Leitbahnen verlaufen entlang der Wirbelsäule vom Becken zum Kopf und verbinden alle Haupt- und viele Nebenchakren direkt und alle anderen Teile des Energiesystems indirekt miteinander. Von besonderer Bedeutung ist diese Verbindung für das Wurzelchakra und das Dritte Auge, da hier direkt Energien vom Beckenbereich auf Anforderung des Stirnzentrums in Bewegung gesetzt werden. Blockaden in diesen Kanälen haben also ernste Auswirkungen in allen Teilen von Körper-Geist-Seele. Ich habe bei Menschen, die ihre Lebensgestaltung im wesentlichen abgegeben haben, immer so eine Blockade entdeckt. Eine zu starke Bindung an einen Lehrer, Guru, ein Orakelsystem incl. Astrologie oder eine lebensbestimmende Weltanschauung anstelle der Berücksichtigung der Selbstverantwortlichkeit für das eigene Leben kann die Ursache hierfür sein.

DIE AURA UND DIE VIER FEINSTOFFLICHEN KÖRPER

Als Aura wird in der Esoterik ein aus mehreren Schichten bestehendes feinstoffliches Energiefeld, das um den menschlichen Körper herum besteht, verstanden. Sie wird zum geringeren Teil durch Abstrahlungen des inneren Energiesystems des Körpers gebildet. Die anderen Teile der Aura sind selbstständig existent, wenn auch im allgemeinen auf das engste mit dem materiellen Körper verbunden. Die Existenz der Aura läßt sich mit modernen wissenschaftlichen Mitteln (Kirlianfotografie, Kilner Schirm) indirekt nachweisen. In der esoterischen Tradition ist sie ein seit Jahrtausenden bekanntes Phänomen.

Für unsere Zwecke ist dieses Energiefeld sehr interessant, da sich durch seine Betrachtung und der systematischen Auswertung

der so gewonnenen Informationen viel Einzelarbeit sparen läßt und der Mensch trotzdem als Ganzer erfaßt wird. Bist Du mit dem Lesen und Deuten dieses Energiefeldes vertraut, brauchst Du Dich bei einer Lesung nur noch wenig in anderen energetischen Bereichen umzuschauen, um zu einer sinnvollen und tiefgreifenden Deutung zu kommen.
Die Aura besteht aus sehr vielen, sich teilweise überlagernden Einzelfeldern. Damit meine Darstellung nicht unübersichtlich wird, beschränke ich mich auf die Beschreibung der Wichtigsten. Im Zusammenhang mit der Lesung und Deutung der anderen Ebenen reicht dies vollkommen aus, um gut arbeiten zu können. Grundsätzlich fließt die Aura vom Scheitel zu den Händen und - hauptsächlich - zu den Füßen, also zur Erde. Über den Fluß der Auraenergien werden unter anderen Kräfte, die der Körper nicht mehr braucht oder die ihm schaden, an die Umgebung, vor allem aber an die Erde abgegeben. In gewissem Sinne erfüllt dieses Energiefeld auf der feinstofflichen Ebene unter anderem eine ähnliche Funktion wie auf der materiellen Ebene die Haut. Sie ist auch wesentlich an Kommunikationsprozessen beteiligt und schützt durch ihre Kraft das innere Energiesystem vor dem Einfluß zu starker oder schädigender Umweltenergien. Kommunikationsprozesse des Inneren Energiesystems können ebenfalls über die Aura laufen. Bestimmte Verbindungen unter den Chakren sind nur so möglich, andere Verbindungen werden aktiviert, wenn die internen Kommunikationslinien aus irgendeinem Grund behindert sind. Ist der Fluß der Aura gestört, was sich bei einer Lesung durch Wirbel, dunkle Flecken, Bänder und ähnliches bemerkbar macht, funktionieren die dort verlaufenden Kommunikationslinien und die energetische Entgiftung des Körpers nicht mehr richtig. Eine schlechte Erdung und starke Anfälligkeit gegenüber seelisch-geistigen Belastungen kann hier ihre Ursache haben, da ja der Kontakt mit der Erde tendenziell geschwächt ist und ein Überschuß an Energien und disharmonischen Kräften, die nicht verarbeitet werden können, nicht mehr

ausreichend zum Boden abgegeben werden können. Je nachdem, welche Kräfte das sind, können dadurch auch bestimmte Felder der Aura in Mitleidenschaft gezogen werden, da sie die unerwünschten Energien abpuffern müssen und über andere Wege langsam an die Umgebung abgeben können. Dies kann zu einer stark disharmonischen Ausstrahlung führen, obwohl der betreffende Mensch gar nichts dafür kann. Dieser Fall tritt oft nach längerem Zusammensein mit disharmonischen Menschen oder dem Aufenthalt an Orten mit schwieriger Energie auf. Eine Ablcitung der festsitzenden Kräfte schafft dann schnell Abhilfe. Kann die Aura die disharmonischen Energien nicht vollständig abpuffern, wird das Solarplexuschakra damit belastet und rückwirkend eventuell auch die entsprechenden Meridiane und feinstofflichen Organfunktionen. Achte bei Lesungen sorgfältig auf solche Zusammenhänge! Wichtig sind für unsere Zwecke auch noch drei zeitbezogene Ebenen der Aura: die gegenwärtige, die mittelfristige und die langfristige, die sich durch alle vier Hauptfelder der Aura ziehen. Du kannst sie mit Hilfe Deines Inneren Kindes genauso wie die anderen Aurafelder auseinanderhalten, indem Du es bittest, nur die gewünschten Teile zu zeigen oder hervorzuheben. Lies dazu auch das nächste Kapitel. Auf der gegenwärtigen Ebene der Aura bilden sich durch eine oder mehrere Farben die zur Zeit im Vordergrund der Lebensgestaltung stehenden Energien ab, die Du über die Farbzuordnung der Chakren mit diesen in Beziehung setzen und so im Zusammenhang mit dem Gesamtsystem interpretieren kannst. Diese Ebene hat, wenn sie harmonisch ist, einen Bezug zu der kurzfristigen Hauptlernlinie in den Chakren. Die mittelfristige Aura-Ebene zeigt die für längere Zeit im Vordergrund der Lebensgestaltung stehenden Energien. Wenn sie harmonisch ist, besteht ein Bezug zu der mittelfristigen Hauptlernlinie auf der Chakrenebene. Die langfristige Aura-Ebene zeigt die langfristig im Vordergrund der Lebensgestaltung stehenden Energien. Wenn sie harmonisch ist, gibt es einen Bezug zu der Hauptlernlinie der Inkarnation auf der

Chakrenebene. Stehen diese drei Ebenen miteinander durch Energieflüsse in Verbindung, ist das generell ein gutes Zeichen. Auch ähnliche oder zueinander passende Farben auf den drei zeitbezogenen Auraebenen sind ein Ausdruck von Harmonie.

DER AUFBAU DER ENERGIEKÖRPER DER AURA

Der Ätherkörper

Dieser Teil der Aura wird bei jeder Inkarnation neu gebildet und beinhaltet die körperliche Struktur des betreffenden Menschen, seinen aktuellen und in diesem Leben grundsätzlichen Zugang zur Universellen Lebenskraft, außerdem seine Empfindungs- und Aktionsfähigkeit auf den feinstofflich-energetischen Ebenen, also außersinnliche Wahrnehmungen und Magie im weitesten Sinne. Der Ätherkörper ist verhältnismäßig dicht um den materiellen Körper herum aufgebaut. Seine Ausdehnung wechselt mit dem jeweiligen vitalen Zustand eines Menschen und seinem momentanen Zugriff auf die Universelle Lebensenergie. Dementsprechend sagen Größe, Form, Färbung und Dichte viel über den allgemeinen gesundheitlichen Zustand eines Menschen aus.

Der Emotionalkörper

Dieses Feld der Aura ist weitgehend selbständig. Es trägt und organisiert unser Gefühlsleben und unsere Instinkte. Nicht gelebte Gefühlsenergien können sich nach längerer Zeit oder bei größerer Ladung in diesem Teil der Aura als Blockaden (Wirbel, Ringe u. ä.) manifestieren. Der Emotionalkörper überlagert zum Teil den Ätherkörper, ist in der Ausdehnung im allgemeinen aber größer als dieser. Bei starkem Rückgriff auf die Instinkte oder bei der Aufspeicherung nicht gelebter Gefühle, meist bedingt durch Angst oder Trauma oder (selten) bewußt zu magischen Zwecken, kann er sich sehr weit ausdehnen. Manche spirituellen Lehrer setzen die Ausdehnung des Emotionalkörpers durch Aufladung mit bestimmten Gefühlsenergien bewußt als Mittel zur Öffnung von anderen Menschen und zur leichteren Vermittlung von bestimmten Erfahrungen ein. Wird diese Aufladung von Menschen, die sich noch nicht weitgehend angenommen haben, durchgeführt, ist sie mit großen gesundheitlichen Risiken verbunden. Auch andere, die sich innerhalb dieses Feldes befinden, können mehr oder minder starke gesundheitliche Beeinträchtigungen davontragen. Also bitte nicht damit herumprobieren und bei Auralesungen auf unverhältnismäßig ausgedehnte Emotionalkörper Deiner Klienten achten, um ihnen in dieser Beziehung helfen zu können. Die Größe des Emotionalkörpers und deren Veränderung während eines Gesprächs sagt viel über die Stärke des zugelassenen und festgehaltenen Gefühlslebens und über die Verdrängung bestimmter Gefühle aus. Ich verwende dazu oft einen von mir entwickelten Resonanztest. Während des Gesprächs flechte ich Begriffe wie Liebe, Tod, Furcht, Mitleid, Trauer, Sex, Erotik, Nähe, Beziehung, Wut, Agression, Haß, Neid etc. ein und notiere kurz die Reaktion dieses Teils der Aura darauf: eine "0" für im wesentlichen unverändert, ein "+" für größer, ein "++" für sehr viel größer, ein "-" für kleiner und ein "--" für sehr viel kleiner. Es kommt auch oft zu Formveränderungen des Emotionalkörpers während dieses Testes. Sie können Aufschluß über denjenigen Bereich des Körpers geben, in dem die betreffenden Emotionen abgeblockt oder besonders gut zum Ausdruck gebracht werden. Du kannst Deinem Klienten als Test auch vorschlagen, an eine bestimmte Emotion zu denken und währenddessen seine Aura lesen und Deine Beobachtungen notieren.

Die Färbung des Emotionalkörpers sagt viel über die gerade im Vordergrund stehenden Gefühlsenergien aus. Auch damit läßt sich ein ähnlicher Test, wie oben beschrieben, durchführen. Klarheit bedeutet tendenziell einen guten Gefühlsfluß, starke dunkle Färbung tendenziell festgehaltene (manchmal auch über bestimmten Körperzonen zu beobachten!) oder aktuell stark bewegte Gefühlsenergien. Während eines Heilungsprozesses ist der Emotionalkörper oft recht chaotisch anzuschauen. Verwechsle diesen Zustand dann nicht mit einem tatsächlich disharmonischen Gefühlsleben! Oft kannst Du nach einiger Anlaufzeit Formen und Bilder in diesem Teil der Aura beobachten. Meistens lassen sie sich durch ihre Position, ihre Färbung oder Aussage einem Chakra oder einem anderen Teil des Energiesystems zuordnen. Sie geben Aufschluß über verdrängte oder stark im Vordergrund stehende Gefühle bzw. deren Auslöser. Dies ist wichtig für die praktische Deutung.

Der Mentalkörper

Der Mentalkörper organisiert und trägt alle Denkprozesse: sowohl die bewußten als auch die unbewußten und teilweise oder ganz automatisierten Denk- und Handlungsmuster und -prozesse. Reflexe, Wertungen, ethische und moralische Vorstellungen und Dogmen sind deshalb in diesem Bereich heimisch. Ebenso fließen hier die Wahrnehmungen der körperlichen Sinne ein und werden teils bewußt, teils unbewußt verarbeitet und weitergeleitet. Der Mentalkörper kann die beiden erstgenannten Felder der Aura durchdringen, vor allem, wenn der betreffende Mensch sehr "kopflastig" ist. Auch viel Positives Denken, Arbeit mit Affirmationen, Bejahungen und Selbsthypnose können so einen Zustand hervorrufen oder begünstigen*.

*Achte in solchen Fällen immer auch besonders auf das Solarplexus- und das Sexualchakra und auf den energetischen Zustand der Milz!

Ansonsten liegt der Mentalkörper außerhalb des Emotionalkörpers. Bei Hypnotiseuren und stark aus Machtansprüchen heraus lebenden Menschen kann er sich sehr weit ausdehnen. Überlagert er die anderen Körper, werden die betroffenen Teile der Aura von ihm dominiert. Bitte bei Lesungen darauf achten, ob dies nicht nur ein momentaner Zustand ist! Eine gewisse Durchdringung des Emotionalkörpers ist allerdings gesund, da hier die Verbindung von "Kopf und Bauch" zum Tragen kommt. Ist zwischen Mental- und Emotionalkörper eine klare Trennungslinie zu erkennen, kann dies auf einen schizoiden Zustand hindeuten. Klare Bilder im Mentalkörper erzählen Dir viel über die bewußten und unbewußten Denk- und Vorstellungsmuster des betreffenden Menschen. Ihre Farben erleichtern Dir ihre Zuordnung zu bestimmten Chakren. Auch hier läßt sich besonders klar lesen, wenn Du einen Resonanztest machst. Sage Deinem Klienten einige Stichworte, die im Zusammenhang mit den von ihm gestellten Fragen stehen und Du wirst häufig bestimmte Bilder im Mentalkörper sehen, die feste Muster symbolisch darstellen. Ist Dir die Bedeutung eines Bildes nicht klar, frage ruhig, oft weiß Dein Gegenüber Bescheid. Wenn nicht, führe eine Chakrenlesung mit dem I Ging zu diesem Symbol durch und ziehe eine gute Interpretation des Buches der Wandlungen zur Deutung zu Rate.

Der Spirituelle Körper

Über dieses Feld der Aura ist ein Mensch mit der göttlichen Ebene, der Ebene der Einheit, verbunden. Es steht in direkter Beziehung zum Kronen- und zum Herzchakra. Es kann die anderen Felder, vorzugsweise die beiden letztgenannten, bei Menschen, die sich weitgehend liebevoll angenommen haben, überlagern, dehnt sich aber normalerweise vom Mentalkörper weiter nach außen aus. Hat ein Mensch tiefgehende Ängst vor

Vereinigung (Zustand des Sexualchakras auf Blockaden untersuchen!), kann der Spirituelle Körper als räumlich getrennt von den anderen Körpern erscheinen. Meist sind dann auch im Emotional- und im Mentalkörper Stauungen und Blockaden verschiedenster Art festzustellen, und die Vitalkraft (Ausdehnung und Strahlkraft des Ätherkörpers) erscheint gering. Die Anwesenheit von Menschen, die sich selbst angenommen haben, Reiki-Einweihungen, Erleuchtungserlebnisse (allgemein oder auch einzelner Chakren) und ähnliches können die Strahlkraft, Lage und Ausdehnung des Spirituellen Körpers für mehr oder weniger große Zeitspannen erhöhen. Stellst Du einen gut entwickelten Spirituellen Körper fest, untersuche genau den Zustand der anderen drei Felder der Aura und seinen Zusammenhang mit ihnen. Sind sie nicht ebenfalls gut entwickelt und von transparenter, kräftiger und harmonischer Färbung, ist der Zustand des Spirituellen Körpers nicht von Dauer. Nichtsdestoweniger können durch eines der im vorhergehenden Text erwähnten Erlebnisse bestimmte entwicklungsfördernde Muster im Spirituellen Körper verankert werden, die sich trotz ihrer langfristigen positiven Einflüsse nicht in einer deutlich wahrnehmbaren Entwicklung des Spirituellen Körpers bemerkbar machen. Diese Muster sind sehr kraftvoll, doch so subtil, daß nur wenige Hellsichtige sie bemerken und deuten können.

Ein sehr umfangreicher, aber von den anderen Feldern der Aura getrennter Spiritueller Körper deutet auf ein nicht integriertes (großes) Talent als Lebenslehrer, Guru (im positiven Sinne), ganzheitlicher Therapeut o. ä. hin.

DIE BEZIEHUNGEN DER EINZELNEN LEBENSEBENEN UNTEREINANDER

Wahrscheinlich schwirrt Dir jetzt der Kopf, nachdem Du Dich durch dieses Kapitel gearbeitet hast. Aber ganz so schwierig ist es nun auch wieder nicht. Du brauchst bei einer Lesung durchaus nicht alle Ebenen und Zusammenhänge zu berücksichtigen und auswendig zu wissen. Diese Skizze des lebensenergetischen Systems ist so ausführlich, wie in diesem Buch möglich, ausgefallen, damit Du in dem Bereich, der Dir am leichtesten zugänglich ist, mit Deinen Lesungen beginnen kannst und für eine sinnvolle Deutung die nötigen Hintergrundinformationen hast. Jeder Mensch kann bestimmte Bereiche der Energieebenen leichter wahrnehmen und differenzieren, als ein anderer. Finde Deine heraus (das “Wie” ist im folgenden Kapitel beschrieben) und arbeite damit. Mit der Zeit und der praktischen Übung werden sich Dir ganz automatisch auch die anderen Ebenen nach und nach erschließen.

Um den Überblick abzurunden, möchte ich noch kurz einige wichtige Beziehungen der Ebenen untereinander beschreiben:

Das System der Muskelpanzerringe ist nur dann weitgehend unabhängig von der normalerweise vorhandenen Steuerung durch die energetischen Hauptorgane, Meridiane und Chakren, wenn es in Teilen oder insgesamt mit blockierten Energien angefüllt ist. Eine Auflösung dieser Stauungen ist dann im allgemeinen nicht über die höheren energetischen Ebenen möglich, sondern muß durch direkte körperliche Manipulation oder in Substanz wirkende Arzneien vorgenommen werden. Normalerweise werden die Muskelpanzerringe je nach Bedarf über übergeordnete Ebenen gesteuert. Dieses System gilt entsprechend für alle materiellen Bestandteile des Körpers.

Die energetischen Hauptorgane sind Bindeglieder zwischen der materiellen und der energetischen Ebene. Sie steuern durchaus eigenständig bestimmte Vorgänge, werden aber insgesamt in ihrer Funktion, wenn sie nicht energetisch überladen oder total leer sind, von den Chakren und den Feldern der Aura im Hinblick auf die Einordnung in das Gesamtsystem gesteuert und genutzt.

Die Hauptmeridiane sind Bindeglieder zwischen den höheren und den niederen energetischen Ebenen des Organismus. Sind sie weder stark überladen noch leer, vermitteln sie Informationen und dienen als Zwischenspeicher, Sender und Empfänger für bestimmte Energiequalitäten.

Die Nebenchakren sind im wesentlichen spezialisierte Außenstellen verschiedener Hauptchakren, die zwar eine gewisse eigene Prägung haben, aber im wesentlichen nur für bestimmte Körperbereiche oder eng umgrenzte Aufgabengebiete zuständig sind und damit einmal die Hauptchakren entlasten, so daß diese nicht so schnell überladen werden, wenn ein Bereich stark belastet wird; andererseits dienen sie als Träger von Energiereserven, die abgerufen werden, wenn ein Chakra oder eines der energetischen Hauptorgane viel Kraft abgeben muß. Außerdem können sie in ihren Bereich hereinkommende Energien abfangen und in kleinen Portionen an den Rest des inneren Energiesystems oder die Felder der Aura weitergegeben.

Die Hauptchakren sind so etwas wie die Hauptabteilungsleiter eines großen Betriebes. In ihnen laufen die verschiedenen Kommunikationslinien aus allen Bereichen des Körpers zusammen. Dementsprechend bildet sich in ihnen der Zustand des gesamten Körpers ab. Die Chakren reagieren auf diese Informationen unter Berücksichtigung der relativen Aufladung* ihrer einzelnen Ebenen und steuern damit die Prozesse des Gesamtorganismus.

Weiterhin tragen die Chakren verschiedene Prägungen, um bestimmte Erfahrungssituationen zu begünstigen (Hauptlernlinien). Werden die entsprechenden Erfahrungssituationen angenommen und durchlebt, wird die in den Hauptlernlinien vorhandene Energie nicht blockiert und trägt zum besseren Funktionieren des Gesamtorganismus bei. Weitgehendes Akzeptieren und

Durchleben der Erfahrungssituationen wird als "Öffnung" des entsprechenden Chakras oder auch als kleine Erleuchtung erlebt. Dieses Gefühl hat nichts mit den Wahrnehmungen von Fließen, Strömen oder Wärme bei Körperenergiearbeit im Bereich der unteren energetischen Ebenen zu tun, die häufig mit einer Funktionserweiterung ("Öffnung") des entsprechenden Chakras verwechselt werden. Chakren lassen sich weder durch körperliche Manipulationen, Atemübungen, Visualisierungen noch durch wie auch immer geartete meditative Methoden, Energieübertragungen oder Medikamente irgendeiner Art dauerhaft entwickeln, sondern nur durch eine den Hauptlernlinien entsprechende Lebensgestaltung und das liebevolle Annehmen der damit gemachten Erfahrungen. Übungen, Medikamente und Energie-

*Die relative Aufladung einer Chakraebene bezeichne ich als das Ergebnis einer Multiplikation der Menge der in einer Ebene gespeicherten Energie und der Ereignisspannung dieser Kraft im Verhältnis zu den relativen Aufladungen der anderen Chakraebenen. Die Menge ergibt sich durch von außen oder innen zu dieser Ebene gelangenden Energien, die dort zwischengespeichert werden, bis sie abgerufen werden. Die Ereignisspannung ist eine Information über die Notwendigkeit der Mobilisierung (Motivation) der in einer Ebene gespeicherten Energien zur Bewältigung bestimmter Aufgaben von Körper-Geist- Seele. Um das Ganze anschaulich zu machen: Angenommen, Dein Verdauungssystem ist nicht das gesündeste, und Du solltest deswegen nur geringe Nahrungsmengen bei jeder Mahlzeit essen und nicht zu viele Mahlzeiten am Tag zu Dir nehmen, aber Dein Gesamtorganismus braucht unbedingt, um kurzfristig eine Aufgabe wahrzunehmen, ein Mineral, das er in der nötigen Menge nur über häufige Nahrungsaufnahme in größeren Mengen bekommen kann, so wirst Du einen starken Hang haben, viel und oft zu essen, obwohl Dir dies Verdauungsstörungen einbringt und langfristig ungesund ist. Die energetische Kraft der dafür zuständigen Ebenen im 3. Chakra ist nicht hoch (geringe Verdauungsfähigkeit=geringe Energiemenge), aber der Bedarf an dem Mineral ist sehr wichtig (starke Motivation=hohe Ereignisspannung), also wird der Prozeß der Energieabgabe trotzdem eingeleitet und dafür bei Leerung des zuständigen Speichers die Reserve anderer Energieorgane benutzt (Müdigkeit nach dem Essen und Verdauungsstörungen wegen Verwendung nicht ganz passender Energiequalitäten aus anderen Ebenen.

übertragungen usw. können das Annehmen und Leben der von einem Chakra repräsentierten Erfahrungsbereiche bis zu einem gewissen Grad fördern und erleichtern, aber niemals ersetzen. Diese Prozesse müssen dabei nicht bewußt ablaufen; auch vom Bewußtsein nicht direkt registrierte und herbeigeführte Erfahrungen erfüllen den Zweck, wenn sie vom Unterbewußtsein akzeptiert werden.

Die Felder der Aura sind der höchste energetische Bereich eines Menschen. Auch in ihnen spiegelt sich der Gesamtzustand wider. Sie tragen außerdem direkt alle für die derzeitige und (mit Ausnahme des Ätherkörpers) auch für die vorhergehenden Inkarnationen wichtigen Informationen und stehen mit sämtlichen Energien der Umgebung in Kontakt. Bei einer zu schwachen Ausprägung der ersten drei Felder der Aura wird jeder energetische Kontakt tendenziell als Verletzung empfunden (tritt oft bei übertriebener und falsch angeleiteter Meditationspraxis auf!). Bei zu starker Aufladung der Aurafelder (gilt nicht für den Spirituellen Körper) ist die energetische Sensibilität manchmal bis zur Gefühllosigkeit in diesem Bereich herabgesetzt (tritt häufig bei falsch angeleitetem Kampfsporttraining, sehr dogmatischen Menschen und nach starken Schockeinwirkungen, auch in Teilbereichen auf).

ÜBERBLICK UND ZUSAMMENFASSUNG

Beschäftige Dich immer wieder mit dem Energiesystem. Lerne es nicht auswendig, sondern versuche es in Form kleiner Aufsätze mit Beispielen aus Deinem Leben praktisch nachvollziehbar zu machen. Wenn Du tiefer in einen Bereich einsteigen möchtest, besorge Dir weiterführende Literatur und besuche entsprechende Seminare.

Versuche in erster Linie das System der Hauptchakren und der Aurafelder zu verstehen. Beachte dabei, daß Blockaden immer durch ein Nicht-Leben-Wollen einer Qualität zustande kommen und langfristig nur durch das Zulassen und Lieben dieser Qualität beseitigt werden können. Je stärker eine Blockade ist, desto mehr werden die anderen Teile des Organismus beansprucht, damit sie Ersatzfunktionen, Verkapselungsenergien und Gegenkräfte bereitstellen, um das Gesamtgleichgewicht aufrechtzuerhalten. Chronische Krankheiten werden immer durch einen derart enormen Kraftaufwand über lange Zeit unterhalten. Besonders interessant ist dieses Wechselspiel im Bereich der Chakra-Ebenen.

Beiße Dich nicht an Einzelheiten fest, sondern versuche das Gesamtsystem zu verstehen. Im Anhang dieses Buches findest Du einige Pendeltafeln, die Du gerade im Anfang zusätzlich zum Auralesen verwenden solltest, um Feinheiten, Schwerpunkte und Zusammenhänge herauszuarbeiten. Wenn Du Dich mit einem Orakelsystem auskennst, solltest Du die Themen der einzelnen Bereiche zusätzlich durch Befragungen ermitteln. So bekommst Du mit der Zeit ein sehr rundes Bild des Gesamtsystems. Gut geeignet sind Tarot, I Ging, OH-Karten (ein spezielles Orakel, das aus Wort- und Bildkarten besteht und auf die Gefühle eingeht), Karten der Kraft und natürlich das vorzügliche System der Astrologie. Brauchbar sind auch Runen. Tiefgreifende Deutungen solltest Du in der ersten Zeit immer mit Orakeln überprüfen, wenn es irgendwie möglich ist, nicht mit dem Pendel, da es zu sehr beeinflußbar ist. Das Pendel sollte Dich in der Lesung und Deutung unterstützen, aber nicht leiten. Halte Dich immer (!) mit moralischen und Gut/Schlecht-Wertungen zurück. Das Universum ist in seinen Teilen nicht gut oder schlecht und schon gar nicht nach menschlicher Moral gestaltet, die sowieso ständig wechselt, je nachdem, welchen Ort und welche Zeit Du betrachtest. Es ist. Und so wollte es Gott, sonst hätte er es anders geschaffen.

Jetzt solltest Du ausreichend vorbereitet sein für den nächsten wichtigen Schritt beim Erlernen des Auralesens. Im nächsten Kapitel beschäftigen wir uns mit dem Herausarbeiten der einzelnen Ebenen bei einer Lesung.

5. Kapitel

Feinabstimmung

Zwischen den einzelnen Ebenen des Energiesystems umschalten lernen

Nachdem wir uns nun ausreichend (hoffe ich jedenfalls) mit dem Energiesystem beschäftigt haben, ergibt sich zwangsläufig die Frage, wie diese einzelnen Ebenen bei einer Lesung zu unterscheiden sind. In Kapitel 4 hast Du Dich ja bereits ausführlich in die Praxis des Aura- oder besser Energiefeldlesens eingearbeitet, allerdings ohne das Wissen um die vielen Bereiche.

Um zwischen den einzelnen Ebenen umschalten zu können, ist es am einfachsten, Dein Inneres Kind mit seinen Fähigkeiten im feinstofflichen Bereich um Hilfe zu bitten. Im Verlauf der folgenden Übung kannst Du mit ihm verabreden, immer gerade die Bereiche gezeigt zu bekommen, die Du sehen möchtest: und zwar so, daß Du ihren Zustand und die in ihnen enthaltenen Energiequalitäten gut feststellen kannst. Es ist wirklich so einfach. Allerdings mußt Du schon wissen, um welchen Bereich es geht, was Du genau mit dieser Ebene meinst. Du mußt Dich daher gründlich mit dem vorhergehenden Kapitel befassen und es für Dich praktisch nachvollziehbar machen. Es geht dabei nicht um "das einzig richtige Verständnis", sondern darum, überhaupt ein deutliches Bild zu bekommen. Sei deshalb ohne Sorge. Beschäftige Dich einfach mit den Themen des letzten Kapitels, dann wird allmählich, aber unausweichlich in Dir Dein(!) Verständnis der Ebenen wachsen und deutlich werden. Darum geht es.

So, nun zur Übung:

Entspanne dich, indem Du Dich bequem hinlegst, Deine Augen schließt, auf Deinen Atem achtest und nach einer Weile, wenn er ruhig und gleichmäßig ein- und ausfließt, nacheinander die Muskelgruppen Deines Körpers kurz fest anspannst und gleich wieder losläßt. Bitte danach Dein Inneres Kind, mit Dir Verbindung aufzunehmen. Wenn Du ein deutliches Zeichen für seine Aufmerksamkeit bekommst, begrüße es und teile ihm Deine Wünsche klar und in einfachen Worten mit. Bitte es, Dir die einzelnen Ebenen des Energiesystems, das es mit Dir zusammen im letzten Kapitel ausführlich kennengelernt hat, getrennt zu zeigen, wenn Du eine Lesung durchführst und dabei auf Deinen Wunsch, eine bestimmte Ebene zu sehen, einzugehen. Befehle ihm nicht, sondern bitte es und achte darauf, ob es Vorbehalte hat. Wenn ja, setze Dich mit diesen Vorbehalten fair und ernsthaft auseinander und räume die Gründe für sie aus. Wenn Du das nicht tust, wird Dein Inneres Kind nicht zuverlässig mit Dir zusammenarbeiten. Es hat als Teil Deines Selbst im übrigen auch einen Anspruch auf Liebe und Berücksichtigung seiner Wünsche und Vorbehalte. Wenn Du darauf eingehst, wird es gerne und gut mit Dir zusammenwirken. Danke ihm zum Abschluß und sage ihm, es solle Dir deutlich mitteilen, wenn es keine Lust zu einer Lesung habe, und versprich, dann auch keine zu versuchen, sondern sie auf einen anderen Zeitpunkt zu verlegen. Halte Dich unbedingt an dieses Versprechen und beschäftige Dich, wenn irgend möglich, mit den Gründen Deines Partners, zu einem bestimmten Zeitpunkt keine Lesung durchführen zu wollen. Das ist sehr wichtig für die Entwicklung Eurer Kooperation und Deiner Gesamtpersönlichkeit. Oft erhältst Du so auch überraschende Einsichten.

Mein Inneres Kind weigerte sich zum Beispiel einmal strikt, eine Lesung an einem schon seit langem mit einem Bekannten verabredeten Termin durchzuführen. Im Nachhinein erfuhr ich, daß zu diesem Zeitpunkt eine Mondfinsternis stattfand, die das Ergebnis der Lesung total verfälscht hätte. Nimm Dein Inneres Kind also ernst. Es weiß oft mehr als Du und nimmt Deine Interessen meist ganzheitlicher wahr als Dein bewußter Anteil, da es ja mit seinen feinstofflichen Sinnen sehr viele direkte Informationen aus der Umwelt und - manchmal - auch von Deinem Hohen Selbst erhält.

Möchtest Du weitere Verabredung wegen der Darstellung der feinstofflichen Wahrnehmungen mit Deinem Inneren Kind treffen, kannst Du jederzeit auf die oben beschriebene Art mit ihm Kontakt aufnehmen.

Übe das Umschalten zwischen den einzelnen Ebenen, nachdem Du alle nötigen Dinge mit Deinem Inneren Kinde besprochen und schriftlich festgehalten hast, um Dich auch später noch an alles genau erinnern zu können.

Führe dazu die in Kapitel 3 ausführlich besprochenen Übungen zur Wahrnehmung des Energiesystem durch: diesmal jedoch immer so, daß Du Dir von Deinem Inneren Kind eine bestimmte Ebene zeigen läßt. Notiere wieder Deine Beobachtungen auf den Kopien einer Körperskizze, die Du schon für die Übungen in Kapitel 3 gebraucht hast, und beschäftige Dich hinterher mit der Deutung Deiner Beobachtungen anhand der Informationen aus Kapitel 4. Verfasse einen kurzen zusammenhängenden Text über die Deutung, damit Du Dich daran gewöhnst, die Einzelbeobachtungen und -deutungen zu einer zusammenhängenden, sinnvollen und prägnanten Gesamtaussage zu vereinigen. Dies geht wirklich nur über häufiges und ernsthaftes Üben. Wenn Du bei Dir selber einigermaßen sicher Lesungen einzelner Ebenen durchführen kannst, bitte Freunde, für Dich als Modell zur Verfügung zu stehen. Wenn das nicht geht, verwende Fotos oder Gemälde von Menschen, über die es Biographien gibt. Ja, du hast richtig gelesen, auch damit kannst Du Aura- und Energiefeldlesungen betreiben! Lies die Biographien aber immer erst, nachdem Du ausgiebig Lesungen und Deutungen vorgenommen hast. Laß Dich nicht gleich von auf den ersten Blick widersprüchlichen Angaben in den Lebensbeschreibungen entmutigen. Oft sind mehrere Biographien nötig, die es übrigens in Mengen in jeder öffentlichen Bücherei gibt, um ein rundes Bild eines Menschen zu bekommen. Und wenn Du Dich wirklich mal geirrt hast, denk daran, daß Rom auch nicht an einem Tag erbaut wurde, und lerne für ein besseres nächstes Mal, indem Du Deine Fehler sorgfältig analysierst.

Zu den Prozessen der Informationsaufbereitung durch das Innere Kind möchte ich Dir noch einiges mitteilen. Jeder von uns nimmt ständig über die Ebene des Inneren Kindes feinstoffliche Informationen aller Art auf. Diese Informationen haben ihre eigene Qualität, so wie Riechen, Schmecken, Hören, Sehen und Tasten. Nun haben wir aber schon seit Tausenden von Jahren keine Ausbildung im direkten Umgang mit diesen ganz eigenen feinstofflichen Empfindungen. Wir können sie zwar wahrnehmen, aber unser Inneres Kind hat keine "Zuordnungstabelle" mit dem Mittlcrcn Selbst, dem bewußten Anteil der Persönlichkeit, vereinbart, auf die es bei der Übermittlung von Wahrnehmungen aus diesem Bereich zurückgreifen könnte, um dem Bewußtsein beim Verstehen seiner Mitteilungen zu helfen. So muß das Mittlere Selbst helfen, um wieder die Deutung feinstofflicher Empfindungen zu erlernen. So wie auch Sprachwissenschaftler Lexika für fremde Sprachen anfertigen, aus denen jeder ersehen kann, was zum Beispiel "Ja" oder "Hund" auf Kisuaheli heißt, nachdem sie sich vor Ort mit der Sprache vertraut gemacht haben, mußt Du jetzt in Zusammenarbeit mit Deinem Inneren Kind, das sozusagen vor Ort ist, eine Übersetzungstabelle für den feinstofflichen Wahrnehmungsbereich anfertigen. So kannst Du bestimmte Blockaden als schwarz oder grau definieren, typische Chakrenenergien als rot oder blau und natürlich auch das Energiesystem eines Menschen in verschieden definierte Ebenen unterteilen. Alle diese Verständnishilfen sind natürlich nur Symbole. Wenn ein Buschmann ein Flugzeug sieht, beschreibt er es einem Stammesgenossen wahrscheinlich als sehr großen, metallisch glänzenden Vogel, der seltsamerweise nicht die Schwingen bewegt, während er fliegt. Solange dieser versteht, was der erste meint, ist alles paletti. Die Verständigung klappt! Die Chakren haben dementsprechend auch keine bestimmten Farben. Aber das

System der Spektralfarben eignet sich besonders gut, um die Prozesse und Qualitäten der energetischen Vorgänge in ihnen nachvollziehen und deuten zu können. Auch die Chakren selber sind nicht wirklich so vorhanden, wie wir sie im allgemeinen verstehen. Das System der Chakren, der Meridiane usw. ist eine Annäherung, um mit Vorgängen auf den feinstofflichen Ebenen umgehen zu können. Deswegen gibt es überall auf der Welt unterschiedliche Systeme zur Beschreibung und Handhabung des menschlichen Energiesystems, die auch funktionieren. Es sind alles Landkarten und Beschreibungen aus verschiedenen Blickrichtungen. Solange sie praktisch anwendbar sind, sind sie richtig, und es ist überflüssig, darüber zu streiten, welches das beste System ist. Je umfangreicher und feiner ausgearbeitet eine Beschreibung der feinstofflichen Verhältnisse ist, desto besser läßt sich mit ihr arbeiten. Wenn Du diese Sachverhalte verstanden hast und nicht mehr glaubst, Dein Wurzelchakra wäre wirklich rot, hast Du die Freiheit, kreativ beim Umgang mit feinstofflichen Energien zu werden. Die vertrauensvolle Zusammenarbeit mit dem Inneren Kind (für das natürlich dasselbe gilt wie für die anderen Beschreibungen) ist extrem wichtig für Deine Möglichkeiten zur Erforschung ätherischer Ebenen. Laß Dich darauf ein, und Du wirst Dinge für Dich möglich machen, von denen Du bisher nicht einmal zu träumen wagtest.

Aus der folgenden Abbildung kannst Du noch einmal bildlich den Prozeß der Verarbeitung und Aufbereitung feinstofflicher Wahrnehmungen durch das Innere Kind für das Mittlere Selbst ersehen. Es ist nützlich, wenn Du diese Vorgänge verstehst. Eigene Ideen lassen sich dann leichter praktisch umsetzen.

Prozeß der Aufbereitung feinstofflicher Wahrnehmungen durch das Innere Kind für das Mittlere Selbst

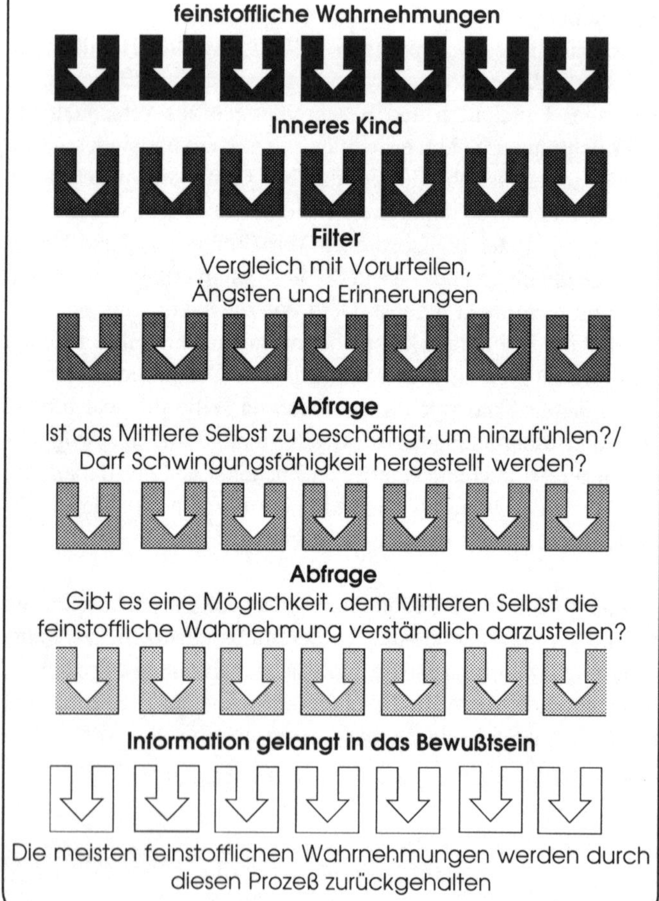

Vielleicht erscheint Dir dies alles jetzt langweilig, doch tu Dir den Gefallen und nimm es ernst. Im Moment bist Du zwar noch auf Schwarz/Weiß-Lesungen angewiesen, außer Du hast schon mal in den nächsten Kapiteln geschnüffelt, doch auch die können sehr tiefgreifend und umfassend sein. Stürze Dich nicht zu früh auf die Übungen zum farbigen Auralesen, sondern arbeite erst einmal ausführlich die in diesem Kapitel beschriebenen Übungen durch. In der Schule hast Du auch nicht gleich mit dem Integralrechnen begonnen, sondern mit dem 1 x 1. Gerade für ein sauberes Arbeiten im feinstofflichen Bereich ist es wichtig, einen Schritt nach dem anderen zu tun und nicht zu hastig vorzugehen.

Im nächsten Kapitel kommen wir dann zur Hohen Schule des nicht-Farbigen Auralesens, ja vielleicht des Auralesens überhaupt: dem Chakrenlesen und -deuten mit dem alt-chinesischen Buch der Wandlungen, dem I Ging.

6. Kapitel

Das Chakrenorakel - Energiefeldlesung und -deutung mit dem I Ging

Zum Abschluß der nichtfarbigen Methoden des Auralesens möchte ich Dir ein ganz besonderes Bonbon präsentieren: Das Chakralesen mit dem I Ging! Dieses mindestens 5000 Jahre alte chinesische Orakelsystem und Weisheitsbuch wird in seiner ursprünglichen Fassung dem sagenumwobenen Heiligen Fu Hsi zugeschrieben. Vor etwa 4000 Jahren verfaßten der weise König Wen und sein Sohn, der Herzog von Chou einen eingehenden Kommentar zu der Rohfassung. Und vor etwa 2500 Jahren verfaßte der große Philosoph Konfuzius einen weiteren ausführlichen Begleittext dazu. Alle bedeutenden Lebenslehrer und Philosophen Chinas, wie zum Beispiel Lao Tse, Mo Ti oder Dschu Hi wurden durch das I Ging inspiriert. Seine Ratschläge wurden von Musikern beim Komponieren und Spielen, von Schriftstellern beim Verfassen von Büchern, von Ärzten bei der Behandlung von Kranken und der gesundheitlichen Vorbeugung und von Kriegern für Taktik, Strategie und die Entwicklung hochwirksamer Kampfkünste verwendet. Auch in der modernen Zeit kam dieses Buch nicht aus der Mode. So befragte zum Beispiel Mao Tse Tung das I Ging, wenn er einen Rat brauchte.

Es gibt wohl kaum einen Bereich in der Kultur und Zivilisation Chinas, der nicht tiefgreifend vom I Ging beeinflußt wurde und wird.

Mir ist das Buch der Wandlungen - wie das I Ging auch genannt wird, weil es die Welt als in ständiger fliessender Veränderung begriffen beschreibt - seit gut 12 Jahren ein treuer Freund und weiser Lehrer. Es erscheint Dir vielleicht seltsam, daß ich so von einem Buch spreche, doch wenn Du einige Erfahrungen mit seinen Orakeln gesammelt hast, wird Dir seine liebevolle, manchmal recht eigenwillige und direkte Art, Dir Ratschläge für Deine Entwicklung zu geben, sicher auch eher den Eindruck eines lebenden Wesens vermitteln, als den von einer Ansammlung bedruckter Seiten.

Ich möchte in diesem Kapitel aber nicht auf die herkömmliche Orakelarbeit mit dem I Ging eingehen. Mir ist während meiner Beschäftigung mit diesem Buch und der ihm zugrundeliegenden Philosophie klar geworden, daß das I Ging im Grunde in seinen Auskünften, Hexagramme genannt, den jeweiligen Gesamtzustand des Chakrensystems beschreibt. Jedes Hexagramm ist, wie der Name andcutet, aus sechs übereinanderangeordneten Strichen aufgebaut. Die einzelnen Striche sind entweder durchgezogen, sie beschreiben dann eine Yang-Energie, unterbrochen eine Yin-Energie, oder sie werden als veränderliche Striche gekennzeichnet. Das heißt, ein Strich ist zum Beispiel zur Zeit noch im Yang-Zustand, verändert sich aber zum Yin-Zustand (oder umgekehrt).

Ich habe es viele Jahre immer wieder überprüft und dabei ohne Ausnahme bestätigt bekommen, daß jede dieser sechs Linien die energetische Qualität eines Hauptchakras beschreibt. Daß also die erste Linie (immer von unten!) die Qualität des Wurzelchakras, die 2. Linie die Qualität des Sexualchakras, die dritte Linie die des Solarplexuschakras, die vierte die des Herzchakras, die fünfte die des Halschakras und die letzte und sechste die des Stirnchakras beschreibt. Falls Du Dich jetzt fragst, wo die Beschreibung des 7. Hauptenergiezentrums, des Kronenchakras, bleibt - nun, ganz einfach: sie ergibt sich aus dem Zustand aller anderen 6 Hauptchakren.

Wie im 4. Kapitel beschrieben, ist das Kronenchakra der Repräsentant unseres Gottesbewußtseins, oder des Bewußtseins der Einheit. Je nachdem inwieweit ich in mir auf den durch die unteren sechs Chakren repräsentierten Ebenen meiner Körper-Geist-Seele zur Einheit gefunden habe, ändert sich der Zustand meines 7. Chakras. Immer, wenn eine I Ging Auskunft eine oder mehrere veränderliche Linien zeigt, verändert sich auch das 7. Chakra. Mal zu mehr, mal zu weniger Gottesbewußtsein hin. Leider kann ich in dem vorliegenden Buch keine umfassende Beschreibung der vielen Anwendungsmöglichkeiten und interessanten Hintergründe dieser Entdeckung geben. Eine solche Arbeit wird jedoch im Herbst 1992 unter dem Titel "Das Chakren-Orakel" im Windpferd Verlag erscheinen.

Im Zusammenhang mit der Kunst und Wissenschaft des Auralesens ist dies aber auch nicht unbedingt notwendig. Du kannst nämlich schon eine Menge Nutzen aus dieser Anwendung des I Ging ziehen, wenn Du einige grundlegende Übungen dazu durchführst und Dich ein wenig mit den zu dem Verständnis nötigen theoretischen Hintergründen befaßt.

Als Grundlage für eigene Entdeckungen dienen dieses Kapitel, die Erläuterungen zu den Hauptchakren im 4. Kapitel und ein gutes I Ging Buch (siehe Bibliographie). Ich werde Dir im Folgenden zeigen, wie Du die Chakren im Sinne des I Ging lesen kannst und wie sich die so gewonnenen Hexagramme als Gesamtbild nach der Chakrenlehre deuten lassen. An Hand von 6 Hexagrammen werden wir einige Beispiele für Deutungen zusammen durcharbeiten. Wenn Du das alles sorgfältig mitgemacht hast, sollte es Dir keine Schwierigkeiten bereiten, selber einfache Deutungen anderer Hexagramme durchzuführen.

Da Dein Inneres Kind, wie schon im letzten Kapitel ausführlich beschrieben, der für energetische Wahrnehmungen zuständige Teil Deiner Persönlichkeit ist, muß am Anfang der I Ging bezogenen Chakrenlesungen eine Vereinbarung mit ihm stehen, und zwar, was es tun und wie es Dir seine Wahrnehmungen übergeben soll. Eine einfache Methode dazu ist eine Phantasiereise in diesen Bereich Deines Seins. Der folgende Text soll Dir als Anleitung dafür dienen. Es nicht wichtig, daß Du ihn wortwörtlich verwendest. Formulierte ihn ruhig in eine Dir gemäße Form um.

EINE REISE ZU DEINEM INNEREN KIND

Setze Dich oder lege Dich entspannt hin. Schließe Deine Augen. Nimm Deine Füße und Beine wahr. Spanne jetzt alle Muskeln in diesem Bereich an. Dann laß wieder los. Warte einige Atemzüge lang. Nun nimm Deinen Unterbauch- und Beckenbereich wahr. Spanne jetzt alle Muskeln dort an. Laß wieder los. Warte einige Atemzüge lang. Nimm Deinen Brust-, Bauch-, Arm- und Schulterbereich wahr. Spanne jetzt alle Muskeln dort an. Laß wieder los und warte einige Atemzüge lang. Nimm Deinen Hals- und Kopfbereich wahr. Spanne alle Muskeln an. Laß wieder los. Warte einige Zeit und fühle Dich in den Rhythmus Deines Atems hinein.

Sage jetzt leise: "Ich möchte gern Kontakt zu Dir, Inneres Kind, bitte melde Dich!". Wenn Du ein eindeutiges Signal für den Kontakt hast (Bild, Körpergefühl, Empfindung etc.), bitte es um seine Mitarbeit beim Erlernen des Chakralesens mit dem I Ging. Sage ihm, es möge sich deutlich melden, wenn es sich überfordert fühlt und eine Pause möchte. Versprich ihm, seine Bedürfnisse zu respektieren und bei der nächstmöglichen Gelegenheit dafür zu sorgen, daß sie erfüllt werden, so gut es geht. Erkläre ihm dann, daß Du den Wunsch hast, mittels des Sehens feinstofflicher Energien bei Dir und bei anderen die sechs Hauptchakren (Wurzelchakra, Sexualchakra, Solarplexuschakra, Herzchakra, Halschakra und Stirnchakra) wahrzunehmen. Dabei möchtest Du den Yin-Zustand eines Energiezentrums als unterbrochene Linie sehen, den Yang-Zustand als durchgezogene Linie, die Veränderung einer Yang- zu einer Yin-Linie als durchgezogene Linie mit einem kleinen Kreis in der Mitte und die Veränderung einer Yin- in eine Yanglinie als unterbrochene Linie mit einem kleinen Kreuz in dem Zwischenraum. Jede Linie soll in dem Bereich des zu beschreibenden Chakras sichtbar werden. (Schau Dir vor der Phantasiereise die Abbildungen der Menschen mit den eingezeichneten Hexagrammlinien an, damit Dein Inneres Kind besser versteht, wie es seine Wahrnehmungen darstellen soll.)

Bedanke Dich nocheinmal für die Mitarbeit Deines Inneren Kindes und verabschiede Dich von ihm.

Achte wieder einige Zeit lang auf den Fluß Deines Atems, spanne dann alle Muskeln Deines Körpers an, atme einige Male tief ein und öffne Deine Augen.

DIE INTERPRETATION DER EINZELNEN HEXAGRAMMLINIEN

Folgende Themen werden von den einzelnen Linien (von unten nach oben) repräsentiert:

1. Hexagrammlinie: Wurzelchakra (Überleben / Kämpfen und Flüchten / Fortpflanzung im Sinne der Arterhaltung / die Erfüllung grundlegender Bedürfnisse / Instinkte) Seins-Bereich "Erde" - Es geht um menschliche, eng mit der realen Welt verknüpfte Angelegenheiten.

2. Hexagrammlinie: Sexualchakra (Beziehungen / Lebenslust/ mit realen Dingen verknüpfte Sinngebung und Erfüllung / Fortpflanzung im Sinne der Freude am Mitschwingen im kosmischen Schöpfungsprozeß / das Gefühl der Einheit mit der Welt / Eigeninteressen wahrnehmen im Sinne von "Wie kann ich die schönen Dinge erleben, die mir guttun?") - Seinsbereich "Erde" - Es geht um menschliche, eng mit der realen Welt verknüpfte Angelegenheiten.

3. Hexagrammlinie: Solarplexuschakra (Machtgebrauch/ Manipulation von Stoffen und Energien, wenn sie in Kontakt mit dem betreffenden Menschen treten, um die Dinge, die benötigt werden, in der zuträglichsten Form aufzunehmen und in das eigene System einzubauen, und die nicht zuträglichen Teile auf

die bestmögliche Weise auszuscheiden oder so umzustrukturieren oder zu plazieren, daß sie beim Verbleiben möglichst wenig Schaden anrichten / Abgrenzung / Individualität leben) - Seinsbereich "Mensch" - Es geht um menschliche, eng mit der realen Welt verknüpfte Angelegenheiten, die das Sein als Individuum berühren (Egozentrik, nicht unbedingt im negativen Sinne zu verstehen)

4. Hexagrammlinie: Herzchakra (Annehmen der an den betreffenden Menschen herantretenden Substanzen und Energien, wie sie sind, ohne "Wenn" und "Aber" / Sozialverträgliches Handeln und Denken / -Liebe, nicht verbunden mit sexueller Attraktion) - Seinsbereich "Mensch" - Es geht um universelle Ideale, die ohne die feste Verankerung im Bereich der menschlichen Angelegenheiten nicht in der Realität verwirklicht werden können.

5. Hexagrammlinie: Halschakra (Ausdrücken persönlicher Energien im Handeln und bewußten, aktiven Gestalten der Umwelt. Im Gegensatz zur 3. Hexagrammlinie geht es hier nicht um das Handeln, wenn etwas in den Bereich der eigenen Persönlichkeit eintritt, sondern um den aktiven Selbstausdruck, die gewollte Darstellung in der äußeren Welt / Kommunikation / Seinsresonanz) -Seinsbereich "Himmel" Es geht um universelle Ideale, die ohne feste Verankerung im Bereich der menschlichen Angelegenheit (Linien 1 - 3) zum Selbstzweck ohne Nutzen für den Rest der Welt werden.

6. Hexagrammlinie: Stirnchakra (Einfühlen, Erkennen und Verfolgen des eigenen Weges/Weisheit im Umgang mit sich und anderen aus dem Wissen um die kosmische Ordnung und das bewußte Akzeptieren und nachhaltige Verstehen der Gesetze des ewigen Wandelns / Verstehen) - Seinsbereich "Himmel" - Es geht um universelle Ideale, die ohne feste Verankerung im Bereich der menschlichen Angelegenheiten (Linien 1 - 3) nicht verwirklicht werden können.

Der Ausdruck “Seinsbereich Erde” bei der Erläuterung der Hexagrammlinien 1 und 2 bedeutet in diesem Zusammenhang, daß diese beiden Bereiche unbedingt notwendig für die Existenz in der materiellen Welt sind. Ist ein Wesen nicht an seinem Überleben (Linie 1) interessiert, wird es nicht allzu lange auf der Erde sein. Werden keine Beziehungen (Linie 2) zugelassen, wird es keine Erfahrungen mit der Welt geben und die Art wird wegen fehlender Fortpflanzung aussterben.

Der Ausdruck “Seinsbereich Mensch” bei der Erläuterung der Hexagrammlinien 3 und 4 bedeutet in diesem Zusammenhang, daß diese beiden Bereiche unbedingt notwendig für das menschliche Leben sind. Ist ein Mensch nicht in der Lage, seine Individualität und Intelligenz (3. Linie) zu leben, kann er seinen ganz persönlichen Beitrag zur Gestaltung der Schöpfung nicht leisten. Auch kann er nicht in einer Gemeinschaft leben (4. Linie), wenn er das wohl stärkste menschliche Überlebenstalent der gegenseitigen Unterstützung durch liebevolle Annahme des anderen nicht zur Entfaltung bringen kann. Das allein recht schwache Wesen Mensch wird es unter solchen Umständen schwer haben, zu überleben.

Der Ausdruck “Seinsbereich Himmel” bei der Erläuterung der Hexagrammlinien 5 und 6 bedeutet in diesem Zusammenhang, daß diese Bereiche unbedingt notwendig sind, um die himmlischen kreativen Energien auf die materielle Ebene zu bringen. Die Fähigkeit zum Selbstausdruck (Linie 5) ist ein Abbild der göttlichen Fähigkeit der Gestaltung der Welt nach dem eigenen Bild. Der Sinn für das Erkennen und Verfolgen des eigenen, im Zusammenhang mit der übrigen Schöpfung sinnvollen Weges (Linie 6), ermöglicht einem Menschen, sein Leben in allen anderen 5 Bereichen so zu gestalten, daß es ihm und der Umwelt hilft, die Schöpfung weiter zu entwickeln und so einen harmonischen Beitrag zur Verwirklichung des göttlichen Planes auf der materiellen Ebene zu leisten.

DIE DEUTUNG DER HEXAGRAMM-LINIEN IM ZUSAMMENHANG

Achte bei der Deutung der einzelnen Linien genau darauf, den Zusammenhang zu dem Rest des Hexagrammes mit einzubeziehen. Linien, die für ihren Platz eigentlich eine unpassende Energie haben müßten, wie zum Beispiel eine Yin- Qualität auf der 1. Linie, können durchaus "richtig" sein, wenn ihre Energien im Rahmen des Gesamthexagrammes sinnvoll sind. Das mag sich im Moment vielleicht etwas kompliziert anhören, in der Praxis ist es aber recht einfach, da es viele gute Bücher zum I Ging gibt, aus denen Du bei einer Chakralesung die zur sinnvollen Deutung eines Hexagrammes nötigen Angaben nachschlagen kannst. Insofern sollen Dir meine Ausführungen in diesem Kapitel Dir auch nur einige Ideen zu den Hintergründen der Hexagrammbedeutung geben und nicht eine komplette Abhandlung zu diesem Thema ersetzen, die den Rahmen des Buches sprengen würde.

Tja - und nun können wir auch schon mit der ersten praktischen Übung beginnen. Mach es Dir in Deinem Übungsraum bequem, lege einen Block und einen Stift bereit, schließe die Augen und stelle in Gedanken eine Frage zu Deinem Leben. Es darf keine "Ja/Nein" -Frage sein, außerdem muß sie eindeutig sein. Das heißt, Du solltest nicht nach mehreren Dingen gleichzeitig fragen. Einige Beispiel: "Was ist die Grundlage meiner Beziehung zu (Name Deines Lebensgefährten/eines Elternteils/Freundes/Verwandten/Kollegen etc)?" oder "Warum macht es mir Schwierigkeiten (zum Beispiel das Rauchen) zu lassen?" oder "Wie ist zur Zeit meine Gemütsverfassung?". Bitte dann Dein Inneres Kind darum, den Zustand Deines Chakrensystems als Hexagramm, also mit einer der Energiequalität entsprechenden Linie für jedes Chakra zu sehen. Sieh dann mit Deinem Inneren Auge in die Bereiche der sechs Hauptchakren und notiere die Linien, die Du bei den einzelnen Energiezentren wahrnimmst, beginnend bei dem Wurzelchakra bis hin zum 3. Auge, also immer von unten nach oben, so wie ein Baum wächst. Hast Du alles aufgezeichnet, bedanke Dich bei Deinem Inneren Kind für seine Hilfe und schlage in einem I Ging Buch die Deutung des Hexagrammes nach. Wenn Du Dich eingehend damit beschäftigt hast, versuche aus dem Energiezustand der Chakren, der durch die einzelnen Linien beschrieben wird, den Sinn des Hexagrammes zu verstehen. Du kannst Dir diese Arbeit erleichtern, wenn Du die sechs Deutungsbeispiele in der zweiten Hälfte dieses Kapitels durchliest und nachvollziehst. Am Anfang wird Dir das alles sicherlich fremd und vielleicht schwierig erscheinen, doch wenn Du "am Ball" bleibst, wird das Chakrenlesen mit dem I Ging schnell Spaß machen und sehr einfach werden. Es die tiefgreifendste Methode einer Deutung des Energiesystems im Zusammenhang, die ich kenne. Statt Dich mit dem Zustand einzelner Energiezentren isoliert zu befassen, kannst Du mit dem Buch der Wandlungen verhältnismäßig einfach verstehen, warum ein Chakra gerade in einem bestimmten energetischen Zustand ist und welche Konsequenzen sich daraus im Zusammenhang mit den anderen Chakren ergeben. Deutest Du stattdessen die Chakren bei Auralesungen einzeln, liegst Du leicht bei der Gesamtinterpretation falsch. Chakralesen mit dem I Ging ist sozusagen die Hohe Schule des Auralesens. Je intensiver Du Dich in diese Methode einarbeitest und einfühlst, desto mehr werden deine Deutungen an Qualität und Tiefe gewinnen.

Genauso, wie Du den Zustand Deiner Chakren über ein Hexagramm lesen kannst, kannst Du es auch bei anderen. Hänge einfach an die normale Abfolge des Lesens der verschiedenen Ebenen (siehe letztes Kapitel) zum Schluß eine Chakrenlesung mit dem I Ging an. Es empfiehlt sich, erst dann Deutungen und Ratschläge an Deinen Klienten zu geben, wenn Du Dir Klarheit über den Sinn des bei ihm beobachteten Hexagrammes verschafft hast.

Frage in der ersten Zeit nur nach Dingen, die Dich betreffen! Diese Art der I Ging-Befragung ist nicht ohne Weiteres ein Ersatz für die Orakelmethoden mit einem Zufallsgenerator, wie zum Beispiel Münzen, Schafgarbenstengel o. ä., denn Deine Vorstellungen in Bezug auf die Frage können durchaus einen Einfluß auf das haben, was Du siehst. Mit viel Praxis und der Entwicklung einer neutralen Einstellung bei der I Ging-Arbeit nähern sich die beiden Methoden von ihrer objektiven Qualität natürlich immer mehr an. Bei schwierigen Fragen würde ich selbst jedoch immer mit Münzen oder ähnlichen Methoden der Befragung arbeiten.

Doch für unsere Zwecke ist eine subjektive Auskunft nicht nur ausreichend, sondern sogar wünschenswert. Hast Du einmal gelernt mit dem I Ging als Methode des Chakrenlesens zu arbeiten, kannst Du auf diese Art und Weise schnell und sicher bei einer Lesung feststellen, wic ein Mensch im Kern seiner Persönlichkeit zu einer bestimmten Frage steht. Die Offenlegung dieser Einstellung hilft sehr dabei, Ratschläge weiterzugeben, die der andere auch annehmen und umsetzen kann, oder um bei einem schwer deutbaren Energiezustand zu einer neuen Perspektive für die Deutung zu kommen, aus der heraus betrachtet die anderen Wahrnehmungen einen Sinn ergeben. Bei Energiefeld- und Auralesungen arbeiten wir ja im Grunde immer mit subjektiven Einstellungen, da die Schwierigkeiten eines Menschen eben nun mal subjektiv sind.

AUF DIE CHAKREN BEZOGENE DEUTUNGSBEISPIELE VON HEXAGRAMMEN

NR. 1 Das Schöpferische

In diesem Hexagramm sind alle Linien yang. Jedes Chakra hat also Energie, die sich äußern, Einfluß nehmen, manifestieren will. Dementsprechend ist ein Mensch in diesem Zustand tendenziell tatendurstig, hat Ideen und auch die nötige Kraft und Befähigung, sie umzusetzen. Problematisch kann es werden, wenn er sich auf die Dauer übernimmt und in seinem Schaffensrausch seine Grenzen oder die seiner Umgebung übersieht. Empfindliche Naturen in seiner Umgebung können sich allein von der Macht seiner Energieentfaltung an die Wand gedrückt fühlen. Oft werden Familie und Freunde während solcher Phasen vernachlässigt, weil die ganze Aufmerksamkeit auf den schöpferischen Prozeß konzentriert ist. Andererseits sind es diese Phasen im Leben eines Menschen. die den "Weg des Himmels" auf die Erde holen und damit Ideen, die der eigenen Entwicklung und der der Gesellschaft dienen, verwirklichen.

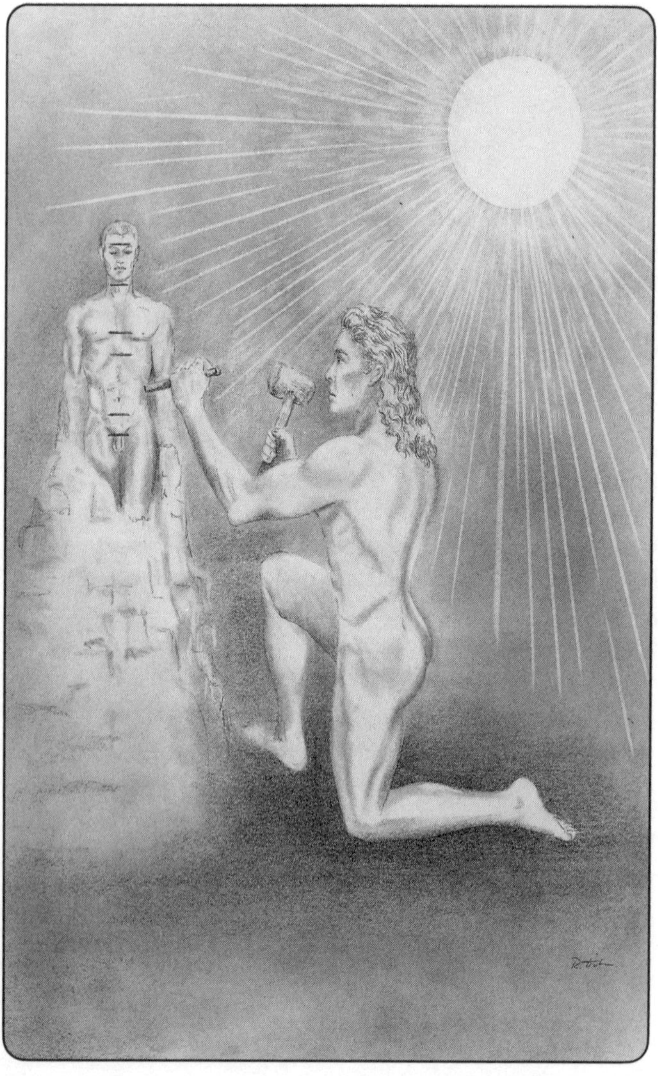

I Ging-Hexagramm 1 »Das Schöpferische«

Nr. 2 Das Empfangende

In diesem Hexagramm sind alle Linien yin. Also sind alle Chakren aufnahmebereit. Hier ist ein Zustand beschrieben, der sich ideal als Ergänzung des ersten eignet. Da die Schaffenskraft und das Kreative, hier die Bereitschaft zur Annahme dieser Energie. Trifft eine Yang- auf eine Yin- Energie sind alle Voraussetzungen erfüllt, daß die Idee Gestalt annehmen kann. Ist der Architekt eines Bauvorhabens yang, so ist der Maurer, der Stein auf Stein nach seinen Angaben setzt, yin. Das Hexagramm Nr. 2 ist übrigens der ideale energetische Zustand einer Frau, die ein Kind bekommen möchte. Auch in diesem Prozess will ja die Energie eines noch nicht verkörperlichten Individuums hier auf der materiellen Ebene Gestalt annehmen. Auch ein Mensch, der das mystische Ideal des "Dein Wille geschehe, oh Herr!" leben möchte, muß dazu so eine Konstellation im Bereich seiner Hauptchakren haben. Ebenso jemand der etwas lernen möchte, während sein Lehrer eher eine Chakrenkonstellation wie in Hexagramm Nr. 1 beschrieben haben sollte.

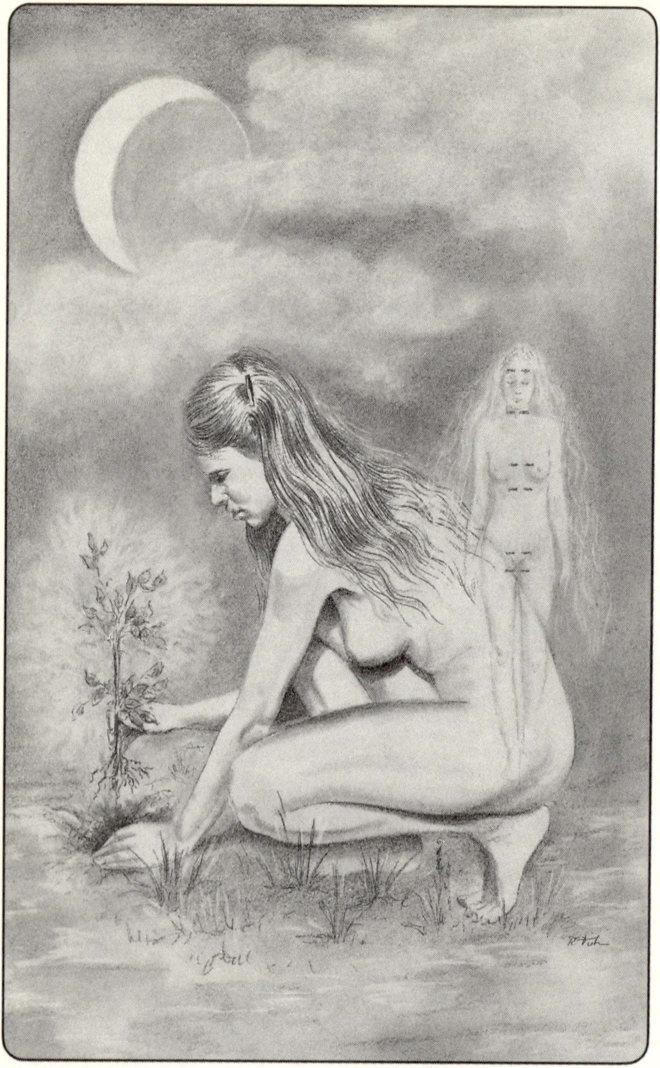

I Ging-Hexagramm 2 »Das Empfangende«

Nr. 11 Der Friede (Harmonie)

Waren die ersten beiden Zeichen recht einfach zu verstehen, wird es jetzt ein wenig schwieriger. Dieses Hexagramm hat in den unteren drei Plätzen Yang- Linien und auf den oberen drei Plätzen Yin-Linien. Der Selbsterhaltungstrieb ist also stark; Verwirklichung von Lebensfreude und Beziehung wird aktiv betrieben, ebenso die Fähigkeit an das Individuum herantretende Energien und Stoffe zu manipulieren, so daß sie nicht schaden, sondern aufbauend wirken, ist vorhanden. Das Herzchakra ist mit seiner Yin-Energie akzeptierend und tolerant, woraus auch für das gesamte System keine Gefahr erwächst, da seine notwendige Ergänzung zur Abgrenzung gegenüber der Aufnahme von zu starken oder schädigenden Einflüssen, das 3. Chakra, ja yang ist. Das Selbstausdruckschakra, dessen Zustand durch die 5. Linie von unten beschrieben wird, ist ebenfalls yin und damit besteht keine Gefahr, daß die starken Yang- Energien der unteren drei Chakren verwendet werden, um zu versuchen, anderen den Stempel der eigenen Individualität aufzudrücken. Die Machtausübung außerhalb der Notwendigkeit der Selbsterhaltung, die durch das 3. Chakra repräsentiert wird, ist also keine Gefahr für Kontakte. Da das Selbstausdruckschakra Yin ist, besteht sogar eine erhöhte Wahrnehmungsfähigkeit für den Selbstausdruck von anderen. Diese Offenheit für die Selbstdarstellung anderer hilft oft entscheidend, kritischen Situationen die Spitze zu nehmen, indem ein Mensch sich nach Außen hin für eine gewisse Zeit den Einflüssen anderer, denen an ihrer Selbstdarstellung viel liegt, anpassen kann, ohne daß er sich selbst verliert. Denn seine unteren drei Chakren sind durch ihre Yang-Kraft so stark, daß er sich im Inneren treu bleiben kann. Ein Bild dafür ist der Grashalm, der sich unter der Kraft des Windes beugt, aber durch seine feste Verwurzelung in der Erde und seine Elastizität nicht davongeweht wird, sondern wenn der Wind aufgehört hat zu blasen, einfach wieder nach oben federt und

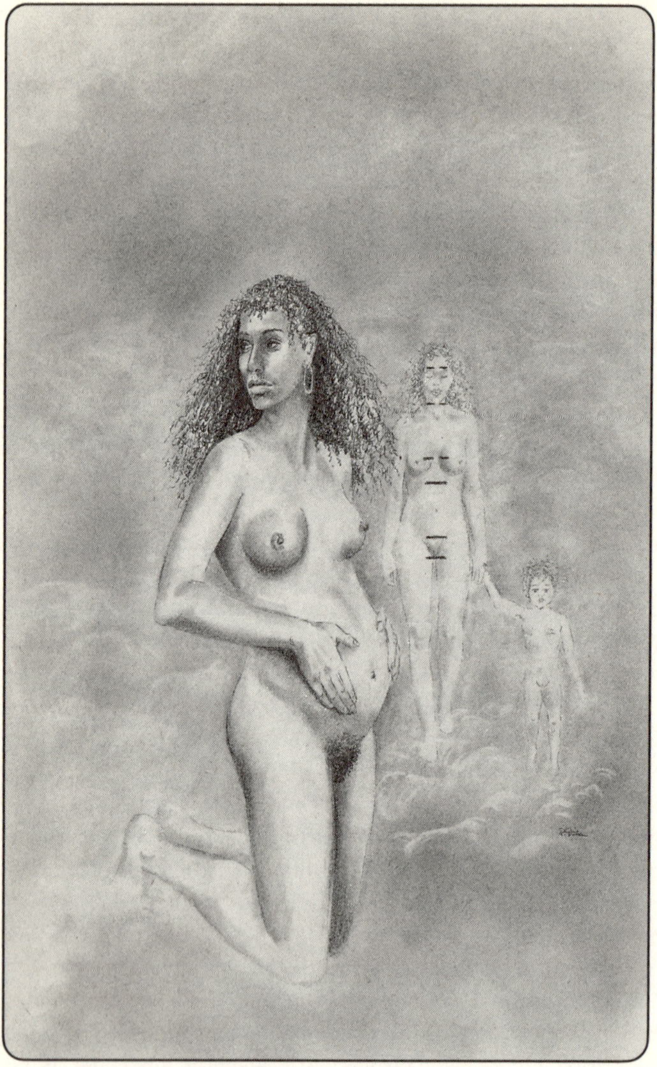

I Ging-Hexagramm 11 »Der Frieden«

seine ursprüngliche Haltung einnimmt. Das 3. Auge (6. Chakra) ist durch seine Yin-Qualität empfänglich für die Wegweisung durch die kosmischen Schwingungen, die einem Menschen die Fähigkeit vermitteln, in noch so komplizierten Situationen den Lebensweg zu verfolgen, der für ihn im Gesamtzusammenhang der Schöpfung wichtig und richtig ist. Gleichzeitig stellen die starken Yang-Chakren im unteren Bereich die Kraft und die Erdung bereit, den richtigen Weg auch zu gehen. Dem Wachsen und Gedeihen eines Menschen ist demnach kein Hindernis gesetzt. Die einzigen Risiken bestehen darin, daß er diesen schönen Zustand für selbstverständlich hält und sich nicht mehr um die Vervollkommnung seines Wesens kümmert oder durch die Muße seine Wurzeln schwach werden, sein Realitätssinn vergeht. Auch kann er intolerant werden und anderen vorhalten, sie seien selbst schuld an ihrer Misere, wenn sie nicht alles so richtig machen würden, wie er (Unbescheidenheit im Wohlstand). Oft findest Du so eine harmonische Konstellation bei einem sympathischen, erfolgreichen Geschäftsmann, der zu Deiner Überraschung auch spirituelle Interessen hat. Dieses Hexagramm symbolisiert auch die Zeit der Schwangerschaft, in der diese Struktur der Chakren notwendig ist, um ein neues Menschenwesen wachsen und Gestalt annehmen zu lassen. (Vergleiche dazu dieses Hexagramm mit Hexagramm Nr. 2, das den idealen Empfängniszustand der Chakren symbolisiert.)

Nr. 61 Innere Wahrheit

Dieses Hexagramm drückt einen Zustand der tiefen Erkenntnis aus. Das Wurzelchakra (1. Linie) ist yang und damit stark genug, daß Überleben zu sichern. Das Beziehungschakra ist ebenfalls yang. Dieses Zustand läßt den betreffenden Menschen aktiv an Beziehungen (auch mit sich selbst!) herangehen. Das Solarplexuschakra ist yin und dadurch kommen im Moment alle Energien so wie sie sind in das Innere der Körper-Geist-Seele. Im Allgemeinen kann das zu Schwierigkeiten führen, doch in diesem Hexagramm überwiegt der Nutzen. Die unteren beiden Linien sind stark genug, um für eine Weile die verwundbare Mitte zu Schützen, wenn es nötig ist. Die schwache 3. Linie hilft in diesem Fall, die Welt und sich selbst einige Zeit ohne Schönfärberei wahrzunehmen. Sich der Manipulation und Abgrenzung zu enthalten, ist eine unabdingbare Voraussetzung dafür, in Kontakt mit der wirklichen Wahrheit zu kommen. Sobald das 3. Chakra seine normale Tätigkeit ausübt, kommt ein Mensch ja nur noch mit passend aufbereiteten Energien in Kontakt. Die anderen, die nicht umgeformt werden können, werden draußen gehalten. Damit der Kontakt mit der Wirklichkeit auch zu einer Reifung der Persönlichkeit führen kann(Entfaltung des Herzchakras), muß das 4. Chakra yin, also annahmebereit sein. Durch die Toleranz dieses Zentrums ist eine Erkenntnis der Wahrheit möglich. Ohne diese Eigenschaft würde automatisch eine Situation geschaffen, die Konfrontation erzeugt. Ein ruhiges Beschauen und Wirken lassen der Wahrheit wäre nicht mehr möglich. Durch die Yang-Qualität des 5. Chakras ist die Fähigkeit gegeben, die im Herzbereich angenommenen Wahrheiten auszudrücken und Bestandteil des Selbstausdrucks werden zu lassen. Die Yang-Eigenschaft das 6. Chakras ist bei dieser Konstellation notwendig, um den Kontakt mit der umfassenden Wahrheit und die Bereitschaft, diese zu akzeptieren, nicht durch eine Betrachtung aus der Perspektive des persönlichen Weges zu stören. Es geht in diesem Hexagramm um

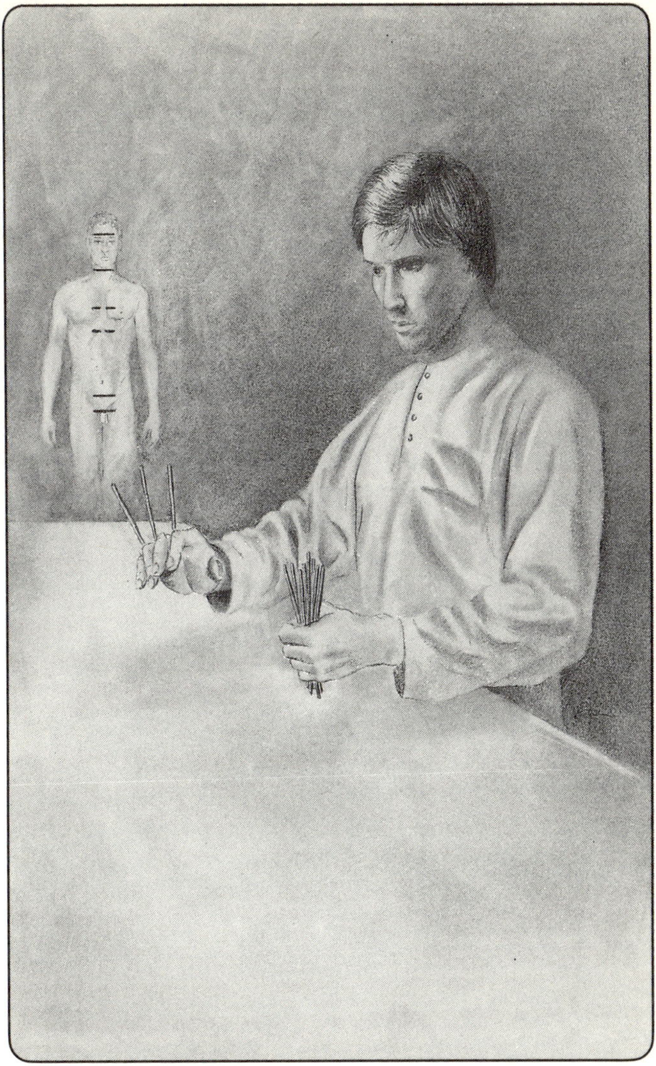

I Ging-Hexagramm 61 »Innere Wahrheit«

umfassende Wahrheiten. Sie können nur aus einer übergeordneten Perspektive wahrgenommen und angenommen werden. Dieser Bewußtseinszustand ist solange fern, wie sich ein Mensch an seinem eigenen Weg orientiert. Um dies zu erreichen, muß er sich auf die Schwingung eines Weges einstimmen, der, durch die kosmische Ordnung bestimmt, die Lebenspfade aller Beteiligten zusammenfaßt. Menschen, die für andere Entscheidungen treffen müssen, sollten sich in den Zustand der Inneren Wahrheit begeben können, damit sie Belange aller Betroffenen im Sinne der kosmischen Ordnung berücksichtigen können.

Nr. 6 Der Streit

Dieses Hexagramm beschreibt den Zustand der Hauptchakren während eines Streites. Die erste Linie ist yin, dementsprechend ist die Fähigkeit, aktiv durch Kämpfen oder Flüchten das Überleben zu sichern, nicht sehr ausgeprägt. “Seltsam”, denkst Du jetzt vielleicht, “da geht es doch um Auseinandersetzung?!”. Schon richtig, aber ein Streit entsteht meist dann, wenn jemand sehr verwundbar (angreifbar, nicht ausreichend kampf- oder fluchtfähig ist). Die Linie des Beziehungschakras ist yang. Hier will also jemand aktiv Beziehungen eingehen. Er verfolgt dabei aber stärker seine Eigeninteressen, als auf den anderen einzugehen. Das Machtchakra ist wieder yin und dadurch nicht in der Lage, disharmonische Einflüsse draußen zu halten oder so umzuformen, daß sie harmonisch integriert werden können (Verwundbarkeit, kann nichts wegstecken). Das Herzchakra ist yang und dementsprechend ist die Fähigkeit zu Toleranz und Liebe (Jemanden oder eine Situation ohne Vorbehalte annehmen können) nicht sehr ausgeprägt. Da das Halschakra ebenfalls yang ist, wird der betreffende Mensch auch noch den Drang haben, seine durch die Konstellation der unteren Chakren bedingte Disharmonie aktiv auszudrücken und seine Umwelt damit zu beeinflussen versuchen. Die anderen werden sich dadurch gestört fühlen und versuchen, sich abzugrenzen. Und schon ist der Streit in Gang. Das 6. Chakra mit seiner Funktion der Wegweisung ist ebenfalls yang und damit nicht offen für die Schwingungen des Universums an denen sich der “Streithammel” orientieren könnte, um aus seiner disharmonischen Stimmung herauszukommen und wieder im Einklang mit seiner Umwelt zu leben.

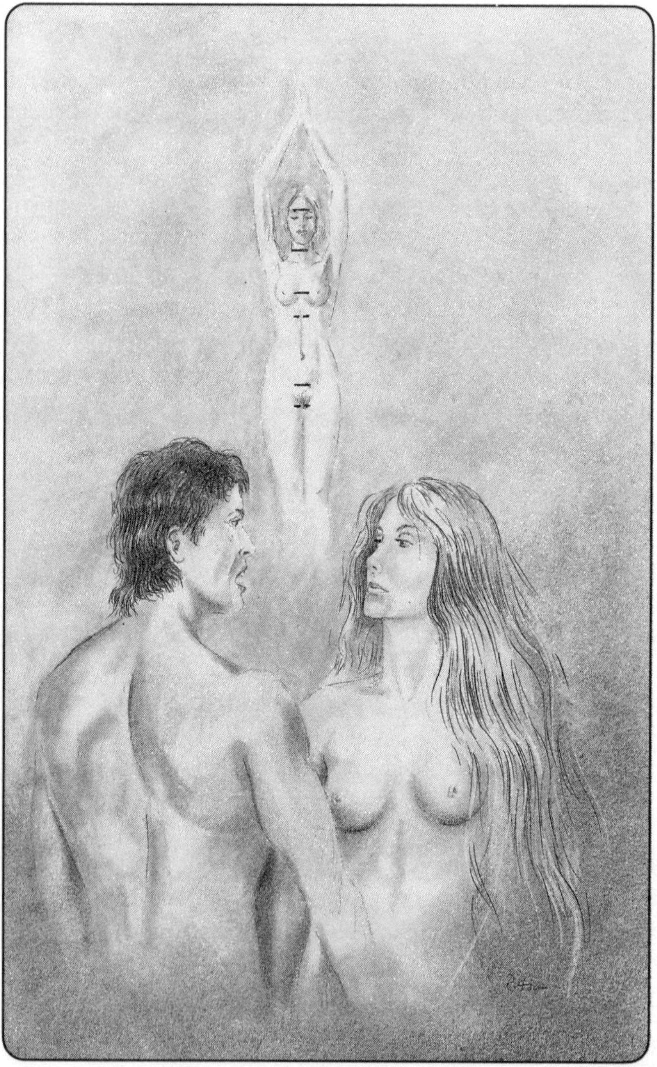

I Ging-Hexagramm 6 »Der Streit«

Nr. 52 Das Stillehalten (Meditation)

Dieses Hexagramm ist ein Symbol für den Zustand der Meditation. Jeder Meditation! Wie Du siehst, ist die erste Linie yin. Das Wurzelchakra mit seinen an sich aktiven Qualitäten des Flüchtens und Kämpfens ist also eher passiv. Statt sich aktiv um das Überrleben zu bemühen, ist hier ein Zustand des Geschütztwerdens dargestellt. Der Selbsterhaltungstrieb als wichtiger Bestandteil des Ego muß für eine erfolgreiche Meditation besänftigt werden, damit es für den Meditierenden möglich ist, sich sein Innenleben mit seinen teilweise bedrohlichen Bildern nur einfach anzuschauen, ohne es zu werten. Davor Flüchten, hieße diese unbewußten Anteile wieder auf irgendeine Art aus dem Bewußtsein zu verbannen. Damit kämpfen hieße, wertvolle Energie in einem Streit mit sich selbst zu verschwenden und damit den Prozeß des liebevollen Annehmens der Schreckgespenster, um den es bei einer Meditation hauptsächlich geht, unmöglich zu machen. Das 2. Chakra hat eine Yin-Qualität, da eine größtmögliche Selbstwahrnehmung für eine erfolgreiche Meditation eine unbedingte Voraussetzung bildet. Da durch das 2. Chakra aber auch die Umwelt mit ihren vielen Einflüssen wahrgenommen wird, ist es nötig, daß das 3. Chakra yang ist. So kann es einerseits die aus dem Unbewußten aufsteigenden Bilder harmonisch in das Ganze der Körper-Geist-Seele integrieren, andererseits von Außen kommende Einflüsse so aufbereiten, daß sie die inneren Prozesse nicht stören. Weil ein starkes Solarplexuschakra für sinnvolle Meditation so wichtig ist, legen alle an der Praxis orientierten spirituellen Traditionen soviel Wert auf seine Entwicklung und betonen, daß Meditationen nur mit leerem Magen auisgeführt werden sollen, da sonst dieses Energiezentrum schon mit der Verdauung weitgehend ausgelastet ist. Im Volksmund heißt es ja auch "Voller Bauch studiert nicht gern!". Wenn der Körper mit der Verwertung von Nahrung beschäftigt ist, hat er wenig Verdauungskapazitäten für geistige Eindrücke frei, für die dassel-

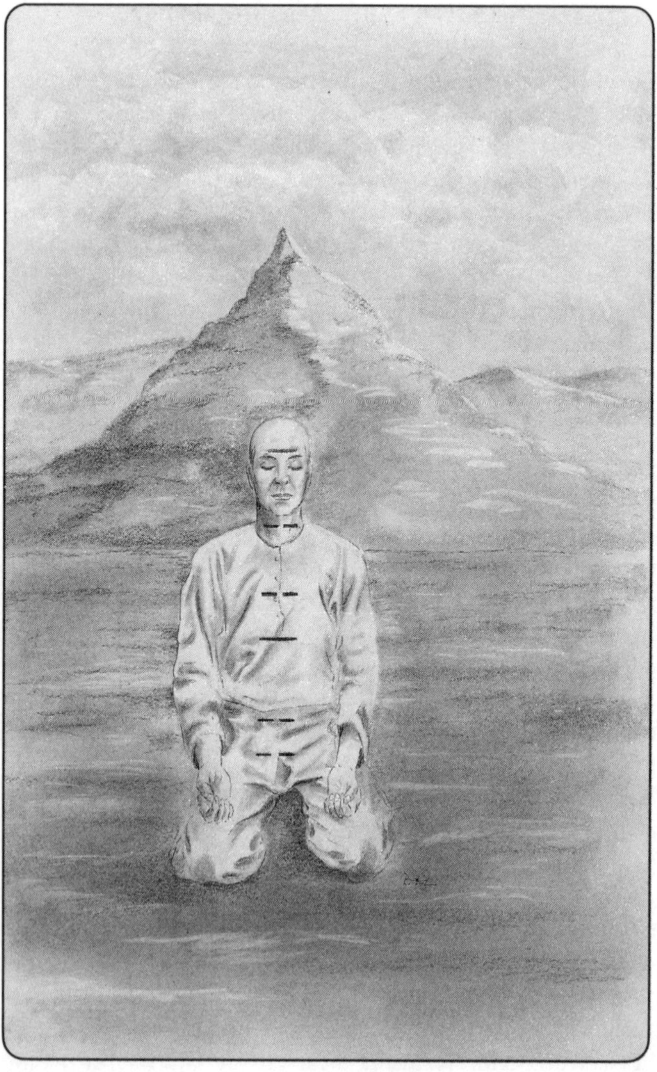

I Ging-Hexagramm 52 »Meditation«

be Zentrum zuständig ist. Das Herzchakra dagegen ist yin, damit es dem meditierenden Menschen leicht fällt, das, was er während der Übung an Schattenseiten in sich erkennt, liebevoll anzunehmen. Das Zentrum des Selbstausdrucks ebenfalls, denn bei der Meditation geht es um alles andere als um Selbstdarstellung. Diese würde von der Beschäftigung mit dem eigenen Innenleben nur ablenken. Das 6. Chakra hat eine Yang-Qualität. Warum das? Nun, im allgemeinen hat ein Mensch, der meditiert, den Wunsch, sich in irgendeiner Weise auf seinen Weg einzustimmen. Er kann es also noch nicht, sonst müßte er es ja nicht üben. Die Yang-Energie in diesem Chakra wird im Idealfall durch ein speziell für den betreffenden Menschen von einem erfahrenen Lehrer ausgewähltes und ihm zur Übung übergebenes Mantra (heiliges Wort), eine Atemmethode, eine Visualisierung oder ähnliches hervorgerufen, um dem Übenden eine spezielle Anregung zu geben, die ihn seinen Weg zunehmend besser wahrnehmen läßt. Ist diese Energie nicht im 3. Auge vorhanden, oder ist es eine Ausprägung, die für den Übenden zu dieser Zeit nicht paßt, funktioniert die Meditation nicht. Die Qualität der Yang-Energie muß von dem Lehrer auch immer wieder an den fortschreitenden Entwicklungsprozeß des Schülers angepaßt werden, bis dieser gelernt hat, sich selbst ausreichend einzustimmen, weshalb die östlichen Meditations-Traditionen auch soviel Wert auf die Begleitung des Übenden durch einen Meditationsmeister legen.

YIN- UND YANGEIGENSCHAFTEN IM ÜBERBLICK

Yin: Das Weibliche; der Norden; kalt; in der ursprünglichen Bedeutung: die der Sonne abgewandte Seite des Berges; der Mond; das Innere; der wolkenbedeckte Himmel; dunkel; die Schale; Raumausdehnung; Materie; ausführend; reagierend; behandelt; fühlen; empfinden; nähren; ruhen; bedingt; real; phlegmatisch, melancholisch; flüchten.

Yang: Das Männliche; die Sonne; warm; in der ursprünglichen Bedeutung: die im Sonnlicht liegende Seite eines Berges; hell; der Kern; das Äußere; der Lauf der Zeit; Energie; Idee; handelnd; schöpferisch; unbedingt; nichtreal; sanguinisch; cholerisch; denken; leisten; kämpfen.

EINE EINFACHE MEDITATION MIT DEM I GING

Zum Abschluß dieses Kapitels möchte ich Dir noch eine Methode beschreiben, eine Heilmeditation mit I Ging-Hexagrammen durchzuführen.

Überlege Dir zuerst, in welchem Bereich Deines Lebens Du gerne wachsen möchtest. Befrage dann das I Ging mit Münzen oder Schafgarbenstengeln - wie es in der einschlägigen Literatur beschrieben ist - nach einem Hexagramm, das Dir bei Deiner Entwicklung in diesem Bereich helfen kann. Mit dieser Art der Befragung des Buches der Wandlungen wendest Du Dich direkt an Dein Hohes Selbst und erhältst so Auskünfte, die im ganzheitlichen Sinne für Dich vernünftig sind. Zeichne das so gefundene Hexagramm groß auf ein Blatt Papier. Nun kann die eigentliche Übung beginnen.

Entspanne Dich, schließe die Augen und nimm Verbindung mit Deinem Inneren Kind auf. Bitte es, Dir dabei zu helfen, den energetischen Zustand Deiner sechs Hauptchakren auf die Energie des Hexagramms einzustimmen. Dann richte einfach Deine Aufmerksamkeit auf Deine Chakren und sieh zu, wie sie sich langsam auf die gewünschten Qualität einstellen. Betrachte sie dann etwa fünf Minuten in der Gesamtheit. Danke danach Deinem Inneren Kind, nimm ein paar tiefe Atemzüge, spanne einmal kurz alle Muskeln an und öffne Deine Augen.

Wiederhole diese Übung so oft Du magst. Höre auf damit, wenn Du Wiederwillen dagegen spürst und laß Dir bei anhaltender Abneigung dagegen vom I Ging ein neues Hexagramm geben. So einfach diese Übung auch ist, sie bringt viel in Bewegung!

7. Kapitel

Übungen zur farbigen Wahrnehmung feinstofflicher Energien

So, nun beginnen wir endlich mit der farbigen Wahrnehmung feinstofflicher Energien, auf die Du sicher schon sehr gespannt bist.

Bevor Du mit dem eigentlichen "Training" beginnst, bitte in der nun schon gewohnten Weise Dein Inneres Kind um seine Mitarbeit, damit der Teil Deiner Körper-Geist-Seele, der direkten Zugang zu den feinstofflichen Ebenen hat, auf die kommende Entdeckungs- und Lernreise vorbereitet ist.

Die nun folgenden Farbwahrnehmungsübungen sollen Dir dabei helfen, Deine Wahrnehmungsfähigkeit des Feinstofflichen immer mehr zu differenzieren und praktisch anwendbar zu machen. Um Deine Beobachtungen richtig deuten zu können, solltest Du Dich zuerst mit der Theorie des Energiesystems, der im nächsten Kapitel beschriebenen Deutung der Farben und dem in Kapitel 10 beschriebenen systematischen Aufbau einer Aura-Lesung vertraut machen. Das geht natürlich auch paralell zu den Übungen. Du kannst ja immer an den entsprechenden Stellen des Buches nachschlagen.

FARBWAHRNEHMUNGSÜBUNG 1

Begib Dich in den aus den Kapitel über das Schwarz/Weiß Auralesen bekannten Zustand des Inneren Sehens. Wünsche Dir von Deinem Inneren Kind, dabei auch Farben wahrzunehmen und schau Dir die verschiedenen Ebenen Deiner Aura an. Vergleiche dazu auch die Beschreibungen der Aura in Kapitel 4 und die Angaben in Kapitel 9 zur Vorgehensweise bei der Lesung und Deutung der Aura und ihrer Felder. Notiere ausführlich (!) zu jeder Ebene Deine Wahrnehmungen. Mir hat bei den ersten Übungen ein umfangreiches Set von farbigen Faserstiften gute Dienste geleistet. Die Aufzeichnungen mit den farbigen Stiften ersparen Dir umständliche Beschreibungen der Farben, die Du gesehen hat.

FARBWAHRNEHMUNGSÜBUNG 2

Wenn Du die einzelnen Bereiche Deiner Aura genau beschrieben und als Skizzen gezeichnet hast, begib Dich mit Deiner Wahrnehmung in den Bereich Deiner Hauptchakren und male mit den Filzstiften jedes von ihnen ausführlich mit allen Einzelheiten auf je ein DIN-A4 Blatt. Diese Übungen dauern zwar, und Du solltest sie wegen der anfänglich dazu nötigen Anstrengung auch nicht alle in einer Sitzung durchführen, aber sie tragen viel dazu bei, Deine Fähigkeiten zur differenzierten Farbwahrnehmung im feinstofflichen Bereich zu entwickeln. Außerdem ist es schon toll, seine Chakren in aller Farbenpracht zu malen. Für mich sind diese Übungen immer auch eine Selbstentdeckungsreise und es macht mir viel Spaß, mich auf diese Weise künstlerisch auszudrücken. Mach Dir übrigens keine Sorgen, wenn Du keine Routine im Malen hast. Mach es einfach - Du wirst Dich über die tollen Ergebnisse wundern. Wenn Du mit einer Gruppe übst (siehe Nachwort), dann lohnt es sich sehr, gemeinsam ausführlich eure Chakrenbilder und Auraskizzen zu besprechen und euch gegenseitig bei der Ausdeutung zu helfen. Fertige auch hier wieder zur Aura und zum Chakrensystem kleine schriftliche Ausarbeitungen an, um Dich darin zu üben, Zusammenhänge zu erkennen und flüssig auszuformulieren, was Du beobachtest. Dies ist für spätere Lesungen für andere Menschen sehr wichtig. Wahrscheinlich wird es Dir zuerst ein wenig schwerfallen, für alles passende Worte zu finden. Arbeite dann mit Beschreibungen und bildhaften Vergleichen. Es ist wichtig, eine Dir gemäße Sprache für Beobachtungen im feinstofflichen Bereich zu finden, da Du dann auch besser darüber nachdenken und Dich mit anderen austauschen kannst.

FARBWAHRNEHMUNGSÜBUNG 3

Beobachte mit dem Inneren Sehen Deine Muskelpanzergürtel und achte darauf, ob, und wenn ja, welche, Energiequalitäten dort festsitzen. Du wirst die entsprechenden Farben wahrnehmen und kannst daraus ableiten, welche Chakrenenergien in welchen Körperbereichen bei Dir blockiert werden.

FARBWAHRNEHMUNGSÜBUNG 4

Beobachte mit dem Inneren Sehen jeweils ein bestimmtes Nebenchakra und notiere, welche Farben es, abhängig von Deiner Stimmung annimmt. Deine Stimmung kannst Du mit unterschiedlicher Musik, mit Duftölen, Räucherwerk, Chakra-Meditationen (zum Beispiel mit der dafür besonders gut geeigneten Kassette "CHAKRA-MEDITATION" von Baginski/Sharamon, Windpferd Verlag) oder vorangegangenen Phantasiereisen verändern. Führe diese Übungen zu allen beschriebenen Nebenchakren durch und mache genaue Aufzeichnungen von den Lesungen. Achte darauf, ob bestimmte Energien nur schwerfällig oder vielleicht gar nicht in dem betrachteten Nebenchakra auftauchen und wie klar die Farben dabei sind. Diese Übungen geben Dir nicht nur Routine, sondern mit der Zeit auch eine verbesserte

Intuition auf die hinter bestimmten Farben in den Nebenchakren stehenden Stimmungen und Gefühle, sowie deren Quelle (Hauptchakrabezug) weil Du diese selbst erfahren hast. Es ist ganz wichtig für die Entwicklung aller Bereiche der feinstofflichen Wahrnehmung mit Dir ausführliche Erfahrungen zu sammeln. Was Du bei Dir selbst erfahren und gespürt hast, kannst Du bei anderen leichter wahrnehmen, seinen Sinn tiefer verstehen und die Beobachtungen besser im Zusammenhang praktisch deuten.

FARBWAHRNEHMUNGSÜBUNG 5

Betrachte mit dem Inneren Sehen die feinstoffliche Funktion Deiner in Kapitel 4 ausführlich beschriebenen Hauptorgane und Meridiane. Schau Dir die Farbqualitäten an und deute sie im Zusammenhang mit Deinen Beobachtungen auf der Hauptchakren-, Nebenchakren- und Auraebene.

Wenn Du genug Erfahrungen mit der Beobachtung und Deutung Deines Energiesystems gesammelt hast, kannst Du dazu übergehen, zum Beispiel nach Bildern historischer Personen, von denen Biographien erhältlich sind, Lesungen zu machen und auch mit Freunden oder in einem Arbeitskreis Gleichgesinnter zu trainieren. Du solltest aber zu Anfang wirklich nur an Dir Üben. Sonst kannst Du nicht zu einem echten Verständnis der Vorgänge im Energiesystem in Kopf und Bauch kommen.

8. Kapitel

Die Bedeutung der Farben in der feinstofflichen Wahrnehmung

Die Deutung der Farben ist beim Auralesen von großer Wichtigkeit. Sowohl die Farbe selbst, wie auch ihre Mischung mit anderen Farben, ihre Leuchtkraft, ihre Klarheit oder ihre Abtönung mit Schwarz oder Weiß geben wichtige Aussagen über die diesen Symbolen zugrundeliegenden Energiequalitäten wieder. Damit du die Beschreibungen der einzelnen Farben im Zusammenhang verstehen kannst, möchte ich Dir als Einleitung ein wenig Grundsätzliches über die Farbenlehre erzählen.

DIE REGENBOGENFARBEN, SCHWARZ UND WEISS

Alle Farben des Regenbogens (Spektralfarben) entstehen aus dem weißen Licht, der vereinigten Gesamtheit der Einzelfarben, wie wenn es zum Beispiel in einem Regentropfen gebrochen und damit in seine Bestandteile zerlegt wird. Der Regenbogen symbolisiert den Zustand der Einheit, des liebevollen Miteinanders. An ihm können wir beobachten, daß alle Farben ihren Sinn haben und mit allen anderen harmonisch verbunden sind. Wird eine Farbe weggelassen oder verstärkt in diese Farbmischung einbezogen, ergibt sich kein Weiß mehr, da das Gleichgewicht gestört ist. Dementsprechend sind alle Farben gleich wichtig. Keine ist "besser" oder "schlechter" als die andere. Dieser Sachverhalt ist sehr interessant in Bezug auf die Deutung der Farben der Hauptchakren. Ist die Farbe eines oder mehrerer Hauptchakren zu stark oder zu schwach, kann sich das 7., das Kronenchakra, das den Zustand der liebevollen Selbstannahme eines Menschen abbildet, nicht in strahlendem Weiß entfalten.

Die Farben ergeben sich dadurch, daß von einer Oberfläche alle anderen Teilschwingungen des weißen Lichtes aufgenommen werden und nur die für uns sichtbare Farbschwingung zurückgeworfen wird. Ein weiß erscheinendes Material reflektiert dementsprechend alle Schwingungen - es läßt nichts an sich heran. Dementsprechend kann ein deutlich ausgeprägtes Weiß im Energiesystem ein starkes Schutzbedürfnis ausdrücken (Ich will nicht verletzt/berührt werden!), es kann ein Zcichen von Hochmut sein (Laßt mich mit eurem Unsinn in Ruhe! Die anderen sind unwichtig! o. ä.) und es kann von spirituellen Lehrern und Therapeuten bewußt eingesetzt werden, um ein perfekter Spiegel für den anderen zu sein. Durch diese Eigenschaft wird der Schüler/Klient mit allen seinen Anteilen konfrontiert - auch mit seinen verdrängten Anteilen, die er sonst gut vor sich und anderen zu verstecken sucht. Weiß kann sich als Energiequalität in der Aura auch dann zeigen, wenn sich der betreffende Mensch vollständig angenommen hat und eine starke liebevolle Schwingung auf allen Ebenen aussendet. Dann überstrahlt das entfaltete Kronenchakra alle anderen Schwingungen und färbt dadurch auch die Aura. Ich nenne das ein "aktives" Weiß zur Unterscheidung des "passiven" Weiß, das so wirkt, weil es nichts an sich heranlassen möchte. Dieser aktive Zustand ist allerdings sehr selten und wird dann wohl nicht bei einem Deiner Klienten zu beobachten sein, sondern eher, wenn überhaupt, bei einem Menschen, bei dem Du Rat suchst. Weiß ist also isoliert kaum zu deuten. Wenn Du diese Energie beim Auralesen bemerkst, betrachte immer genau die mit den verschiedenen unterschiedlichen Funktionen zusammenhängenden Teile des Energiesystems, um zu einer schlüssigen Deutung zu kommen. Nach meiner Erfahrung ist Weiß meistens bei Menschen, die sich schützen und bei Menschen, die nichts annehmen, nicht mit der Realität konfrontiert werden möchten, zu beobachten. Weiß hat also eine starke Verbindung zum Solarplexuschakra (Ängste, Macht und Manipulation)

MERKSATZ ZU WEISS: Ich will nichts haben!

Das Gegenteil von Weiß ist Schwarz. Auch diese Qualität ist keine Farbe im engeren Sinne des Wortes. Schwarz nehmen wir wahr, wenn eine Substanz alle Teilschwingungen des Lichtes ohne Unterschied in sich aufnimmt. In gewissem Sinne ist Schwarz also die Farbe der Liebe, der unbedingten Annahmebereitschaft und damit eng mit den Energien des Herzchakras verbunden. Durch Schwarz erhalten umliegende Farben stärkere Leuchtkraft; es steigert ihren individuellen Ausdruck, weil es durch seine Eigenschaft des unbedingten Annehmens eine Umgebung schafft, deren Ausstrahlung nicht mit der der anderen Energien konkurriert. Schwarz speichert auch Energien. Wenn Du im Sommer Kleidung in dieser Farbe trägst, wird Dir sehr viel heißer werden, als zum Beispiel in strahlend weißer Garderobe, die alle Energien von Dir weghält. Schwarz im Energiesystem zeigt so u. a. an, daß ein Mensch Energie braucht. Sehr erschöpfte, geschwächte Menschen zeigen häufig diese Färbung. Ebenso findest Du Schwarz in der Aura, wenn Menschen den Fluß ihrer Lebenskräfte so blockiert haben, daß sie auf das Ansaugen der vitalen Energien anderer angewiesen sind. Tendenziell neigen auch in irgendeiner Form magisch stark engagierte Menschen dazu, weshalb Schwarz oft als Farbe der Magie angesehen wird, was sie mit Sicherheit nicht ist. In der magischen Praxis steht die Verwirklichung der eigenen Wünsche im Vordergrund. Da sich diese nur selten mit den Wünschen des Universums decken, gibt's von dort auch keine Unterstützung. Also muß der Magier mit individueller Energie arbeiten, die so schnell zumeist nicht wieder regeneriert werden kann und außerdem in erheblichem Maße mobilisiert werden muß, da ja auch noch gegen den universellen Lebensfluß geschwommen wird. Die so entstehenden erheblichen Energieprobleme zeigen sich in Disharmonien im Bereich des 1. Chakras, und starken Blockaden im Bereich des 6. Chakras. Als scheinbar leichter Ausweg bietet sich dann das bewußte oder unbewußte Ansaugen von Lebenskräften anderer an (Psychovampirismus), das aber auch nur zeitlich begrenzt funktioniert, weil dadurch das Solarplexuschakra ständig überlastet wird. Langer Rede kurzer Sinn: daher kommt die Zuordnung der Farbe Schwarz zur Magie, die Du auf keinen Fall unbesehen übernehmen darfst. Schau Dir genau wie bei der Farbc Weiß erst das gesamte Energiesystem an, bevor Du Dich auf eine Deutung festlegst. Schwarz ist als Farbe der Annahmebereitschaft übrigens immer bei aufmerksamen Schülern und allgemein bei Menschen zu beobachten, bei denen ein starkes Interesse für irgendeine Wahrnehmung geweckt ist. Schwarz ist also auch die Lernfarbe. Als Letztes: Blockaden erscheinen oft Schwarz, da der Körper hier Energien ansaugt, um sie festzuhalten. Du wirst selten bei Blockaden ein reines Schwarz beobachten, meist ist es eine stark abgetönte Komplementärfarbe zu der Energie, die festgehalten werden soll. Der Körper selektiert aus gutem Grund was fließen und was gestaut werden soll.

MERKSATZ FÜR SCHWARZ: Energie zu mir!

Ein umfassendes Verständnis der vielen Aspekte von Schwarz und Weiß ist sehr wichtig, um die Bedeutung der verschiedenen Hell- und Dunkeltöne der Farben beim Auralesen erfassen zu können und die grundsätzlichen Mechanismen der Energielenkung zu begreifen.

Schwarz und Weiß ergänzen sich sinnvoll, um den Fluß der

Lebensenergien zu ermöglichen und in Gang zu halten. Ein Symbol dafür ist die aus dem Chinesischen stammende Yin/Yang-Monade. Mache nicht den Fehler, diese Farben einfach als "Gut" und "Schlecht" zu deuten!

DIE SECHS HAUPTFARBEN

Bei der Besprechung der folgenden sechs Farben beziehe ich mich auf die Farbtafeln, die auf der Rückseite des Buchdeckels gedruckt sind. Es ist wichtig, daß Du einen optischen Eindruck von den Farben hast, die ich meine. Wenn Du Dir die Ringe anschaust, wirst Du feststellen, daß die Farben etwas ungewohnt wirken. Das ist kein Wunder, denn es sind ideale Farben.

Im Rot ist weder Schwarz, noch Weiß, noch Gelb, noch Blau. Ebenso verhält es sich mit den anderen beiden Grundfarben, die ohne Beimischung anderer Farben gedruckt sind. Die Mischfarben sind zu je 50 % aus zwei Farben hergestellt. Also Orange zur Hälfte aus Rot und Gelb, Grün zur Hälfte aus Gelb und Blau und Violett zur Hälfte aus Rot und Blau. Und sonst ist weiter nichts drin, deswegen sehen sie etwas seltsam aus. In natura wirst Du diese Töne während einer Lesung so nur sehr selten sehen. Es sind eben Idealfarben. Dadurch, daß Du jetzt aber weißt, wie diese Farben aussehen, wenn sie wirklich rein sind, kannst Du Abtönungen aller Art leichter identifizieren und deuten. Diese Abtönungen entstehen in den Chakren zum Beispiel, wenn ein Energiezentrum durch ein anderes überlagert wird oder gerade mit ihm in enger Verbindung steht, weil sie zusammen eine Aufgabe zu erfüllen haben. Im ersten Fall ist ein Chakra abgetönt, das einflußnehmende jedoch nicht. Im zweiten Fall sind beide ein wenig mit der Farbe des jeweils anderen angereichert.

Ist ein Chakra mit Schwarz abgetönt, deutet dies auf tendenzielle Aufnahmebereitschaft für Energien hin. Um zu einer Deutung zu kommen, mußt Du dann dieses Chakra in Bezug setzen zu Deinen

Beobachtungen bei dem Rest des Energiesystems.

Ist ein Chakra mit Weiß abgetönt, kannst Du davon ausgehen, daß hier aus irgendeinem Grund Energie herausgehalten werden soll. Warum, erfährst Du wieder durch Bezugnahme auf Deine weiteren Beobachtungen.

DIE DREI GRUNDFARBEN ROT - GELB - BLAU (DIE YANG-FARBEN)

Diese Farben stellen die Grundlagen für alle anderen Farbmischungen dar. Sie können zwar durch Schwarz dunkler und durch Weiß heller getönt, aber nur durch die Abmischung mit anderen Farben in ihrer Energiequalität wirklich verändert werden. Insofern sind sie gewissermaßen Ausdruck von Urenergien, die alle anderen bedingen. Dementsprechend sind sie auch yang und den Yang-Chakren zuzuordnen: ROT - Wurzelchakra; GELB - Solarplexuschakra; BLAU - Selbstausdruckschakra.

DIE BEDEUTUNG DER FARBE ROT

Rot ist wahrscheinlich die erste Bezeichnung einer Farbe, die überhaupt verwendet wurde. Kein Wunder, denn Rot symbolisiert den Willen zur Inkarnation in der materiellen Welt. Fehlt es in den zentralen Bereichen des Energiesystems oder ist es nur schwach vorhanden, deutet das auf einen geschwächten Existenzwillen hin. Das muß nur in den seltensten Fällen ein direkter Todeswunsch sein, sondern wird meist eine Schwächung der primären Vitalkräfte bedeuten, aus der natürlich alle möglichen Disharmonien erwachsen können. Eine Dominanz von Rot weist auf einen im Vordergrund der Lebensgestaltung stehenden Überlebenskampf hin. Wenn es in Teilbereichen mit großer Strahlkraft auftritt, kann es auf latente oder schon körperlich manifestierte Entzündungen hinweisen, die ja auf nicht ausgelebte Auseinandersetzungen zurückzuführen sind. Allergien machen sich oft durch Rotglimmen in den betroffenen Bereichen bemerkbar, und sind abgetönt mit den Farben, die die Allergie auslösenden Qualitäten symbolisieren. Eine Energie, die diese Qualität harmonisch ergänzent, ist das Grün des Herzchakras. Grün lenkt überschießende Rot-Energien in sinnvolle, wachstumsfördernde Bahnen und regt die Bildung von Rot-Energien an, wenn sie zu schwach vorhanden sind. Daher läßt sich auch die Verbindung des Herzchakras mit dem Immunsystem, das im Prinzip dem Wurzelchakra zugeordnet ist, aber durch das Herzzentrum aktiviert werden muß, erklären. Im ausgewogenen Verhältnis zu den anderen Farben deutet Rot auf Vitalität, Dynamik, Realitätsnähe, Motivationsfähigkeit und allgemein auf Energiereichtum und ein unter kosmischen und individuellen Gesichtspunkten sinnvoll gestaltetes Leben hin.

Ziehe zur Deutung dieser Farbe auch meine Interpretation des Wurzelchakras heran. Rot hat organisch eine Verbindung zum MESODERM, einer Gewebeart des Körpers, die aus einem der drei sogenannten Keimblätter (mittleres Keimblatt) nach der Zeugung eines Menschen erwächst. Später entstehen aus diesem Keimblatt Skelett, Bindegewebe, Muskeln, Urogenitaltrakt, Milz, Blutgefäße, Herz und Blutzellen.

Die Sternbilder Löwe und Widder lassen sich ebenfalls zuordnen.

MERKWORT: Existenzwillensenergie

Auf der Rückseite des Einbandes ist diese Farbe gedruckt und mit “1” bezeichnet.

DIE BEDEUTUNG DER FARBE GELB

Gelb ist die strahlendste der Grundfarben. Es ist die Farbe des Lichtes der Mittagssonne. Seine Schwingung symbolisiert Lösung bis hin zur Auflösung. Deshalb wird das “Verdauungschakra”, das 3. Chakra, mit Gelb in Zusammenhang gebracht. Es ist auch die Farbe der Denker und Philosophen, der Analytiker und der weisen Herrscher, die die Gesetze des Himmels auf der Erde verwirklichen. Der erste Kaiser der chinesischen Geschichte, der gleichzeitig ein großer Lehrer der Menschen und eine Art Heiliger war, wird der "Gelbe" Kaiser (Huang Ti) genannt. In China war diese Farbe deshalb den Kaisern allgemein zugeordnet. Nun ist Gelb in unseren Breiten sehr zwiespältig besetzt. Ausgestoßenen wie den Juden, Prostituierten und Frauen mit unehelichen Kindern wurde ein gelbes Zeichen verpaßt.

Wodurch werden diese entgegengesetzten Interpretationen hervorgerufen? Meiner Ansicht nach ist dies aus der Schwierigkeit heraus entstanden, sinnvoll mit den Energien, die durch die Farbe Gelb symbolisiert werden, umzugehen. Um die Weisheit und die beinahe übermenschlichen Qualitäten dieser Schwingung vollständig zu entwickeln, muß man alle Höhen und Tiefen des Lebens erfahren, ihren Sinn verstanden und liebevoll angenommen haben. Erst dann wird die Macht nicht mehr aus der Angst, der Gier und der Abneigung heraus eingesetzt, sondern nach dem göttlichen Willen angewendet. Wahre Weisheit und Liebe läßt sich nicht aus Büchern und trockenen Diskussionen lernen. Nur ein verarbeitetes und vorurteilsfrei integriertes Erlebnis kann diese Eigenschaften entwickeln. Der Leidensweg Christi und Hesses's Roman "SIDDHARTA" zeigen die Entwicklung der Strahlkraft der Farbe Gelb sehr anschaulich. Viele Menschen begeben sich zwar auf die bewußte oder unbewußte Suche danach, aber stranden in den Niederungen des Lebens anstatt diese als Läuterung zu akzeptieren.

Ein Weiser "in spe", der gerade eine für seine Entwicklung notwendige "Gossenerfahrung" macht, um später mit tiefen Einsichten und größerer Liebesfähigkeit zu anderen, "netteren" Lebensbereichen zu gehen, unterscheidet sich wenig von jemandem, der in einer schwierigen Lebenssituation steckengeblieben ist und keinen Ausweg erkennt und vielleicht sogar schon aufgehört hat, zu suchen. Wenige Menschen sind sich dieser Zusammenhänge bewußt. In der unterschiedlichen Bewertung der Farbe Gelb kommt aber auch das tiefere Wissen um ihre Eigenheiten zum Ausdruck.

Weil die vollkommene Strahlkraft des Gelben eine notwendige Voraussetzung für die Entwicklung der Liebesfähigkeit im 4. Chakra (grün) ist, also dieses bedingt, ist dem Solarplexus eine Primärfarbe zugeordnet und dem Herzzentrum eine Mischfarbe. Es ergeben sich weitreichende Konsequenzen aus diesen Zusammenhängen. Nimm Dir Zeit, sie für Dich zu durchdenken und Dich hineinzufühlen, es lohnt sich. Ich möche Dir diese Arbeit nicht abnehmen, da es von wesentlicher Bedeutung für Deine Entwicklung ist, bestimmte Zusammenhänge eigenständig zu erfassen.

Achte bei der Deutung von Gelb bei einer Lesung besonders auf Klarheit und Strahlkraft. Ist der Gelbton in irgend einer Weise getönt, wird mögliche Weisheit und klare Urteilsfähigkeit durch die Energien, die sich in das Gelb mischen, behindert. Besonders interessant ist das in Hinsicht auf Menschen, die erzählen, sie würden aus dem Gefühl heraus leben, in Wirklichkeit aber durch starke Farbbeimischungen in den Gelbbereichen aber eher einen durch festgehaltene und fehlgeleitete Energien behinderten Verstand haben, der ihr Leben zu bestimmen sucht.

Reines Violett kann überschießendes Gelb, also zum Beispiel ständige Grübelei, deren Ergebnisse nicht in die Tat umgesetzt werden, harmonisieren, indem es die Analyseenergie mit der Fähigkeit zur Erkenntnis in Kontakt bringt und dadurch eine Motivation zum Handeln auslöst.

Ziehe zur Deutung dieser Farbe auch meine Ausführungen zum 3. Chakra heran. Organisch steht Gelb über die Zuordnung zur Gewebeart EKTODERM, das sich aus dem sogenannten äußeren Keimblatt entwickelt mit Oberflächengeweben (z. B. Haut), den Sinnesorganen, dem Gehirn und dem Nervensystem in Verbindung.

Die Sternbilder Zwilling und Skorpion haben eine Beziehung zu Gelb.

MERKWORT: Analyseenergie

Auf der Rückseite des Einbandes ist diese Farbe abgedruckt und mit “3” bezeichnet.

DIE BEDEUTUNG DER FARBE BLAU

Blau ist die spirituellste der drei Grundfarben. Es ist die Farbe des materiellen Ausdrucks der Universellen Lebensenergie, die in damit aufgeladenem Wasser zum Beispiel deutlich wird. Bei einer Lesung kannst Du aus den Blautönen im Energiesystem ersehen, welche individuellen Spielarten der Universellen Lebensenergie sich ausdrücken möchten, bzw. können oder nicht können. Eine dunkle Tönung bedeutet tendenziell eine Behinderung des Ausdrucks, eine helle Tönung zwar einen Ausdruck einer Energie, der aber irgendwie “verkleidet” wird. Wenn jemand ein Gefühl des Neides (Gelbtönung) in Form scheinbar sachlicher Kritik äußert, siehst Du ein hellgetöntes Blau mit dunklen Gelb-Einschüssen. Schau Dir zur tieferen Deutung immer die Energiezentren an, in denen ähnliche Farben sind. Im allgemeinen wird Blau immer im Zusammenhang mit den Farben auftreten, die sich ausdrücken wollen. Nur der Selbstausdruck eines Menschen, der sich vollständig annehmen gelernt hat, ist von einen strahlenden reinen Blau. Blaues Licht wirkt übrigens beruhigend und kann harmonisierend bei Entzündungen und Reizungen wirken. Der Kontakt mit dem Symbol der alles durchdringenden Universellen Lebensenergie baut eben Streitigkeiten ab. Die Kommunikation (Energieausgleich) und das Verständnis für andere werden gefördert.

Reines Orange kann überschießendes Blau harmonisieren, indem es den Selbstausdruck um der Geltungssucht willen, also zum Selbstzweck, wieder in die gesunderen Bahnen des

Selbstausdrucks zur Selbsterfahrung und damit zum sinnvollen und fairen Energieaustausch mit der Umwelt leitet.

Ziehe zur Deutung von Blau auch meine Erklärungen zum 5. Chakra heran. Organisch steht Blau über die Gewebeart ENTODERM (inneres Keimblatt) mit dem Oberflächengewebe ("Auskleidung") des Verdauungstraktes (Funktionen: Schutz, Stoffaustausch, Reizaufnahme), dem Parenchym (Funktionstragendes Gewebe) der Mandeln, Schilddrüse, Nebenschilddrüse, Thymus, Leber, Pankreas, den auskleidenden Geweben der Harnblase, Harnleiter und einigen Bereichen des Innenohres in Verbindung.

Als Sternzeichen lassen sich Krebs und Stier zuordnen.

MERKWORT: Ausdrucksenergie

Auf der Rückseite des Einbandes ist diese Farbe abgedruckt und mit "5" bezeichnet.

DIE DREI PRIMÄREN MISCHFARBEN ORANGE - GRÜN - VIOLETT (DIE YIN-FARBEN)

Diese Farben ergeben sich aus der Mischung von jeweils zwei Grundfarben. Sie symbolisieren dementsprechend Vereinigung von verschiedenen Qualitäten und sind dadurch Yin zuzuordnen. Daraus ergibt sich ihre Verbindung zu den Yin- Chakren: ORANGE -Sexualchakra; GRÜN - Herzchakra; VIOLETT - 3. Auge. Mischfarben symbolisieren die Realisierung der Ideen der Primärfarben in der materiellen Welt.

DIE BEDEUTUNG DER FARBE ORANGE

Orange ist eine Mischfarbe aus Rot und Gelb. Sie konkretisiert den Willen zur Existenz und zur Analyse der Erscheinungen in der materiellen Welt durch die Offenheit für Beziehungen und die

Freude und Lust an ihnen, die Beziehungen aller Art stabilisieren und tragfähig machen. So werden durch Orange Erfahrungen möglich gemacht. Reines Blau kann überschießendes Orange stabilisieren und so dazu beitragen, sich nicht in den Erfahrungen zu verlieren. Also sie zu durchleben, ohne aus ihnen einen Nutzen für die eigene Entwicklung zu ziehen und den Sinn nur im "Spaß an der Freud'" zu sehen. Orange kann immer dann hilfreich sein, wenn ein Mensch die Lust am Leben verloren hat. "Abgehobenen" Menschen, die nur noch in höheren Regionen zu leben glauben, kann Orange den Sinn für die Realität wiedergeben.

MERKWORT: Erfahrungsenergie

Zugeordnetes Energiezentrum: 2. Chakra

Auf der Rückseite des Einbandes ist diese Farbe abgedruckt und mit "2" bezeichnet.

DIE BEDEUTUNG DER FARBE GRÜN

Grün ist eine aus Gelb und Blau zusammengesetzte Mischfarbe. Sie konkretisiert die Fähigkeit zur Analyse der Erscheinungen der materiellen Welt unter spirituellen Gesichtspunkten. Wenn Du die Welt in ihren Abläufen zwar irdisch-logisch verstehst, jedoch den göttlichen Sinn hinter all dem nicht verstehst, wirst Du sie letztlich(!) hassen und an ihr verzweifeln. Kannst Du jedoch das strahlendreine Gelb der Sonne mit dem transzendierenden Blau des Himmels verbinden, erlangst Du einen Zustand der im Allgemeinen als Erleuchtung bezeichnet wird. Erleuchtung erwächst immer aus einem Kontakt des reinen Blau mit einer anderen Farbe. Allerdings hat die "Herzenserleuchtung", die durch ein klares Grün symbolisiert wird, die vielleicht tiefgreifendsten Auswirkungen auf das Leben und speziell das Erleben, also auf die Art eines Menschen, mit Erfahrungen umzugehen. Nicht umsonst ist Grün die Farbe des harmonischen Wachstums und der Pflanzen, deren Wirkstoff Chlorophyll ihnen eine Verbindung der Energien der Sonne mit den Bestandteilen der materiellen Welt ermöglicht.

MERKWORT: Schöpfungsenergie (Wenn Du Dich jetzt wunderst, daß hier nicht “Liebesenergie” steht: Die Schöpfung ist Liebe, die Gestalt geworden ist. Denk mal darüber nach und hör nicht gleich auf, wenn die Konsequenzen daraus an Deinem Weltbild rütteln!) Überschießendes Grün kann durch reines Rot harmonisiert werden. Konkret kann dies die Wiederherstellung eines gesunden Selbstbehauptungswillens aus einer Phase der Selbstaufgabe zu Gunsten anderer bedeuten.

Zugeordnetes Energiezentrum: 4. Chakra

Auf der Rückseite des Einbandes ist diese Farbe abgedruckt und mit “4” bezeichnet.

DIE BEDEUTUNG DER FARBE VIOLETT

Violett ist eine aus Rot und Blau zusammengesetzte Mischfarbe. Sie repräsentiert die Verschmelzung des unbedingten Willens zur Existenz auf der materiellen Ebene mit der Ausrichtung dieser gewaltigen Kraft auf die Gesetze der Universellen Lebensenergie, also einer Spiritualisierung des Existenzwillens. Reines Violett zeigt bei einer Lesung immer einen tiefgreifenden Harmonisierungsprozeß an. Der betreffende Mensch ist dann dabei, sein Leben ganz oder in Teilbereichen so zu gestalten, daß es seiner persönlichen Bestimmung in Einklang mit den Erfordernissen des Universums entspricht. Überschießendes Violett kann durch ein reines Gelb harmonisiert werden. Wenn Du jetzt überlegst, warum Violett in großen Mengen disharmonisch ist: jemand der alles richtig macht, ist nicht mehr in der Lage, Lieben zu lernen und an der Anstrengung mit der Herausforderungen bewältigt werden müssen, zu wachsen. Das Hexagramm Nr. 63 im I Ging beschreibt diese Situation sehr gut. Es ist nicht der Sinn unserer irdischen Existenz, vollkommen zu sein, sondern Erfahrungen zu machen und aus der Konsequenz der Annahme unserer Unvollkommenheit heraus, Lieben zu lernen. Ein Mensch, der immerzu alles richtig macht, steht damit langfristig sowohl seiner als auch der Entwicklung anderer im Wege, da ja alles miteinander verbunden ist.

MERKWORT: Erkenntnisenergie

Zugeordnetes Energiezentrum: 6. Chakra

Auf der Rückseite des Einbandes ist diese Farbe abgedruckt und mit “6” bezeichnet.

9. Kapitel

Der praktische Ablauf einer Auralesung

Nachdem Du Dich nun gründlich in die Theorie und Praxis des Aura- und Energiefeldlesens eingearbeitet und schon genug praktische Erfahrungen hast, um die ersten Sitzungen für andere zu machen, möchte ich Dir einige Tips und Ratschläge zum Aufbau und Ablauf einer Auralesung geben. Ähnlich wie bei anderen beratenden Tätigkeiten auch, gibt es Verhaltensweisen und Organisationsmethoden, die Dir die Arbeit sehr erleichtern können.

PASSENDE BEDINGUNGEN FÜR EINE AURALESUNG

Da das Energiefeld eines Menschen in Wechselwirkung mit Umweltenergien und -situationen steht, solltest Du tiefgehende Lesungen nicht während Mond- oder Sonnenfinsternissen durchführen und auch davon Abstand nehmen, wenn Dein Klient sehr gestreßt ist oder von starken Gefühlen beherrscht wird. Du solltest selbst auch ausgeglichen sein und nicht unter Termindruck stehen. Es ist besser, im Zweifelsfall eine Sitzung zu verschieben, als zu wichtigen Themen falsche Lesungen und Deutungen zu liefern.

Du solltest auf keinen Fall für einen Menschen eine tiefgehende Lesung durchführen, mit dessen Lebensthemen Du selber eng verbunden bist (Partner, Verwandte, Freunde), da Du dann automatisch voreingenommen bist und auch der andere in Deiner Nähe unbewußt bestimmte Veränderungen in seinem Energiesystem vornimmt, die mit eurer Beziehung und den gemeinsamen Themen zusammenhängen. Wenn Dich die Thematik eines Menschen selber in starke Gefühlsaufwallungen bringt, verschiebe ebenfalls die Sitzung und kläre für Dich erst einmal Deine Probleme. Je voreingenommener Du an eine Lesung herangehst, desto schlechter wird sie.

DER ZEITLICHE RAHMEN

Plane für die erste Sitzung mit einem Klienten etwa 1 1/2 bis 2 Stunden Zeit ein. Es ist wichtig, einem Menschen, der sich im Verlauf der Lesung sehr auf Dich einlassen muß, um etwas davon zu haben, genug Zeit zu geben, mit Dir warm zu werden. Biete eine Tasse Tee an und rede ersteinmal über allgemeine Themen, damit ihr euch kennenlernen könnt. Auch wenn Dein Klient sehr darauf dringt, sofort Auskünfte zu bekommen, laß Dir Zeit. Die Ruhe, die Du Dir jetzt nimmst zahlt sich zehnmal in der Qualität der Lesung aus.

Setze schon bei der Vereinbarung des Termins den zeitlichen Rahmen fest und laß Dich nicht auf lang ausufernde Diskussionen ein. Manche Menschen werden versuchen, Dich davon zu überzeugen, daß ihre und nicht Deine Deutung der Lesung richtig ist, damit sie weiterhin im Schutze ihrer Selbsttäuschung leben können. Aber sie sind mit der Absicht gekommen, etwas mehr Licht in ihr Leben zu bringen und diese Chance sollten sie bekommen. Wenn Du die Sitzungen zeitlich begrenzt, kommen derartige Diskussionen gar nicht erst auf und die Deutung wird nicht "verschlimmbessert". Bei den Folgesitzungen ist nach meinen Erfahrungen etwa eine Stunde vollkommen ausreichend. Lasse Dich nicht auf telefonische Beratungen ein. Der direkte Kontakt ist gerade zu Anfang wichtig.

DER RAUM

Der Raum, in dem Du Auralesungen durchführst, sollte ruhig sein. Wenn er in Deiner Wohnung liegt, hänge, wenn Du eine Beratung durchführst ein Schild mit der Aufschrift: “Bitte nicht stören - außer bei Weltuntergang!” an die Tür. Ein bißchen (!) Räucherwerk oder eine Duftlampe mit Sandelholz können die Atmosphäre lockern. Verwende keine anderen Aromen, wenn Du Dich nicht vorher ausführlich über ihre Wirkungen informiert hast und Dir sicher bist, daß sie bei der geplanten Sitzung förderlich sind. Auf Patchouli oder Lavendel z.B. reagieren viele Menschen nähmlich mitunter recht extrem. Musik sollte nicht laufen, da das Energiesystem u. U. stark in Wechselwirkung damit tritt. Stell das Telefon leise und nimm auf keinen Fall während der Sitzung den Hörer ab! Dasselbe gilt für die Türklingel. Ständige Ablenkungen unterbrechen den Prozeß der Lesung und behindern Euch dabei, eine vertrauensvolle Beziehung zueinander aufzubauen.

In dem Raum sollte kein Trafokasten sein und das Haus nicht direkt unter einer Hochspannungsleitung liegen.

DER AUFBAU DER LESUNG

Du hast viel über das menschliche Energiesystem erfahren und deshalb jetzt vielleicht etwas Angst, nicht alles erfassen und im Zusammenhang deuten zu können. Diese Sorge ist durchaus berechtigt. Du kannst eine sehr ausführliche und im Prinzip richtige Lesung machen und trotzdem zu keinem vernünftigen Ergebnis kommen, wenn Du Dich in den Einzelheiten verlierst. Deshalb habe ich für Dich den Ablauf einer ersten Lesung und einer Anschlußlesung skizziert. Wenn Du sicher bist, wirst Du bestimmt eigene Variationen dieser Abläufe finden. Und das soll auch so sein. Bis dahin kannst Du Dich an meinem, in der Praxis immer wieder erprobten, Konzept orientieren.

ABLAUF DER EINSTIEGSLESUNG

Frage zuerst, ob Dein Klient zur Zeit in medizinischer Behandlung ist, irgendeine Art Psychotherapie macht, homöopathisch oder mit Blütenessenzen oder ähnlichem behandelt wird, um nicht durch eventuelle Symptome von Heilungsreaktionen bei der Lesung verunsichert oder auf eine falsche Spur gebracht zu werden. Diese Reaktionen können sich durch durch ein ziemliches Chaos in der Aura bemerkbar machen, wenn sie tiefgreifend sind.

Bitte ihn dann, Uhren, Ringe und Schmuck abzulegen und mindestens zwei Meter entfernt zu deponieren. Sage ihm, er solle weder Arme noch Beine verschränken und die Arme neben dem Körper herabhängen lassen. Entspanne Dich und richtige Deine Aufmerksamkeit auf Dein Inneres Sehen. Stelle zuerst fest, welche Farbe bei ihm auf der auf die direkte Gegenwart bezogenen Ebene vorherrscht. Ist es eine Mischfarbe - aus welchen Farben besteht sie - welche überwiegt - ist die Farbe mit Weiß oder Schwarz abgetönt oder in sich klar, ist sie kräftig oder blaß? Dann stelle fest, welche Farbe am wenigsten bei ihm auf dieser Ebene vertreten ist. Danach führe dieselben Beobachtungen auf der mittelfristigen Energieebene und zum Schluß auf der langfristigen durch. Stimmen die Farben in etwa überein, ergänzen sich sinnvoll oder disharmonieren sie? Werden also die mittel- und langfristigen Entwicklungsbedürfnisse in der gegenwärtigen Lebensgestaltung berücksichtigt oder nicht?

Durch diese einfachen Beobachtungen, ich fasse sie unter der Bezeichnung "FARB-CHECK" zusammen, hast Du schon mal grundlegende Erkenntnisse über den derzeitigen Zustand Deines Klienten gewonnen und kannst bei der weiteren Lesung darauf aufbauen. Schau Dir danach die verschiedenen Felder der Aura an. Sind sie locker ineinander übergehend und ballen sich an den Übergängen keine Farben? Sind sie nicht übermäßig mit zusammenhängenden Energien angefüllt und stellst Du einen leichtes

Strömen vom Scheitel zu den Händen und Füßen fest? Sind keine stark ausgeprägten Bilder in den Feldern festzustellen und die Farben klar und transparent und überlagern weder Emotional- noch Mentalkörper die anderen Felder? Dann ist höchstwahrscheinlich alles in Ordnung. Wenn Du Auffälligkeiten bemerkst, notiere sie auf einer Kopie in mindestens doppelter Größe des Formulars (Energramm-Protokoll), daß Du im Anhang findest. Ich nenne diesen zweiten Teil der Lesung den AURA-CHECK.

Nun schaue Dir die Chakren 1 bis 6 an. Das Kronenchakra brauchst Du in den meisten Fällen nicht besonders zu berücksichtigen, da sich sein Zustand ja aus dem der anderen ergibt. Haben alle Chakren in etwa ihre Idealfarbe, sind sie symetrisch und im Großen und Ganzen rund, überlagern sie die in der Umgebung liegenden Chakren nicht und sind in etwa gleich groß? Kontrolliere außerdem, ob ihre Anbindung an das Innere Energiesystem (an der Wirbelsäule) nicht blockiert ist, und daß sie nicht schief liegen. Das erkennst Du am besten, wenn Du von der Seite schaust. Schieflage führt bei den Hauptchakren schnell zu Blokkaden, weil es die Kommunikation mit dem Inneren Energiesystem behindert und den Energiedurchfluß im Chakra behindert. Eine Schieflage bedeutet, daß ein Chakra nicht senkrecht von der Körperoberfläche in seiner natürlichen Öffnungsrichtung ausgerichtet ist. Manchmal findest Du auch ein geteiltes Chakra, ein sehr seltsames Phänomen, über das Du wegen seiner Tragweite aber Bescheid wissen mußt. Es sieht so aus, als ob ein großes Chakra einen oder mehrere Ableger mit eigener Öffnung und/oder eigener Anbindung an das Innere Energiesystem hat. Nur sehr schlimme Traumata oder langanhaltende starke Belastungen führen zu solchen Konstellationen, die dann immer mit schwereren geistigen und/oder körperlichen Disharmonien einhergehen. Denke daran, diesem Menschen zu einem Beratungsgespräch bei einem guten Heilpraktiker oder einem Arzt für Homöopathie zu raten.

Findest Du Auffälligkeiten bei der Betrachtung der Chakren,

notiere sie und zeichne wichtige Strukturen als Skizzen in das Formular ein. Dann schau Dir die Yin-/Yang-Chakren auf den Schultern nochmals näher an. Wie weit sind sie entwickelt? Gibt es Unterschiede in der Strahlkraft und ihrer Ausrichtung? Wie ist ihre Färbung? Mache auch hier Aufzeichnungen. Diesen Teil der Lesung nenne ich den CHAKREN-CHECK.

Nun hast Du genügend Informationen für eine tiefgehende Deutung. Ansatzpunkte dazu findest Du in den Auffälligkeiten und im Vergleich des FARB-CHECKS mit dem AURA-CHECK und mit dem CHAKREN-CHECK. Das Energramm-Protokoll hilft Dir auch dabei, Deine Beobachtungen zu strukturieren. Nun bitte Dein Inneres Kind, Dir das Chakra zu zeigen, das im Moment von zentraler Bedeutung (diese Bedeutung ist nicht objektiv, sondern auf unbewußte Präferenzen des entsprechenden Menschen zurückzuführen) für die Lebensgestaltung Deines Klienten ist und dann das, welches er am meisten vernachlässigt. Meistens kannst Du zwar diese Chakren schon bei FARB-CHECK und CHAKREN-CHECK eindeutig identifizieren, aber solltest Du unsicher sein, kannst Du auf diese Art schnell klarer sehen.

Wenn Du auf diese Weise umfassend die momentane Verfassung Deines Klienten festgestellt hast, schau Dir die Verbindungen zwischen den einzelnen Blockaden an, damit Du eine Idee ihrer Beziehungen zueinander bekommst. Ist Dir das Gesamtbild noch nicht klar oder willst Du aus irgendeinem Grund auf besondere Gesichtspunkte näher eingehen, schau Dir den Zustand einzelner Nebenchakren, Meridiane, feinstofflicher Organe und bioenergetischer Panzergürtel an. Tiefer solltest Du bei der ersten Lesung nicht gehen. Jetzt ist es wichtiger, ersteinmal in Ruhe und feinfühlig zu erklären, was Du wahrgenommen hast. Überrenne Dein Gegenüber nicht, achte seine verwundbaren und schwachen Stellen. Er ist nicht bei Dir, um verletzt zu werden, sondern um mit Deiner Hilfe etwas mehr Licht in sein Leben zu bringen. Selbsterkenntnis tut zwar häufig weh, aber Du kannst aufpassen, die Informationen so herüberzubringen, daß dein Klient nicht gleich laut "Aua!" schreit und sich total verschließt.

Aus diesen Gründen solltest Du auch nicht auf Forderungen eingehen, gleich in der ersten Sitzung karmische Belastungen, Hauptlernlinien und dergleichen zu erörtern.

Halte ein paar Adressen von ganzheitlich behandelnden Ärzten, Heilpraktikern und Psychotherapeuten parat, an die Du Menschen mit ernsteren Problemen weiterverweisen kannst, und mach Dir zu häufig auftretenden Themen eine Bücherliste, die Du Deinen Klienten mitgeben kannst. Anregungen dazu findest Du in der kommentierten Bibliographie im Anhang.

ABLAUF EINER FOLGELESUNG

Bei Folgelesungen gehe zuerst systematisch auf die Auffälligkeiten ein, die Du Dir bei der Einstiegslesung notiert hast. Danach kannst Du auf spezielle Fragen Deines Klienten eingehen und auch einzelne Chakraebenen zu deuten beginnen. Achte dabei auf Farbqualitäten, Schwarz/Weißfärbungen, verstärkte Aufladung oder Energieleere und Bilder. Bist Du Dir über die Thematik einer Ebene im unklaren, frage entweder Dein Inneres Kind nach einem passenden Bild oder sieh dir nochmal die Gesamtkonstellation an, um Hinweise, die es dort meist gibt, zu bekommen. Chakrenlesungen mit dem I Ging können Dir dafür sehr tiefgehende Aufschlüsse geben. Orakelarbeit kann das Bild noch ergänzen, gerade wenn sehr viele Einflüsse im Spiel sind. Auch das Pendel (Pendeltafeln findest Du im Anhang) kann sehr nützlich sein. Um bestimmte Reaktionen auszutesten, kannst Du den in Kapitel 4 beschriebenen Gefühlsreaktionstest durchführen.

Laß Dich von dem Umfang und den tollen Möglichkeiten Deines "Werkzeugkastens" jedoch nicht dazu verleiten, zuviel auf einmal zu machen. Mach lieber weniger und sorge dafür, daß Dein Klient alles versteht, was Du ihm an Informationen gibst und es auch akzeptieren kann. Wenn Du den Fehler begehst, zeigen zu wollen, was Du alles kannst, entartet das Ganze zu einer schlechten Show. Es ist nicht notwendig das Energiesystem bis in die letzte Einzelheit zu lesen und zu deuten, um Deinem Klienten gute Ratschläge für seine Entwicklung zu geben. Versuche einen Blick für das Wesentliche zu entwickeln.

Bei weiteren Folgelesungen kontrolliere immer wieder die grundsätzliche Struktur von Aura und Chakrensystem und achte auf die Dinge, die Dir bei den letzten Lesungen aufgefallen sind. Das ist sehr wichtig, da es sein kann, daß Dein Klient im Laufe der Zeit bestimmte Blockaden löst, in neue Lernlinien hineinkommt oder neue Blockaden aufbaut, also lebt. Diese Veränderungen mußt Du bei deinen Deutungen natürlich berücksichtigen, damit sie aktuell bleiben und nicht unter falschen Voraussetzungen entstehen. Je tiefer Du mit Deinen Deutungen gehst, desto wichtiger werden für Deinen Klienten Erklärungen darüber, wie Deine Aussagen zu verstehen sind. Begriffe, wie Blockade, Karma, gestörte Chakren usw. können, wenn sie nicht erklärt werden, eine Menge Ängste entstehen lassen. Vergewissere Dich bei kritischen Themen immer, daß ihm klar ist, daß Schwierigkeiten immer zu bewältigen sind und keine gottgewollten Strafen darstellen. Diese fatalistischen Überzeugungen behindern jeden Heilungsprozeß.

Wenn Dein Klient eine schriftliche Ausarbeitung der Lesung wünscht, gib ihm nicht (!) Deine Notizen und das Energramm-Protokoll mit, sondern fertige daraus in den folgenden Tagen einen kurzen Aufsatz an, in dem Du alle wichtigen Dinge klar und unmißverständlich beschreibst. Diese Vorgehensweise dient einmal Deinem Selbstschutz, damit Du sicher bist, daß nichts in Deine Stichworte hineininterpretiert werden kann, was Du nicht gemeint hast, zum anderen ist Deinem Klienten mit einer sorgfältigen Ausarbeitung auch viel mehr gedient, da er dann alles verständlich und zusammenhängend bekommt, was ihn interessiert.

NOTA BENE! Oft ist es wichtig, eine gewisse Übersichtlichkeit im Energiesystem Deines Klienten herzustellen, um direkt auf konkrete Fragen eingehen zu können. Es laufen ständig so viele mehr oder minder wichtige Prozesse in der Körper-Geist-Seele ab, daß die Beantwortung von Fragen nur möglich wird, wenn alles, was im Zusammenhang mit dem Thema unwichtig ist, ausgeblendet wird. Das ist denkbar einfach und geht so: Sag Deinem Klienten, er solle ständig an seine Frage oder an das ihn interessierende Thema denken, während Du liest. Sein Energiesystem wird dann automatisch in den Bereichen aktiver, die mit dem Thema zusammenhängen, weil hier jetzt Energie angesammelt wird, und in den Bereichen passiver, die nicht damit zusammenhängen, weil hier jetzt Energie abfließt. Ich nenne diese Methode FOCUSSIEREN und gebrauche sie in der Praxis sehr häufig, da sie enorm viel Zeit und Aufmerksamkeit einsparen hilft.

WAS DU UNBEDINGT BEI EINER LESUNG VERMEIDEN SOLLTEST!

Niemals den Tod vorhersagen und auch keine düsteren Andeutungen machen!

Niemals die Zukunft vorhersagen, außer Du hast eine spezielle Begabung dafür, einige Erfahrung damit und weißt um die Grenzen und Möglichkeiten von Prognosen und bist in der Lage dies alles Deinem Klienten sehr feinfühlig zu übermitteln!

Keine Diagnosen über organische oder geistige Erkrankungen stellen, es sei denn, Du bist Arzt, Heilpraktiker mit amtsärztlicher Zulassung oder zugelassener Psychotherapeut! Erstens ist es verantwortungslos, Krankheiten zu diagnostizieren oder Aussagen über ihren Verlauf zu machen, wenn Du nicht wirklich weißt, was Du tust, und außerdem begehst Du damit eine kriminelle Handlung.

Niemandem irgendwelche "Geisterstories" von Besessenheit, Flüchen, schwarzmagischen Einwirkungen oder Dämonen erzählen. Fälle dieser Art sind einmal äußerst selten. Wenn Dir aber tatsächlich einer über den Weg läuft und Du damit keine Erfahrung hast und weißt, wie Du darauf eingehen kannst, dann laß es im eigenen Interesse und dem Deines Klienten bitte bleiben. Gib dann lieber eine Adresse von jemandem weiter, der seriös und kompetent mit solchen Fällen umgehen kann.

Bei psychisch ernsthaft kranken Menschen solltest Du auf keinen Fall eine Lesung durchführen.

Wenn es Dir gesundheitlich nicht gut geht, solltest Du keine Lesung durchführen.

Für Menschen, die Dich nur mal "austesten" wollen, solltest Du keine Lesung durchführen. Am besten hältst Du Dir solche "lieben Mitmenschen" mit einem nicht zu niedrigen Preis für eine Sitzung vom Leibe.

Wenn Du in Hektik bist oder unter emotionalem Stress stehst, solltest Du keine Lesungen durchführen.

Du solltest keine Lesung für jemanden machen, der Dir total unsympathisch ist.

Du solltest keine Lesung für jemanden machen, um ihn in Deinem oder im Interesse eines anderen zu manipulieren. Lesungen zum Zwecke der Manipulation Deines Klienten können zum zeitweisen oder anhaltenden Verlust Deiner Fähigkeiten führen. Dein Inneres Kind spielt da nicht mit!

Spiele nicht den Mystischen und Geheimnisvollen. Deine Kleidung, Dein Auftreten, Deine Sprache und die Gestaltung des Raumes sollten normal(!) sein. Rede nicht herum, um Eindruck zu schinden, sondern bringe die Dinge auf den Punkt.

Mache keine Ausarbeitungen zu Fotos von Personen, die Dritte von Dir anfordern, außer Du hast ein schriftliches Einverständnis des Betreffenden vorliegen.

10. Kapitel

Über Heilung

Nun kennst Du viele Möglichkeit der Wahrnehmung und Deutung feinstofflicher Phänomene. Sicher hast Du des Öfteren bei der Beschäftigung mit diesem spannenden Thema den Wunsch, zu helfen und wieder harmonische Zustände im Energiesystem eines Menschen herzustellen. Dem steht nichts im Wege, wenn Du Arzt, Heilpraktiker oder zugelassener Psychotherapeut bist. Hast Du keinen "Schein", verstößt Du gegen das bestehende Gesetz, wenn Du im medizinischen Sinne diagnostisch oder therapeutisch tätig wirst. Nun gibt es heute aber eine Menge Selbsthilfemethoden, die von immer mehr Menschen statt chemischer Medikamente eingesetzt werden, wenn in der Familie oder im Freundeskreis eine weniger ernste gesundheitliche Störung auftritt. Und in diesem Rahmen kannst Du natürlich auch tätig werden, um Deinen Lieben auf natürliche Weise zu helfen. Um Dir einen kurzen Überblick, der selbstverständlich nicht vollständig sein kann, zu geben, habe ich einige wirksame, leicht und sicher auch von medizinischen Laien anwendbare Methoden aufgelistet und zum Schluß des Kapitel noch ein paar grundsätzliche Aussagen über Heilung und Krankheit beigefügt.

AROMATHERAPIE

Die Heilung mit den schönen Düften verbreitet sich immer mehr. Kein Wunder, denn diese Methode ist einfach, wirksam und ...

riecht gut! Alles für den sinnvollen Einsatz im privaten Bereich Nötige kannst Du aus der reichlich vorhandenen Literatur entnehmen. Kurse darüber gibt es im Moment noch nicht so viele. Wenn Du einen findest, mach ruhig mit, um Dein Wissen zu ergänzen.

BIOCHEMIE NACH DR. SCHÜSSLER

Dies ist eine vereinfachte, doch nichtsdestoweniger sehr wirksame Methode der Anwendung homöopathisch aufbereiteter Mineralsalze in niedrigen und mittleren Potenzen. Sie sind in jeder Apotheke frei erhältlich und sehr günstig in der Anwendung. Literatur darüber findest Du in jeder gutsortierten öffentlichen Bibliothek und in den medizinischen Abteilungen von Buchhandlungen. Die Mittel der Biochemie sind als Haus- und Reiseapotheke sehr gut geeignet.

BACHBLÜTEN

Der englische Arzt Dr. Bach entwickelte intuitiv dieses System energetisch wirksamer Essenzen, die größtenteils aus Pflanzen hergestellt werden. Leider sind die Mittel in Deutschland nur auf Rezept erhältlich und Du bist entweder auf einen aufgeschlossenen Arzt oder eine Einkaufstour in die Niederlande, England oder die Schweiz angewiesen, wo es diese harmlosen, jedoch sehr wirksamen Mittel frei in Apotheken gibt. Sie sind dort zudem sehr viel günstiger. Literatur gibt es reichlich darüber. Energetische Störungen aller Art lassen sich mit Bachblüten sehr gut behandeln.

EDELSTEINTHERAPIE

Mit Edelsteinen, die auf die richtige Weise eingesetzt werden, lassen sich wunderbare Heilungen erzielen. Edelsteintherapie wirkt rein feinstofflich und läßt sich dadurch auch gut einsetzen, wenn die Disharmonie noch nicht körperlich manifest geworden, sondern erst im Energiesystem erkennbar ist. Wenn Du Dich in diese Methode einarbeiten willst, solltest Du neben dem "Bücher-Wälzen" auch mal ein paar Seminare bei jemanden besuchen, der praktische Erfahrungen damit hat. Einige gute Bücher darüber sind in der Bibliographie aufgeführt.

MEDITATIONEN

Sind eine ausgezeichnete Möglichkeit der gesundheitlichen Vorbeugung und Unterstützung ganzheitlicher Therapien. Sie sollten allerdings nicht einfach aus Büchern übernommen werden. Eine längere Begleitung durch einen erfahrenen Meditationslehrer egal welcher Richtung ist wichtig, damit Du nicht abhebst und sich die heilsamen Wirkungen der Meditation tatsächlich entfalten können. Es gibt sehr viele Meditationstechniken, z. B.: Zen, Transzendentale Meditation, Vipassana, Kundalini-Meditation, Herzensmeditation. In jeder größeren Stadt laufen ständig Kurse zu diesen und vielen anderen Formen der Meditation und die Zahl der Bücher darüber ist Legion. Eine Methode, die für jeden leicht zu erlernen und wirksam anzuwenden ist, ist die Drei-Strahlen-Meditation. Sie wird durch energetische Einweihung vermittelt. Durch ihre Ausübung werden alle Chakren auf sehr sanfte Weise zur Entwicklung angeregt. Auch für Menschen geeignet, die sonst Schwierigkeiten mit dem Meditieren haben. Informationen über Seminare zur Drei-Strahlen-Meditation gibt es bei mir. Ich bin dazu ermächtigt, Menschen in diese Methode einzuführen. Meine Anschrift: Walter Lübeck, Liebigstr. 20, 3 Hannover 1.

REIKI

Mein "Special", da ich ja Reiki-Meister bin. Diese Methode der Übertragung Universeller Lebensenergie ist einfach, für jeden zugänglich und sehr wirksam auch als Vorbeugungsmethode und Weg der Persönlichkeitsentfaltung. Jemand der in einen Reiki-Grad durch einen traditionell ausgebildeten Meister eingeweiht ist, kann als Kanal die nichtpolare, einheitsfördernde, entspannende Energie der Liebe übertragen und damit persönliche Reifungsprozesse erleichtern, die körpereigenen Selbstheilungskräfte wirkungsvoll aktivieren und tiefe Entspannung hervorrufen. Eine besondere Lebensgestaltung, körperliche oder meditative Übungen, ein Glaubenssystem oder ein geistiger Lehrer sind weder zum Erlernen noch zum Ausüben von Reiki nötig. Es gibt gute Literatur darüber, die eine Reiki-Einweihung aber nicht ersetzen kann. Erlernen kannst Du Reiki bei jedem dafür ausgebildeten Reiki-Meister. Eine umfangreiche Adressenliste bekommst Du auf Anforderung (bitte Rückumschlag beilegen)vom Windpferd-Verlag, Panoramaweg 4, 8955 Aitrang.

VERANA©-FARBFOLIEN

Dieses hochwirksame und einfach anzuwendende System der Heilung und Persönlichkeitsentwicklung durch Farbschwingungen wurde in 20-jähriger Arbeit von der Heilpraktikerin und Sensitiven Vera Suchanek entwickelt. Mittels nach ihren Angaben zusammengestellten Farbfolien lassen sich eindrucksvolle Wirkungen in allen Bereichen des Organismus, auch und gerade im Energiesystem erzielen. Von Vera Suchanek ausgebildete und autorisierte Seminarleiter können jedem während eines Wochenendkurses die zur selbständigen Arbeit mit dem VERANA(C)-System nötigen Kenntnisse vermitteln. Nähere Informationen über das System und Seminartermine gibt es bei:

Hans-Jürgen Regge, Scheideholzweg 67 A, 2 Hamburg 92, Tel. 040/7024573 und Helmi Krenkel, Darmstädter Str. 37, 6072 Dreieich-Sprendl., Tel. 06103/68841. Beide sind von Vera Suchanek persönlich ausgebildete Seminarleiter.

WAS IST HEILUNG UND WIE FUNKTIONIERT SIE

Heilung ist für mich die Herstellung natürlicher, lebendiger und dem Wesen in seinem derzeitigen Zustand entsprechender Funktionen in der Körper-Geist- Seele. Krankheit, also ein disharmonischer Zustand des Organismus, ist immer (!) ein Entwicklungsanreiz für den betreffenden Menschen. Wir sind auf dieser Welt, um Erfahrungen zu machen und uns in unserer Unvollkommenheit lieben zu lernen. Ein Leben ganz ohne gesundheitliche Störungen gibt es also nicht, weil wir u. a. an ihnen wachsen. Das heißt aber nicht, daß wir zum Leiden verdammt sind. Wenn Du Dich für die anstehenden Lernsituationen sensibilisierst und zeitig auf sie einläßt, halten sich Erkrankungen im Rahmen eines schnell vorübergehenden leichten Schnupfens o. ä. Es liegt also in Deiner Entscheidungsgewalt, wie Du Dein Leben haben möchtest: Läßt Du Dich auf Erfahrungen und Entwicklung ein, wie sie in Deinem Lebensplan sind, wird es Dir gut gehen, weil Du keine "Winke mit dem Zaunpfahl" brauchst. Willst Du gegen den Strom schwimmen und Deinen Willen durchdrücken, wozu z. B. auch exzessiver (!) Gebrauch Positiven Denkens, Affirmationen und anderer, letztlich magischer Methoden, gehört, wirst Du nach anfänglichen scheinbaren Erfolgen eine Menge Schwierigkeiten bekommen, die immer mehr werden, je weniger Du Dich auf Dich, wie DU BIST einläßt. Das gilt auch für Techniken dieser Art die mit Worten wie Liebe, Jesus, Gott, Engel o. ä. verkleidet werden. Wo Liebe und Gott draufsteht, ist nicht immer Liebe und Gott drin.

Es lassen sich grundsätzlich zwei Wege der Heilung unterscheiden: Einmal können Erkrankungen symptomatisch behandelt werden. Dazu gehören nicht nur schulmedizinische Therapiemethoden, sondern auch alle naturheilkundlichen Heilungssysteme inklusive den vielen Spielarten der Geistheilung, solange nicht durch den Heilungsprozess auch eine Reifung und Entfaltung der Persönlichkeit stattfindet, die sich unter anderem an einem höheren Grad von Bewußtheit und Übernahme von Selbstverantwortung bei der Gestaltung des eigenen Lebens erkennen läßt. Der andere Weg bezieht immer einen Entwicklungsprozeß der Persönlichkeit mit ein, der zwar von außen gefördert und manchmal auch erst durch geeignete Maßnahmen möglich gemacht, aber letztlich von dem Betroffenen aktiv und selbstverantwortlich durchlebt werden muß. Durch den erstgenannten Weg lassen sich oft schnelle, eindrucksvolle Heilungen erzielen, weswegen vielen Menschen sich davon faszinieren lassen. Sie sind aber entweder nicht von Dauer oder bringen zwar die eine Gesundheitsstörung zum Verschwinden, rufen dafür aber eine andere hervor, die früher oder später merkbar wird. Der zweite Weg dauert immer länger als der erste, ist beschwerlicher und erfordert die aktive Mitarbeit des Erkrankten bei dem Heilungsprozeß. Dafür bewirkt dieser Weg wirklich dauerhafte und tiefgreifende Harmonisierungen, die den betreffenden Menschen insgesamt stärker, weiser und liebevoller werden lassen. Er wird nach einer so aufgearbeiteten Erkrankung seinen Weg besser verfolgen können und ein wenig mehr gelernt haben, aus der Liebe heraus zu leben.

Eine schöne Methode, sich immer wieder auf Liebe und den eigenen Weg in Zusammenhang mit dem Weg des Universums einzustimmen, ist die Arbeit mit "ICH BIN". Das geht so: Nimm Dir fünf bis zehn Minuten Zeit, mach es Dir an einem ruhigen Platz bequem, schließe die Auge und denke: "ICH BIN WIE ICH BIN, WEIL GOTT MICH NACH SEINEM PLAN GESCHAFFEN HAT. ICH BIN WIE ICH BIN UND SO WIE ICH BIN, BIN

ICH SCHÖN, RICHTIG UND LIEBENSWERT. ICH BIN WIE ICH BIN UND BEKOMME ALLES, WAS ICH FÜR MICH WIRKLICH BRAUCHE, WENN ICH AUFMERKSAM DAFÜR BIN UND MIR LIEBEVOLL GESTATTE, ES ANZUNEHMEN. ICH BIN WIE ICH BIN UND ICH BIN EIN KIND GOTTES. ICH BIN WIE ICH BIN." Hast Du diese kleine Übung einige Male ausgeführt, kannst Du sie im Zug, im Bus oder sonst wenn Du gerade ein wenig Zeit hast auch in Teilen ausführen. Sie ist nicht als Affirmationsarbeit gedacht! Du sollst Dir diese Aussagen also nicht einsuggerieren und versuchen, daran zu glauben und sie sollen und werden auch keine gestaltende Kraft auf die Außenwelt ausüben. Stattdessen lenken sie Deine Wahrnehmung zu den meist vernachlässigten, weil nicht erkannten Segnungen in Deinem Leben, die für Dich ständig da sind, wenn Du sie nur annehmen würdest. Damit sie ihre Wirkung entfaltet, brauchst Du sie nur regelmäßig zu machen, um Deine Aufmerksamkeit bei diesem Thema zu halten. Nur durch die Lenkung Deiner Aufmerksamkeit werden tiefgreifende Entwicklungsprozesse eingeleitet. Führe auch mal vorher und nachher bei Dir einen kurzen AURA- und CHAKREN-CHECK durch. Du wirst erstaunt sein über die Unterschiede und harmonischen Veränderungen.

Bitte verwechsle diese Arbeit nicht mit ICH BIN-Übungen, die gemacht werden, um bestimmte Verhältnisse wie Reichtum oder dergleichen zu erzeugen. Diese gehören zu den Techniken des Positiven Denkens, die auch ihren Sinn und Zweck in der Welt haben, sich aber grundlegend von der o. a. Methode unterscheiden.

Heilung ist Mitfließen auf dem individuellen Weg mit dem Strom der Universellen Lebensenergie. Krankheit ist gegen den Strom schwimmen, ihn umleiten oder aufstauen wollen.

Medikamente oder Heilungsmethoden irgendeiner Art können anstehende Lernerfahrungen nicht für Dich erledigen. Erleichtern, manchmal erst möglich machen - das ja, aber mehr nicht. Leben mußt Du selbst!

11. Kapitel

Nachwort

Es hast mir viel Freude bereitet, das "Aura-Heilbuch" zu schreiben und ich habe dabei für mich selbst eine Menge wichtige neue Erfahrungen gemacht, obwohl ich mich schon solange mit dieser Thematik auseinandersetze und zu Beginn dieses Buchprojektes dachte, ich würde "nur" meine bislang gesammelten Erfahrungen niederschreiben. Vieles konnte ich nur anschneiden, weil der Platz in einem Buch nun mal begrenzt ist. Doch ich bin darüber nicht unglücklich. Die Buchempfehlungen und die Anregungen im vorigen Kapitel sollten Dir genug Möglichkeiten aufzeigen, Dich in bestimmte Bereiche weiter einzuleben und einzuarbeiten. Ich finde es auch sinnvoll, nicht alles von einem Menschen vorgesetzt zu bekommen, sondern von den Erfahrungen und unterschiedlichen Kenntnissen vieler zu profitieren. Das hält auch offen für neue Sichtweisen und für das Lernen überhaupt.

Deine Fähigkeiten zur Wahrnehmung feinstofflicher Energien werden sich beinahe von selbst vertiefen und ausweiten, wenn Du sie zum einen wie beschrieben ein wenig trainierst und zum anderen ernst nimmst und nur ernsthaft anwendest. Als Party-Gag, um Eindruck zu schinden oder bei "Reihenversuchen", weil Du es einfach nicht glauben kannst, daß so etwas funktioniert, wären sie mißbraucht. Je mehr Du sie auf diese Art und Weise mißbrauchst, desto mehr wirst Du den Kontakt zu den feinstofflichen Ebenen verlieren. Ähnlich wie bei dem Gebrauch von Orakeln entfalten sich Deine feinstofflichen Sinne aus einer

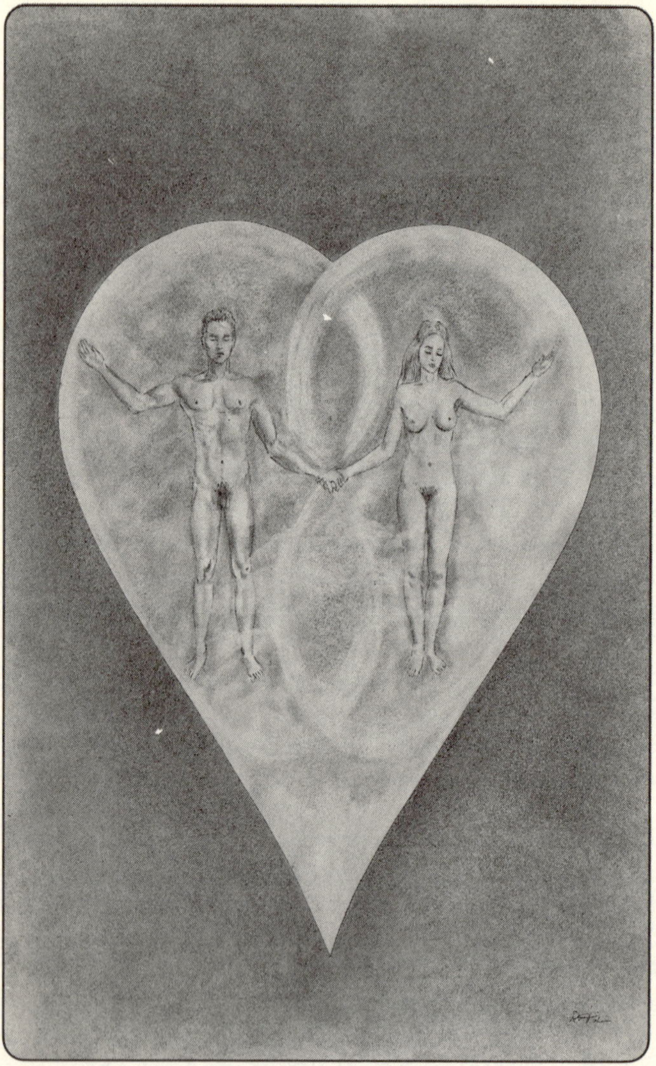

In Liebe leben lernen

ernsthaften Einstellung heraus und verkümmern, wenn sie zu Zwecken verwendet werden, die im Grunde für niemanden einen tieferen Sinn ergeben. Gehe mit Deinen Fähigkeiten um, wie mit einem kostbaren Schatz - sie sind es wert!

Die Übungen in diesem Buch sind fast alle so aufgebaut, daß Du sie allein durchführen kannst. Ich finde es jedoch sehr nützlich mit einigen lieben Mitmenschen einen kleinen Arbeitskreis zu gründen und zusammen zu lernen, Erfahrungen zu sammeln und sich darüber auszutauschen. Du kannst so viel schneller lernen, hast andere, die Dir Tips und wichtige Rückmeldungen geben können. Außerdem hast Du immer willige "Versuchsobjekte" und kannst Deine eigenen Wahrnehmungen von gleichfalls mit dem Thema vertrauten Leuten überprüfen lassen. Wenn Du niemanden kennst, der Lust hat, gemeinsam mit Dir das Abenteuer der Wiederentdeckung seiner feinstofflichen Sinne zu erleben, gib doch in einem esoterischen Magazin oder einem regionalen Anzeigenblatt eine Chiffreanzeige auf. Die Richtigen werden sich schon melden.

Noch eins: Ich würde mich sehr freuen, wenn Du Deine Erfahrungen mit diesem Buch und feinstofflichen Wahrnehmungen mit mir teilen würdest. Schreib mir bitte darüber, wenn Du Lust hast. Wenn Du Fragen hast oder konstruktive Kritik und Anregungen zum Aura-Heilbuch loswerden möchtest, melde Dich bitte auch, möglichst schriftlich. Es kann sein, daß es einige Wochen dauert, bis ich Dir antworten kann, weil ich durch meine vielen Seminare reichlich "auf Achse" bin, aber melden werde ich mich, großes Indianerehrenwort!

Ein Wunsch, der sich mit diesem Buch verbindet, ist, Dir Wege zu zeigen, Dein Leben mit mehr Selbstverantwortung zu gestalten. Zu leben, statt gelebt zu werden. Ich habe immer wieder die Erfahrung gemacht, daß die Übernahme von Verantwortung für das eigene Leben der wichtigste Entwicklungsschritt im Leben eines Menschen überhaupt ist. Alle anderen Wachstumsprozesse werden erst dadurch möglich, daß Du Dich selbst kennenlernst und zu Dir mit allem was Du bist, stehst. Liebevolle Selbstverwirklichung in Verbindung mit der Entwicklung des Universums ist meiner Ansicht nach der Sinn unserer irdischen Existenz. Gott ist für jeden da und erreichbar, nicht nur für "Gurus" und "Meister". Und trotz der unbestrittenen Nützlichkeit von Denk- und Fühlanstößen durch andere, die ihre Erfahrungen auf dem Weg mit Dir teilen, kann doch jeder seinen Weg zu IHM nur allein finden.

Ich wünsche Dir Liebe, Licht, fröhliche Evolution und daß Du Gottes liebevollen Segen, der immer für Dich da ist, annehmen kannst.

Anhang I

Die direkte Wahrnehmung von Erdstrahlungen und der energetischen Qualität von Orten der Kraft

Es gehört zwar nicht direkt zum Auralesen, ist aber eine sehr spannende Angelegenheit: Die direkte Wahrnehmung von Erdstrahlungen und der Ausstrahlung von Orten der Kraft. Da es den Rahmen sprengen würde, kann ich dieses umfangreiche Thema nur anreißen, andererseits hast Du in diesem Buch so viele Grundlagen bekommen, daß Dir eigene Erforschungen leicht fallen müßten. Deshalb hier nur einige grundsätzliche Angaben dazu.

WAHRNEHMUNG VON ERDSTRAHLEN

Bitte Dein Inneres Kind in der schon bekannten Weise darum, Dir Erdstrahlen zu zeigen, wenn Du Dir einen Raum anschaust. Schalte dann auf Dein Inneres Sehen um und achte auf dunkle "Strudel" im Raum, die sich rechts (Wachzone, Energie zuführend) oder links (Energie abziehend) drehen. Gehe dann mit einem Freund an eine linksdrehende Stelle und überprüfe durch den aus der Kinesiologie stammenden Armtest, ob die Zone tatsächlich schwächend wirkt. Dann gehe mit ihm zu einer rechtsdrehenden Stelle und führe wieder den Test durch. Diesmal muß er, wenn Du richtig geschaut hast, stärker testen als vorher. Der Armtest geht dabei so: Stellt euch gegenüber, der eine hebt seinen kräftigeren Arm zur Seite bis er in der Waagerechten ist und legt die andere Hand eine Handbreit unter den Hals auf die Thymusdrüse. Der Testende drückt jetzt den ausgestreckten Arm herunter, indem er am Handgelenk anfaßt. Drücke den Arm nicht ruckartig und nicht zu lange, um den Muskel nicht zu ermüden. Es geht nur darum, einen Eindruck von seiner Stärke zu bekommen. Nachdem Du jetzt weißt, wie stark Dein Partner im Normalfall ist, geht ihr jetzt zu der Stelle mit Erdstrahlung und wiederholt den Test. Diesmal muß jedoch die beim letzten Mal an der Thymusdrüse gehaltene Hand neben dem Körper herabhängen und die Handfläche zur Erde gerichtet sein.

Trainiere immer wieder bis Du sicher wirst. Wechsle dabei immer wieder die Orte, damit Du nicht durch Voreingenommenheit beeinflußt wirst.

DIE WAHRNEHMUNG DER AUSSTRAHLUNG VON ORTEN DER KRAFT

Einmal kannst Du an diesen Plätzen wie oben geschildert nach auffälligen Erdstrahlungen suchen, dann kannst Du aber auch mit dem Inneren Sehen die Farben eines Ortes betrachten, um ihre spezielle Qualität zu erkennen, sowie besonders kraftvolle Plätze in diesen Orten mit ihren Eigenschaften identifizieren und alles in einen Gesamtzusammenhang setzen.

Es gibt gute Bücher mit Fotographien von Kraftplätzen im In- und Ausland. Mit ihnen läßt sich meiner Erfahrung nach auch gut Üben.

Einige Kraftplätze haben Energiezentren ähnlich, den Chakren beim Menschen, und bei vielen lassen sich mehrschichtige Auren feststellen.

Viel Spaß beim Ausprobieren!

Anhang II

Anleitung zu den Pendeltafeln

Die Pendeltafeln sollen Dir helfen, möglichst effektive Behandlungsmethoden für die jeweilige Situation herauszufinden und, wenn Du es möchtest, eine etwas gründlichere Ursachenforschung zu betreiben. Wie ich im eigentlichen Text schon erklärt habe, machen sich solche Hilfsmittel mit der Zeit von selbst entbehrlich, und das ist auch gut so. Bis dahin können Dir Pendel- und Orakelarbeit jedoch viele gute Ratschläge zum Umgang mit dem Auralesen geben. Da unmöglich alle Alternativen in die Tafeln einzubauen sind, habe ich einige Standardtafeln (Tafeln 1 bis 14), die sich in der Praxis bewährt haben, und einige weitere ohne Beschriftung beigefügt. Du kannst sie entsprechend Deinen Vorstellungen beschriften und schaffst Dir damit auf Dich zugeschnittene Analysemöglichkeiten. Auf allen beschriebenen Tafeln findest Du mindestens ein Feld für "Fehler". Es ist wichtig. Dorthin wird Dein Pendel ausschlagen, wenn etwa auf der Tafel keine zutreffende Aussage vorhanden ist oder Du zur Zeit aus anderen Gründen keine sinnvollen Ergebnisse mit dem Pendel erhalten kannst.

Weitere Aufklärung zu dem Hindernis kannst Du mit der Pendeltafel 2 "Fehlertafel" bekommen. Wenn Du mit dem Pendel an einer Sache arbeiten willst, die sehr wichtig für Dich ist, solltest Du immer wieder den Pendel fragen, ob das Ergebnis auch stimmt, und im Zweifelsfall einen Pendler zu Rate ziehen, der mit der Frage nicht gefühlsmäßig verbunden ist. Auch ergänzende Orakelarbeit mit dem "I Ging", "Tarot" oder "Runen" ist in diesem Falle empfehlenswert, um Irrtümer möglichst auszuschließen.

Solltest Du noch nie ernsthaft mit einem Pendel gearbeitet haben oder nur wenig Erfahrung im Umgang mit ihm besitzen, kannst Du ein gutes Seminar besuchen, Dich etwas in die Materie einlesen (sieh dazu auch in der kommentierten Bibliographie nach) und eine Weile an einfachen Aufgaben üben, bevor Du an wichtigen Dingen damit arbeitest, sonnst kann die ganze Sache nämlich böse ins Auge gehen.

Pendeltafel 1

Ursache der Störung

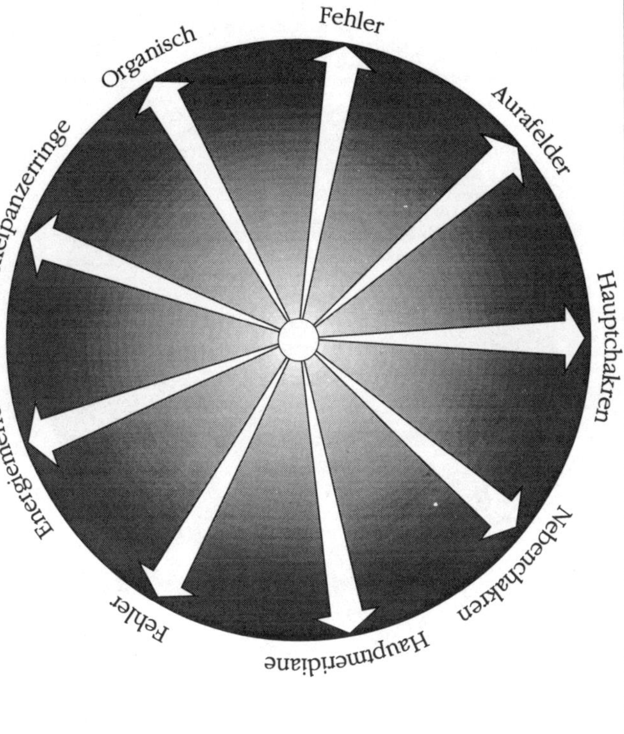

Pendeltafel 2

Fehlertafel

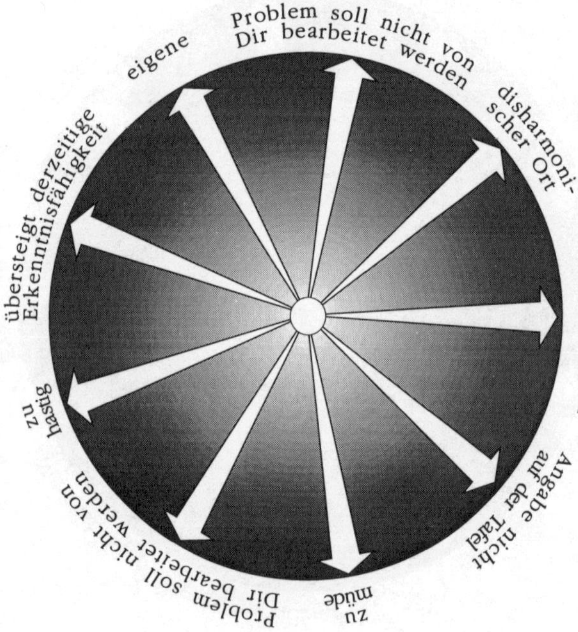

Pendeltafel 3

Aurafelder

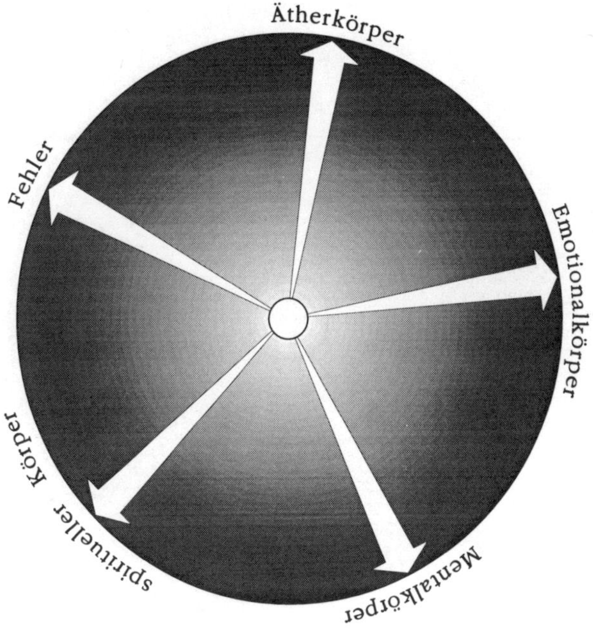

Pendeltafel 4

Hauptchakren

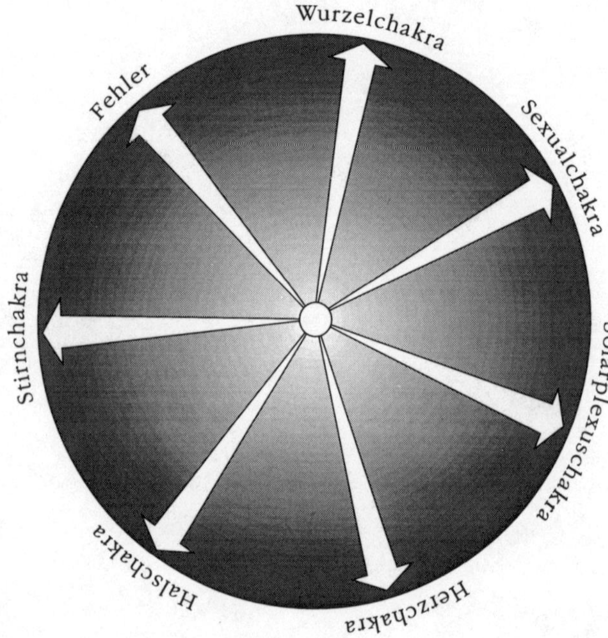

Pendeltafel 5

Nebenchakren

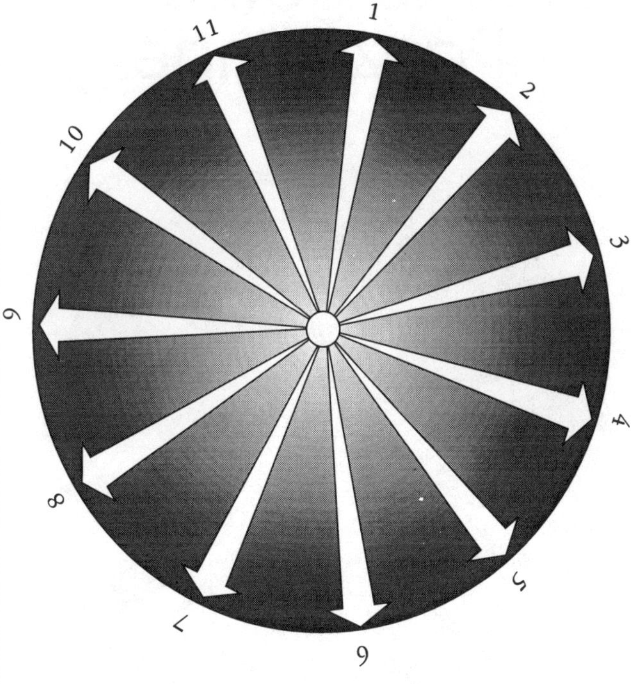

1	Yin/Yang	6	Fußsohlen
2	Ernährung/ Verantwortung	7	Fehler
		8	rechts
3	Ellenbogen	9	beide
4	Handteller	10	links
5	Knie	11	Fehler

Pendeltafel 6

Die bioenergetischen Panzerringe

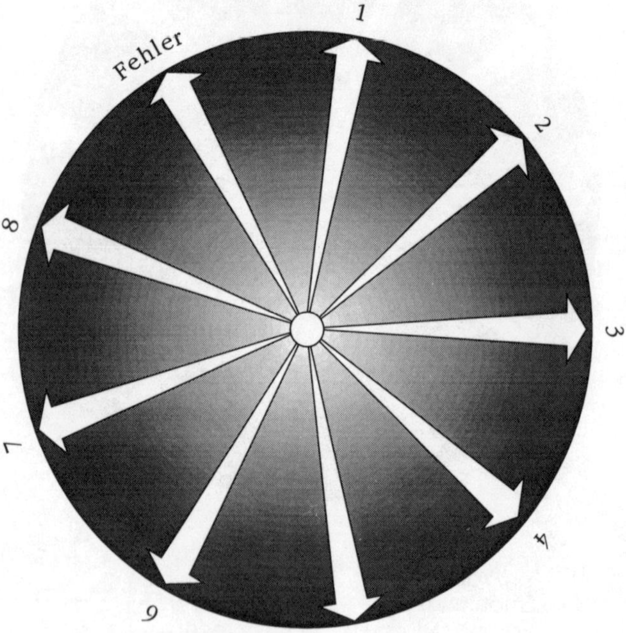

Pendeltafel 7

Hauptmeridiane

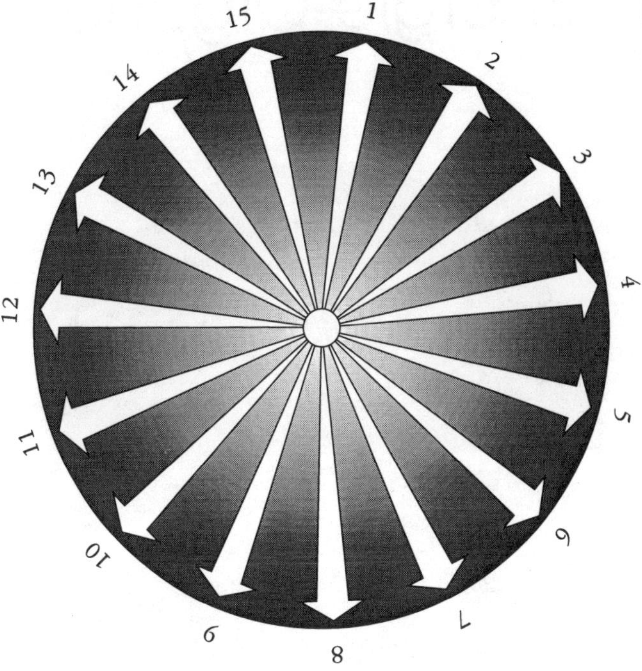

1 Leber-Meridian
2 Herz-Meridian
3 Milz-Pankreas-Mer.
4 Lungen-Meridian
5 Nieren-Meridian
6 Kreislauf-Sexus-Mer.
7 Gallenblasen-Mer.
8 Dünndarm-Meridian
9 Magen-Meridian
10 Dickdarm-Meridian
11 Blasen-Meridian
12 Dreifacher-Erwärmer-Meridian
13 Konzeptions-Meridian
14 Gouverneurs-Mer.
15 Fehler

Pendeltafel 8

Haupt-Energie-Organe

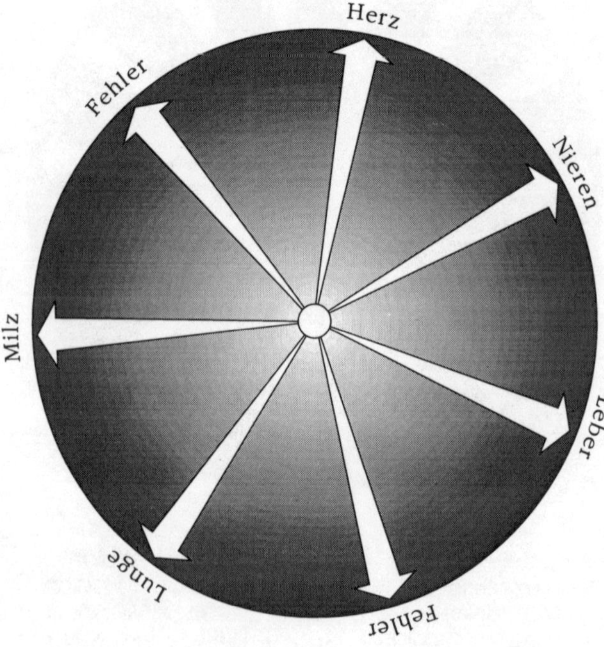

Pendeltafel 9

Farben

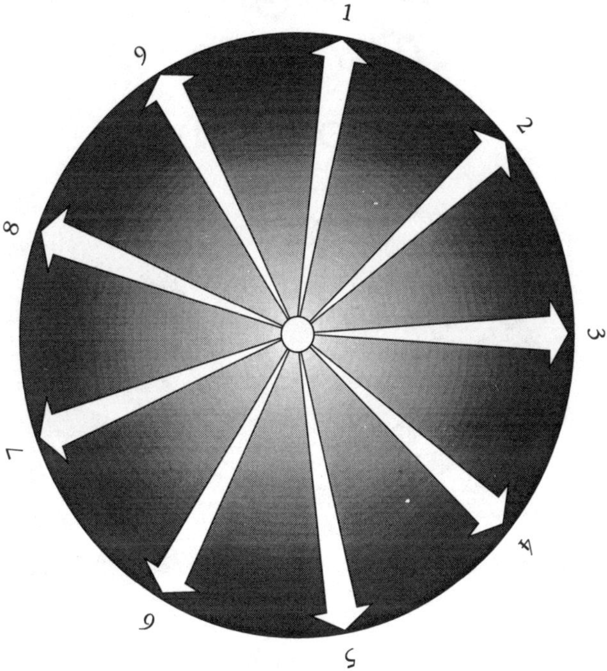

1 Schwarz
2 Rot
3 Orange
4 Gelb
5 Grün
6 Blau
7 Violett
8 Weiß
9 Fehler

Pendeltafel 10

Prozentualer Anteil einer Energie/eines Organs

(an einer Störung)

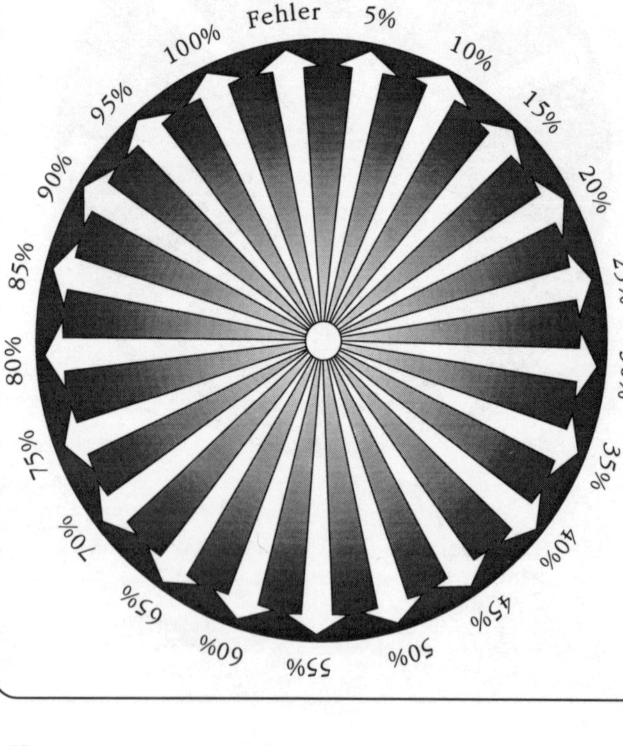

Pendeltafel 11

Einige häufige Blockadeursachen I

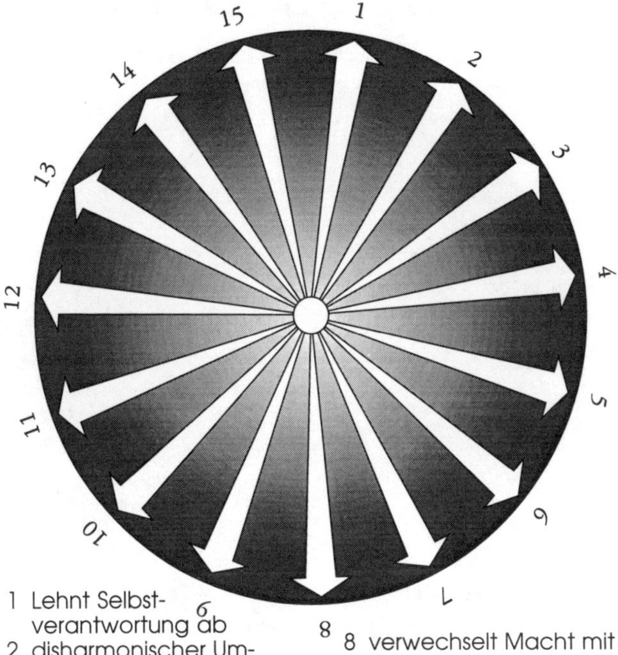

1 Lehnt Selbstverantwortung ab
2 disharmonischer Umgang mit Sexualität
3 disharmonischer Umgang mit Agression
4 lebt aus dem Willen heraus
5 nicht mit dem Himmel verbunden
6 nicht geerdet
7 Tafel II
8 verwechselt Macht mit Liebe
9 karmisch
10 Helfersyndrom
11 will leiden
12 kann nichts annehmen
13 lebt an seinem Lebensplan vorbei
14 für eigenen Eintrag
15 Fehler

Pendeltafel 12

Einige häufige Blockadeursachen II

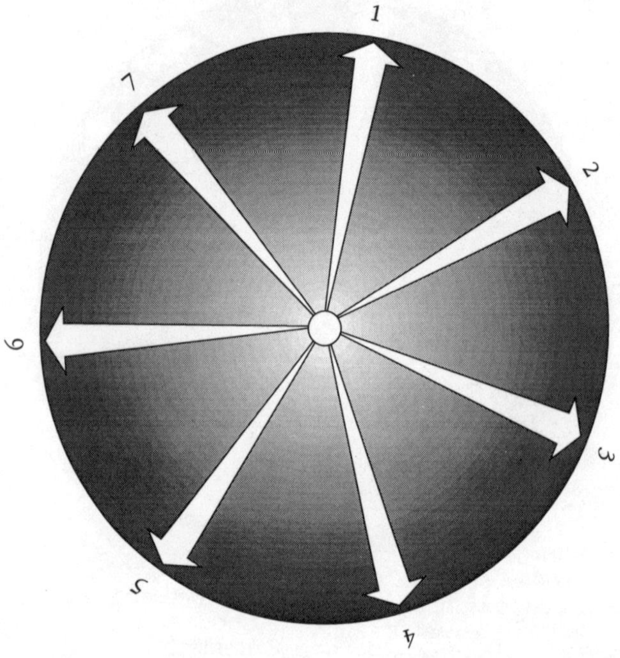

1 kann nicht verzeihen/ vergessen
2 lehnt Teile seines Selbst ab
3 beachtet Gefühle zu wenig
4 denkt zu wenig nach
5 zu theoretisch
6 zu viel Schwarz/Weiß-Denken
7 Fehler

Pendeltafel 13

Unterstützung der Lesung durch

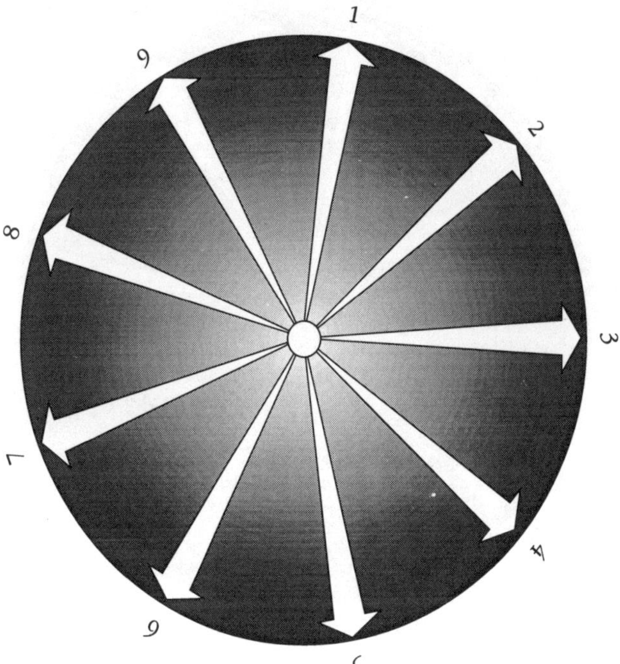

1 Karten der Kraft
2 Gespräch
3 Fehler
4 Pendeln
5 I Ging
6 OH-Karten
7 Runen
8 Tarot
9 Fehler

Pendeltafel 14

Einfache Selbsthilfemaßnahmen

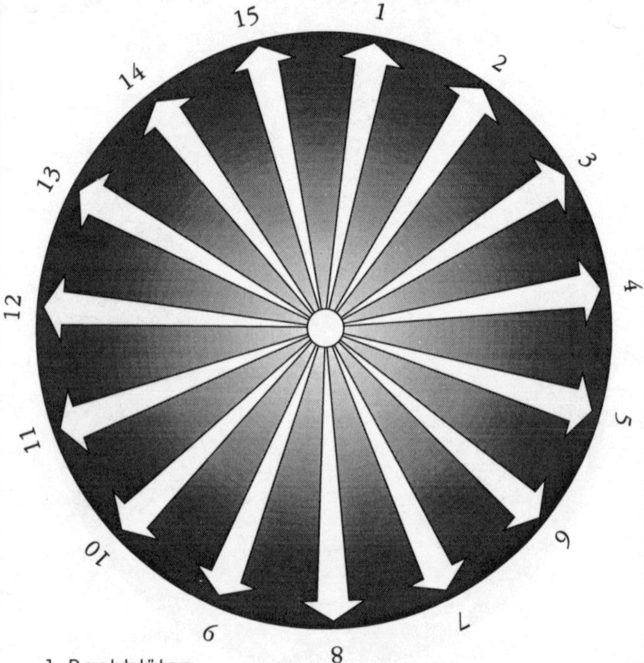

1 Bachblüten
2 mehr trinken
3 ausruhen
4 Massage
5 Kräutertherapie
6 Meditation
7 Aromatherapie
8 mehr Bewegung
9 Edelsteintherapie
10 Farbtherapie
11 Reiki I
12 andere Ernährung
13 Reiki II
14 Verana Farbfolien
15 Fehler

Pendeltafel 15

für eigene Einträge

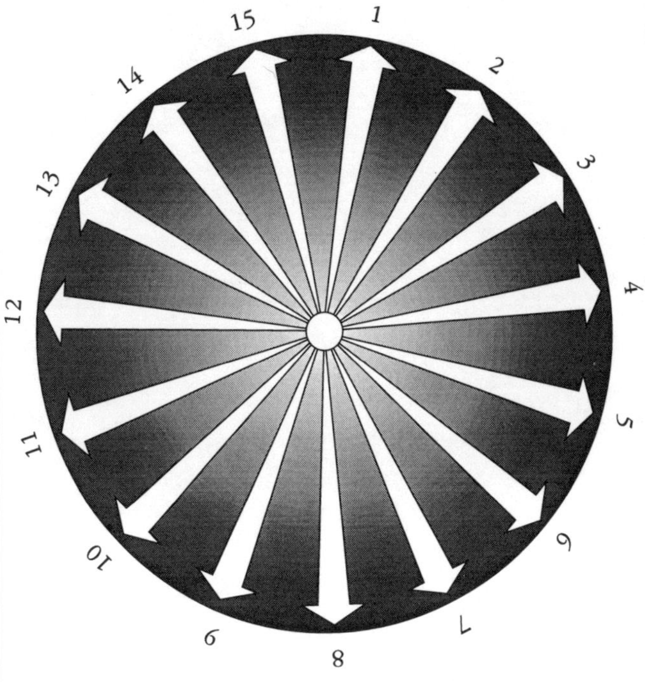

Anhang 3

Energramm-Protokoll

Das folgende Protokoll darf fotokopiert werden, zum Gebrauch bitte auf A4-Format hochvergrößern.

Energramm-Protokoll

Datum: ____________________
Name: ____________________
Thema: ____________________

1. Farbe, die insgesamt im Vordergrund steht:

____

2. Farbe, die völlig im Hintergrund steht:

____

1a: Aura ____________
1b: Hauptchakren ______
1c: Nebenchakren ______
2a: Aura ____________
2b: Hauptchakren ______
2c: Nebenchakren ______

Besonders auffällig:

____

Rune:
Thema: ____________________

Karte der Kraft:
Thema: ____________________

I Ging-Hexagramm:
Thema: ____________________

BLOCKADEN
- organisch -

Panzerringe

schwächste		stärkste
❑	Ring 1	❑
❑	Ring 2	❑
❑	Ring 3	❑
❑	Ring 4	❑
❑	Ring 5	❑
❑	Ring 6	❑
❑	Ring 7	❑

BLOCKADEN
- energetisch -

Blockaden

schwächste		stärkste
❑	Aura	❑
❑	Haupt-Chakren	❑
❑	Neben-Chakren	❑
❑	Meridiane	❑
❑	Energieorgane	❑
❑	Panzerringe	❑

Neuer Termin: ____________

Abgegeben an:

____

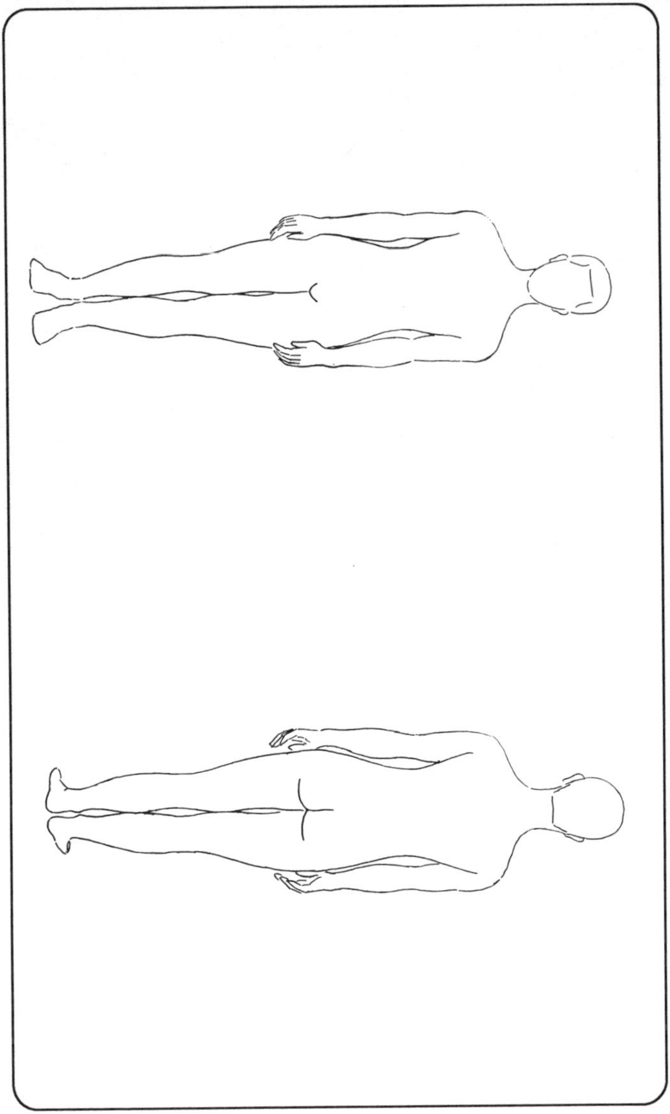

Anhang II

Kommentierte Bibliographie

Die folgenden Literaturempfehlungen sind nach Themen geordnet. Ich habe mich bemüht, aus der Vielzahl der Veröffentlichungen die auszuwählen, die m. E. gut geeignet sind, um sich umfassend über einen Bereich zu informieren. Das heißt nicht, daß ich mit allem, was in den angegebenen Büchern steht, übereinstimme. Ich finde es wichtig, mehrere unterschiedliche Meinungen zu hören, um sich daraus eine eigene zu bilden. So lerne ich jedenfalls am besten. Wer kann schon die Wahrheit allein für sich beanspruchen?! Allerdings habe ich bei der Auswahl viel Wert darauf gelegt, seriöse und kompetente Autoren zu nennen. Viel Freude beim Stöbern, Vergleichen und Lernen!

AIKIDO

"Das KI-Buch", K. Tohei, Kristkeitz Verlag. Ein gutes Buch über praktische KI-Arbeit und die Lebensanschauung der Kampfkunst Aikido. Viele Übungen und Denkanstöße.

ALTERNATIVE HEILWEISEN

"Anleitung zum geistigen Heilen", Wallace/Henkin, Synthesis Verlag. Ein gutes, spannendes Buch, um sich mit seriöser Geistheilung vertraut zu machen, obwohl ich es unerläßlich finde, diese bei einem erfahrenen Lehrer zu lernen. Bücherwissen reicht hier zur Information, aber nicht für die Praxis!

"Heile Dich selbst mit den Bach Blüten", Dr. E. Bach/J.E. Petersen, Knaur. Gut für Einsteiger. Umfassend und verständlich.

"Das Aromatherapie-Heilbuch", R. Tisserand, Windpferd Verlag. Mit Aromen heilen. Die Grundlagen der Aromatherapie mit Anwendungsbeispielen und Rezepten. Gut für Einsteiger.

"Verzaubernde Düfte", M. Jünemann, Windpferd Verlag. Psychische Wirkungen der Düfte, interessant und eingehend beschrieben.

"Die Metamorphische Methode", G. Saint-Pierre/ D. Boater, Plejaden Verlag. Eine Beschreibung dieser entwicklungsfördernden und sanft auch tiefe Blockaden lösenden Streichelmassage mit vielen wichtigen Hintergrundinformationen.

"Reiki-Universelle Lebensenergie", Baginski/Sharamon, Synthesis Verlag. Eine ausgezeichnete Einführung in die ganzheitliche Methode der Heilung und Entwicklungsförderung mit dem USUI System des Reiki.

"Reiki-Der Weg des Herzens", W. Lübeck, Windpferd Verlag. Einführung in das USUI-System des Reiki und eine umfassende Darstellung der Möglichkeiten des Persönlichkeitsentwicklung mit Reiki. Viele Übungen.

"Das Reiki-Handbuch", W. Lübeck, Windpferd Verlag. Praktische Anwendungen von Reiki mit vielen Übungen, ausführlichem Nachschlageteil, vielen Hintergrundinformationen. Ein Handbuch für Reiki-Therapeuten und Arbeitsgrundlage für Anfänger.

"Heilende Edelsteine", R. Florek, Windpferd Verlag. Eine Einführung in die Edelstein-Therapie.

"Edelsteine und Sternzeichen", Baginski/Sharamon, Windpferd Verlag. Interessante Darstellung der Beziehungen von Astrologie und Edelsteinen. Praxisorientiert und mit vielen Hintergrundinformationen.

ANATOMIE

"Der Körper des Menschen", Prof. Dr. Klaus-Ulrich Benner, Weltbild Verlag, Augsburg. ISBN 3 89350 273 4. Aufbau, Funktionen, Zusammenwirken, Abläufe und Vorgänge des menschlichen Körpers. Gut und preiswert.

"Der Körper des Menschen", A. Faller, Thieme Verlag. Gleicher Titel, gleiches Thema. In diesem Buch wird noch tiefer eingestiegen. Als Aufbaulektüre nach dem obigen gut geeignet. Wird oft zur Heilpraktikerausbildung verwendet.

"Anatomie Klapptafeln des menschlichen Körpers", Haug Verlag. Sehr günstige lebensechte Darstellungen des menschlichen Innenlebens. Zwei Versionen für beide Geschlechter. In den medizinischen Abteilungen größerer Buchhandlungen auf Lager.

ANGST

"Grundformen der Angst", F. Riemann, Ernst Reinhardt Verlag. Das Grundlagenwerk zum Verständnis von Ängsten. Unbedingt lesenswert!

AURA

"Die Aura des Menschen", Karl Spießberger, Bauer-Verlag Der Klassiker zu diesem Thema. Viele interessante Informationen zu feinstofflichen Energien sind hier zusammengetragen. Die hier geschilderte Art des Aura-Sehen Lernens konnte ich nicht nachvollziehen. Vielleicht liegt es an mir?

“Die Aura sehen und deuten”, Walter E. Butler, Sphinx Ein kleines Büchlein mit vielen Anregungen. M. E. gut zu vertiefenden Studien geeignet.

“Die Farben Deiner Aura”, Lea Sanders, Goldmann. Nett zu lesen, aber für meinen Geschmack etwas zu unpraktisch und teilweise auch etwas zu einfach und schwarz/weiß gezeichnet.

Weitere Literatur: Siehe auch unter Chakren.

CHAKREN

“Das Chakra-Handbuch”, Bodo J. Baginski/Shalila Sharamon, Windpferd Verlag. Ein ausgezeichnetes Werk um sich vertiefend und auf sehr praktische Art mit der Chakrenlehre zu beschäftigen. Flüssig und leicht verständlich geschrieben. Viele Zuordnungstabellen. Sehr empfehlenswert! Dazu gibt es von diesem Autorenteam noch die Musik-Kassette (mit Begleitbroschüre) “Chakra Meditation”, Windpferd Verlag.

“Chakra-Energie”, Bek/Pullar, O.W. Barth Buch im Scherz-Verlag. ISBN 3-502-62050-4. Ganz interessant um das Bild abzurunden. Ich finde es spannend zu lesen.

“Licht-Arbeit”, B. A. Brennan, Goldmann. Ein sehr umfassendes und komplexes System wird in diesem Wälzer geschildert. Ich konnte viele wichtige Anregungen für mich darin entdecken, obwohl das dargestellte System mir insgesamt irgendwie nicht liegt, weil die Autorin zu wenig auf die Wiederherstellung der feinstofflichen Sinne eingeht und vieles durch “Helferwesenheiten” übernommen wird, daß m. E. besser von dem betreffenden Menschen erledigt und verantwortet werden sollte. Es lohnt sich aber auf jeden Fall mal länger reinzuschauen.

"Fahrplan durch die Chakren", Klausbernd Vollmar, Verlag Bruno Martin. Gute Beschreibungen zu den Energiezentren und viele Denk- und Fühlanstöße machen dieses Buch zu einem hilfreichen Begleiter auf dem Weg.

"Innere Brücken", F. F. Smith, Transform Verlag. Viele wichtige Informationen und Zusammenhänge im menschlichen Energiesystem, die so selten zu finden sind.

"Der feinstoffliche Körper", J. Mann/L. Short, Windpferd Verlag. Eine umfassende Darstellung des menschlichen Energiesystems in den verschiedenen Traditionen (Buddhismus; Hinduismus; Taoismus u. a.). Sehr interessant und lesenswert!

CHINESISCHE MEDIZIN

"Die chinesische Medizin", Prof. Dr. Manfred Porkert, Econ. Ein ausgezeichnetes Buch. Schwierig ist es nur sich an seine lateinischen Benennungen zu gewöhnen. Ansonsten sehr empfehlenswert!

"Die heilende Kraft der Emotionen", Dr. John Diamond, VAK. Nicht direkt chinesisch, aber an das Meridian-System angelehnt. Interessante Zuordnungen und praktische Überprüfungsmethoden des Ladungszustandes der Meridiane.

"Traditionelle Akupunktur: Das Gesetz der Fünf Elemente", D. M. Connelly, Verlag Anna Christa Endrich, ISBN 3-926656-00-X. Eine gute Darstellung des chinesischen Fünf-ElementeSystems. Interessant und verständlich.

"Lehrbuch der modernen und klassischen Akupunktur", Schrekke/-Wertsch, WBV Biologisch-Medizinische Verlagsges. mbH & Co. KG. Ein ausführliches und umfassendes Werk über Akupunktur, die dafür erforderlichen Diagnosemethoden und theoretische Hintergründe. Ich finde es sehr gut und arbeite viel damit.

"TAO YOGA", M. Chia, Ansata. Eine Einführung in die Praxis des TAO YOGA mit vielen Übungen und Informationen über das Innere Energiesystem.

"Tafeln zur Akupunktur und Akupressur", St. Kappstein, Plejaden Verlag. Großformatige Übersichten zum Thema mit Beiheft.

ERLEUCHTUNG

"Pilger MU - Diesseits von Jetzt", A. Ignatius, Windpferd Verlag. Wenn Du lachend lernst, fällt es Dir leichter, alte Denkmuster loszulassen. Die Pilger Mu Bücher - es gibt drei davon - eignen sich hervorragend dazu. Sie sind kurzweilig, meditativ, frech und - erleuchtend.

FARBEN

"Goethe - Farbenlehre", J. Pawlik, DuMont Dokumente. Der Klassiker der Farbenlehre. Sowohl als Einstieg als auch für die Vertiefung geeignet. Viele moderne Autoren schreiben u. a. davon ab.

"Die persönliche Magie der Farben", C. Ray, Edition Tramontane. Ein ausführliches und rundes Buch über Farben. Spannend geschrieben und vielseitig auch mit Heilanwendungen der Farben.

"Kunst der Farbe", J. Itten, Otto Maier Verlag Ravensburg, Studienausgabe. Einer der "Farbenpäpste" der neuen Zeit schreibt kenntnisreich und intelligent zur Farbenlehre. Ein Grundlagenwerk mit ausgezeichneten Farbtafeln.

"Das Farben-Heilbuch", W-M. Hulke, Windpferd Verlag. Ein praxisorientiertes Buch über den Umgang mit Farben, ihre Wirkungen auf den Menschen, Heilanwendungen und Beziehungen zum Energiesystem.

"Die Geheimnisse der Farben", Alex Jones, Windpferd Verlag. Psychologische und spirituelle Wirkungen von Farben. Farbpersönlichkeitstypenlehrc und Farbheilungsmethoden.

I GING

Für Anfänger: " Das Arbeitsbuch zum I Ging", R. L. Wing, Diederichs Verlag. Das alte chinesische Weisheits- und Orakelbuch wird von der Autorin in moderner, knapper und auch für Laien verständlicher Form dargestellt.

Für Fortgeschrittene: "I Ging - Das Buch der Wandlungen", Richard Wilhelm, Diederichs Verlag. Die wohl kompetenteste und umfassendste Übersetzung des I Ging. Einarbeitung ist notwendig und lohnt sich.

"Das Chakren-Orakel", W. Lübeck, Windpferd Verlag (In Vorbereitung. Voraussichtlicher Erscheinungstermin Herbst 1992). Eine vollkommen neue Interpretation des I Ging, die leicht verständlich ist und trotzdem die Essenz der Zeichen hervorbringt. Praktische Übungen, Heilmeditationen und ein Fragensystem zur Persönlichkeitsentwicklung und Selbsterkenntnis auf das in dem Buch besonders bei der Deutung der Hexagramme eingegangen wird.

KAHUNA-MAGIE

"Kahuna-Magie", M. F. Long, Bauer Verlag - Esotera TB. Dieses uralte System der Energiearbeit ist keine Magie im westlichen

Sinne. Du kannst viel über Gott, die Welt, Dich, Philosophie, Medizin und Spiritualität aus diesem Buch lernen.

KINESIOLOGIE

"EK für Kinder", P. und G. Dennison, VAK. Das Handbuch der EDU-KINESTHETIK für Eltern, Lehrer und Kinder jeden Alters. Eine gute, verständliche Einführung in die Praxis von Armtests zur Diagnose und Therapie energetischer Ungleichgewichte im Körper. Lern- und Konzentrationsstörungen, Allergien und Ängste können so auf einfache und wirksame Weise behandelt werden. Wichtig zu lesen!

MAGIE

"Die hohe Schule der Magie", W. E. Butler, Bauer Verlag. Eine umfassende und verständliche Darstellung der magischen Wege. Ich finde es wichtig, sich über dieses Thema zu informieren, da heute viele Spielarten der Magie unter neuen Namen auftauchen. Du kannst sie leicht erkennen und selber entscheiden, ob Du mit ihnen umgehen willst oder nicht, wenn Du weißt, was dahinter steckt. Positives Denken ist zum Beispiel ein nicht sehr gescheiter Neuaufguß alter magischer Kamellen.

MEDITATION

"Selbstentfaltung durch Meditation", L. Schwäbisch/M. Siems, RoRoRo. Eine gute Einführung in Meditation, die Du auch immer wieder zum Nachschlagen vewenden kannst.

ORAKEL

"Orakel" Bettina Tegtmeier, Heyne Verlag. 50 Techniken der Schicksalsbefragung knapp und gut dargestellt und auch mit kritischen Anmerkungen versehen, wo nötig. Sehr empfehlenswert für Neulinge und Alte Hasen!

"Karten der Kraft", Sams/Carson, Windpferd Verlag. Ein auf indianisch/schamanistischer Tradition aufbauendes Orakel, das einfach, aber trotzdem (oder gerade?!) sehr tiefgreifend ist. Auch für Anfänger sehr gut geeignet, spannend und romantisch.

"Mit Liebe im Herzen", Günter Griebl, Theta Rebirthing, Parzivalstr. 23, 8 München 40. Kein Orakel im engen Sinne, aber in gewissen Bereichen sehr gut zu gebrauchen. Schau es Dir mal an.

PERSÖNLICHKEITSENTFALTUNG

"Der Weg und sein Ziel", Muktananda, Knaur Verlag. Wenn Du Dich mit Deinem Weg, der Beziehung Lehrer/Schüler, praktischer Lebensphilosophie und Erkenntnis beschäftigst, mußt Du dieses Buch lesen.

"Einverstandensein", B. Baginski/S. Sharamon, Windpferd Verlag. Dieses Buch beschäftigt sich mit der Erlösung des Schattens, des Teiles in uns, der nicht geliebt, oft noch nicht einmal wahrgenommen wird und uns deshalb in Gestalt von Krankheit und Leid wiederbegegnen muß. Wichtig für jeden, der Harmonie in sich herstellen möchte und nach einem passenden Weg dazu sucht.

"Kraft aus der Mitte des Herzens", P. Horan/B. Ziegler, Windpferd Verlag. Hier geht es um die Ganzwerdung der Gefühle. Mit Hilfe vieler Übungen läßt sich das eigene und das Rollenverhalten anderer erkennen und Wege aus eingefahrenen Reaktionsabläufen finden, also der Bereich der Gefühle harmonisieren und befreien.

PSYCHOSOMATIK/THERAPIE

"Körper, Selbst und Seele", J. L. Rosenberg, Transform Verlag.

Ein ausgezeichnetes Buch über spirituelle, körperorientierte Therapie. Ein Muß für alle an ihrer Weiterentwicklung interessierten Leute.

"Körperbewußtsein", K. Dychtwald, Synthesis Verlag. Ausgezeichnet für das Verständnis psychosomatischer Zusammenhänge geeignet.

"Die neuen Körpertherapien", Herausgeber H. Petzold, Junfermann-Verlag. Eine Zusammenstellung vieler interessanter Aufsätze guter Autoren zum o. a. Thema.

"Lust", A. Lowen, Goldmann. Der Begründer der Bioenergetik beschreibt die Zusammenhänge zwischen lustfeindlichem Leben und Erkrankungen, sowie Heilungsansätze dazu.

"Die Entdeckung des Orgons I - Die Funktion des Orgasmus" und Teil II "Der Krebs", Wilhelm Reich, Fischer. Zwei Bücher die Du gelesen haben mußt. Grundlagenwissen über Lebensenergie, Blockaden, Sexualität, Krankheit und Heilung.

"Symbolsprache der Krankheit", Baginski/Sharamon, Windpferd Verlag. In diesem umfangreichen Werk werden 400 Krankheitssymptome auf die dahinterstehenden seelisch-geistigen Blockaden untersucht und ausführlich dargestellt. So läßt sich der individuelle Sinn einer Erkrankung im Zusammenhang mit der persönlichen Entwicklung erkennen und die nötigen Veränderungen in der Lebensgestaltung begreifen. Wichtig zum Verständnis der Zusammenhänge zwischen den verschiedenen Ebenen des Organismus.

RADIÄSTHESIE

"Pendeln", A. Stangl, Econ. Gut, umfassend und kritisch. Für die Praxis geschrieben und mit vielen, gut erklärten Pendeltafeln.

TAI CHI CHUAN

"T'ai Chi Ch'uan - Einswerden mit dem Tao", T und P. Kobayashi, Hugendubel. Eine ausgezeichnete Einführung in diese alte Kampfkunst, die auch zur Gesunderhaltung und Persönlichkeitsentwicklung zu gebrauchen ist.

TANTRA

"Feuer der Sinnlichkeit", S. M. Plesse/B. St.Clair, Edition 2000. Ein umfassendes Buch über Tantra. Einfühlsam und mit viel Atmosphäre, wie es auch zum Thema "Wieder Fühlen lernen und Spaß daran haben" paßt. Viele gute Übungen, Denk- und Fühlanstöße.

"Die Erweckung des Inneren Geliebten", J. Henderson, Ansata Verlag. Dieses Buch besteht praktisch nur aus tantrischen Übungen, die allein oder mit Partner durchgeführt werden können. Ich finde es interessant und nützlich.

Seminare zu den Themen "Auralesen - Entwicklung der feinstofflichen Wahrnehmungsfähigkeiten", "Reiki, 1., 2. und 3. Grad", "Drei-Strahlen- Meditation" und "I Ging Chakrenorakel" mit dem Autor des vorliegenden Buches finden regelmäßig statt. Ausbildung zum Seminarleiter zu den verschiedenen Themen sind möglich. Ein Veranstaltungsprogramm erhältst Du bei: Walter Lübeck, Liebigstr. 20a, 3 Hannover 1.

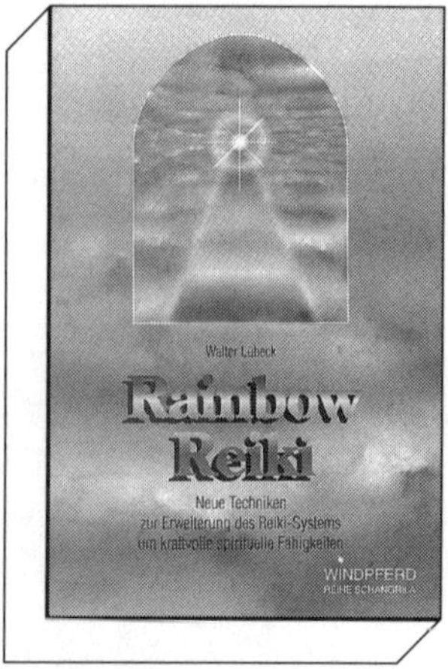

Walter Lübeck

Rainbow-Reiki

Alte und neue Techniken zur Erweiterung des Reiki-Systems um kraftvolle spirituelle Fähigkeiten

Rainbow-Reiki ist ein erprobtes System komplexer Energiearbeit. Grundlage von Rainbow-Reiki, einer gelungenen Kombination alter und neuer Methoden, ist das Usui-System des Reiki.
Rainbow-Reiki erweitert das Usui-Reiki-System um hochwirksame Techniken der Energiearbeit und gibt Möglichkeiten zur direkten Zusammenarbeit mit feinstofflichen Wesen beziehungsweise Lehrern. Die Herstellung von Reiki-Essenzen ist ebenso Teil des Systems wie geführte Aura- und Chakra-Arbeit, der Umgang mit Kraftplätzen, auch die Schaffung neuer eigener Kraftplätze mittels Reiki-Mandalas gehört dazu.

240 Seiten, DM/SFr 24,80
ÖS 194,00 ISBN 3-89385-125-9

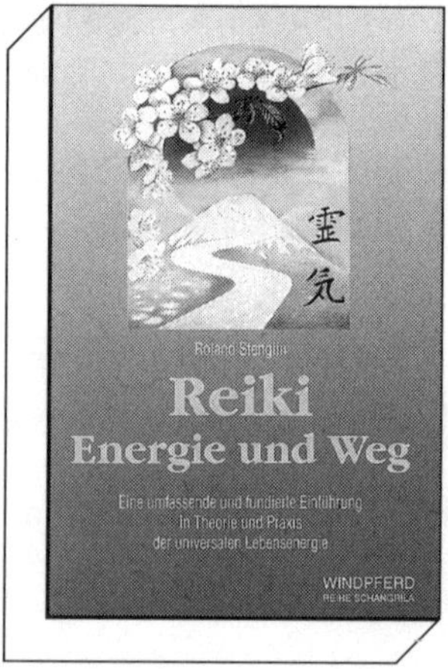

Roland Stenglin

Reiki – Energie und Weg

Eine umfassende und fundierte Einführung in Theorie und Praxis der universalen Lebensenergie

Mit der Popularität von Reiki steigt auch die Nachfrage nach möglichst sachlicher und umfassender Information. Roland Stenglin legt hier allgemeinverständlich dar, was Reiki ist, wie Reiki funktioniert und was Reiki bewirken kann.
Er beschreibt die Phänomene des Reiki-Systems mit beinahe wissenschaftlicher Genauigkeit und Folgerichtigkeit – und hat damit ein sehr wichtiges Buch zu diesem Thema geschaffen. Vergleichende Bilder wie das »Resonanz-Prinzip«, »Der feinstoffliche Radar« oder »Der Körper als Meßstation« helfen, das hinter Reiki wirkende Energieprinzip zu verstehen.

176 Seiten, DM/SFr 19,80
ÖS 155,00 ISBN 3-89385-135-6

Die Sternzeichenmusik von Merlin´s Magic

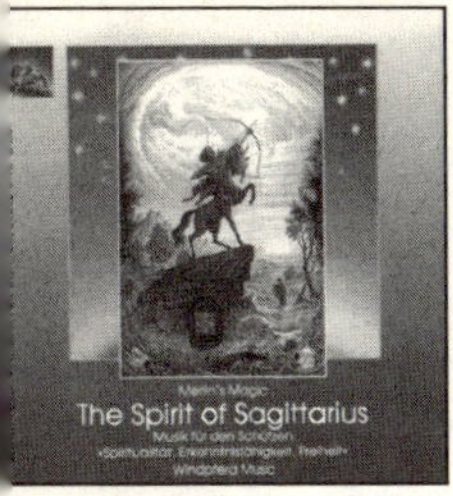

irit of Sagittarius
C 30 Min. DM 24,-
BN 3-89385-248-4
) 30 Min. DM 29,80
BN 3-89385-247-6

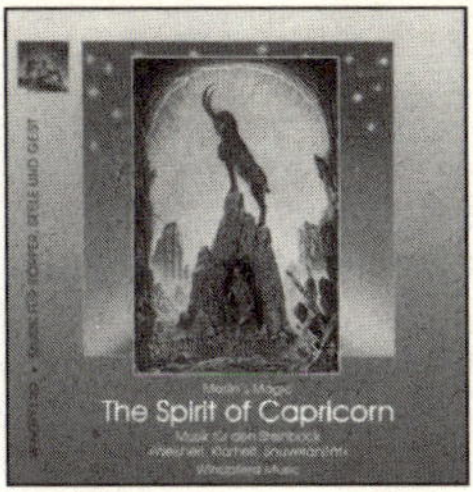

Spirit of Capricorn
MC 30 Min. DM 24,-
ISBN 3-89385-250-6
CD 30 Min. DM 29,80
ISBN 3-89385-249-2

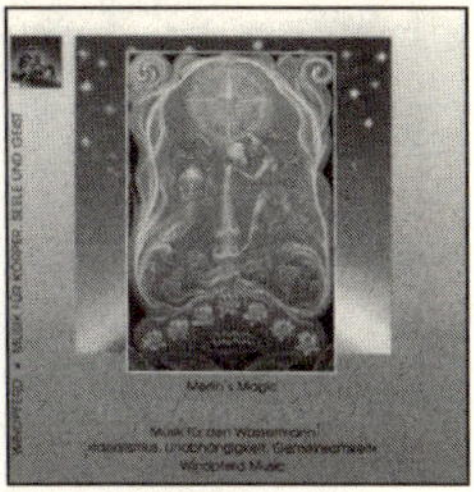

Spirit of Aquarius
MC 30 Min. DM 24,-
ISBN 3-89385-252-2
CD 30 Min. DM 29,80
ISBN 3-89385-251-4

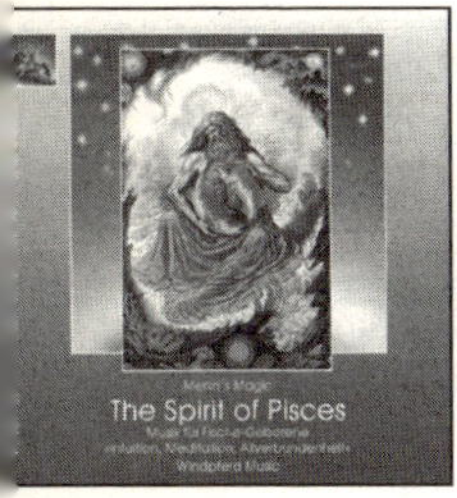

irit of Pisces
C 30 Min. DM 24,-
BN 3-89385-794-X
) 30 Min. DM 29,80
BN 3-89385-793-1

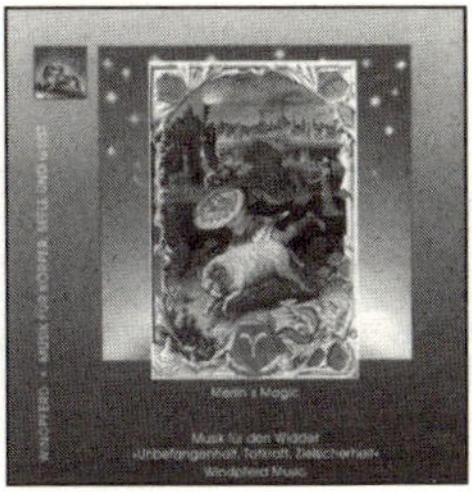

Spirit of Aries
MC 30 Min. DM 24,-
ISBN 3-89385-742-7
CD 30 Min. DM 29,80
ISBN 3-89385-741-9

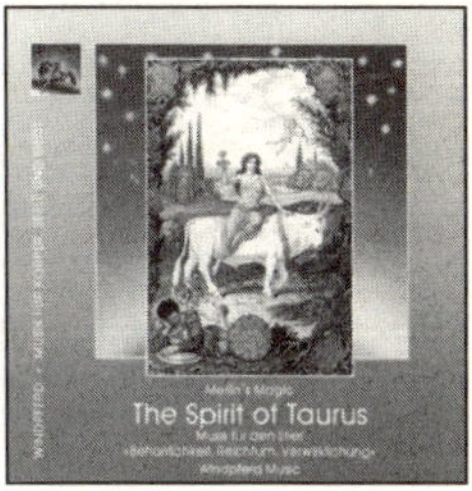

Spirit of Taurus
MC 30 Min. DM 24,-
ISBN 3-89385-744-3
CD 30 Min. DM 29,80
ISBN 3-89385-743-5

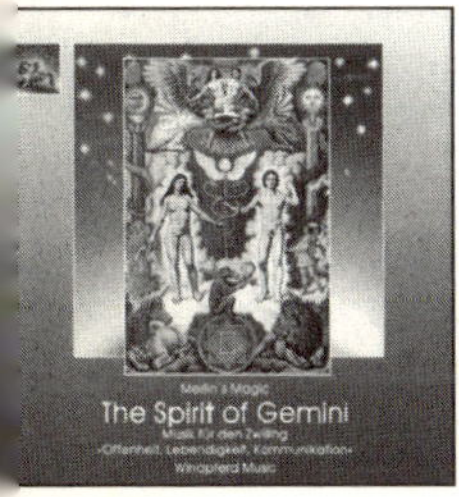

irit of Gemini
C 30 Min. DM 24,-
BN 3-89385-788-5
30 Min. DM 29,80
BN 3-89385-787-7

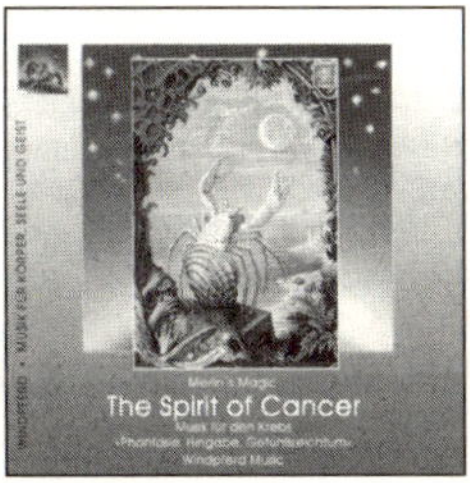

Spirit of Cancer
MC 30 Min. DM 24,-
ISBN 3-89385-790-7
CD 30 Min. DM 29,80
ISBN 3-89385-789-3

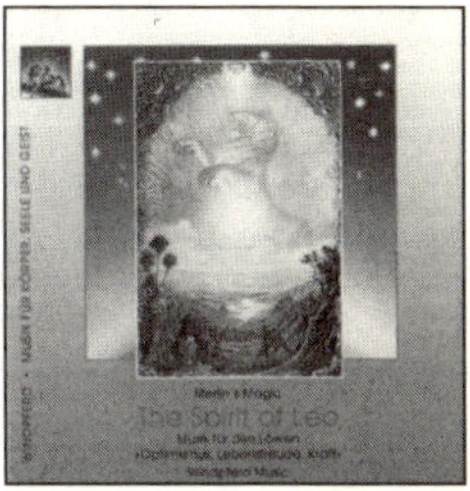

Spirit of Leo
MC 30 Min. DM 24,-
ISBN 3-89385-792-3
CD 30 Min. DM 29,80
ISBN 3-89385-791-5

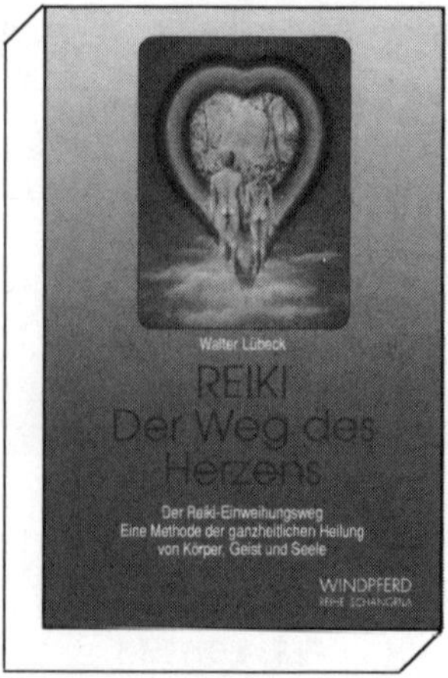

Walter Lübeck

REIKI - Der Weg des Herzens

Der Reiki-Einweihungsweg. Eine Methode der ganzheitlichen Heilung von Körper, Seele und Geist

Reiki zählt mit zu den heute populärsten esoterischen Erkenntniswegen. Reiki beschreibt die Fähigkeit, universelle Lebensenergie zum Heilen von sich selbst und anderen einzusetzen. In diesem Buch wird genau beschrieben, welche Möglichkeiten durch die direkte Erfahrung der Reiki-Kraft offenstehen. Es beschreibt den Einweihungsweg durch die drei Reiki-Grade, zeigt auf, welche Erfahrungen gemacht werden können und wie sich das Leben durch den fortschreitenden Kontakt mit der Reiki-Energie verändern kann.

176 Seiten, DM 19,80
ISBN 3-89385-070-8

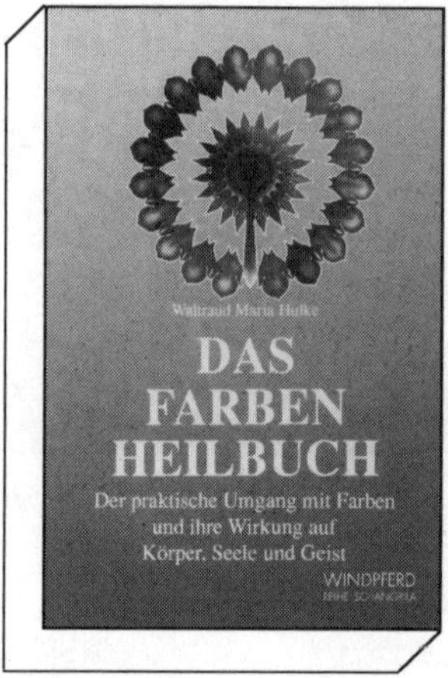

Waltraud-Maria Hulke

Das Farben Heilbuch

Der praktische Umgang mit Farben und ihre Wirkung auf Körper, Seele und Geist

Das Wissen um die Heilwir-kungen der Faben auf Körper, Seele und Geist ist so alt wie die Menschheit selbst. Aber gerade heute werden wir uns der machtvollen Bedeutung von Farben wieder verstärkt bewußt, denn sie gehören zu den Energien, denen wir uns nicht willentlich entziehen können, und die uns doch so sehr bestimmen. Dieses spannende Buch bietet eine umfassende Einführung in die Welt der Farben. Hier erfährt man alles, was man über Farben im täglichen Leben wissen sollte, wobei im Vordergrund die praktische Anwendung der Farben in allen Lebensbereichen steht.

192 Seiten, DM 19,80
ISBN 3-89385-071-6

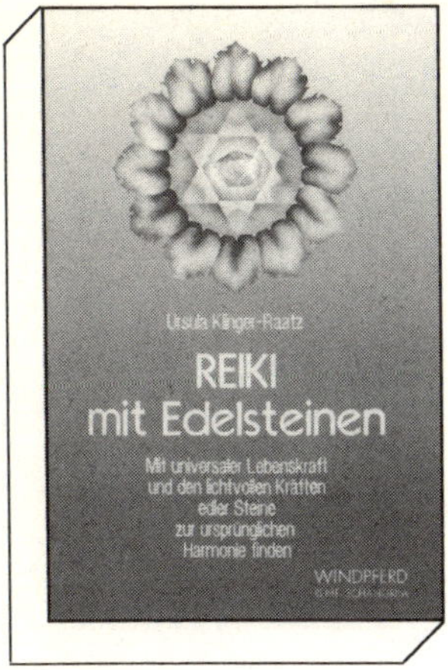

Ursula Klinger Raatz

Reiki mit Edelsteinen

Mit universaler Lebenskraft und den lichtvollen Kräften edler Steine zur ursprünglichen Harmonie finden

Ursula Klinger-Raatz, Autorin des weltweit erfolgreichen Bestsellers »Die Geheimnisse edler Steine« verbindet in »Reiki mit Edelsteinen« zwei natürliche, heilsame Kräfte zu effekt-voller gemeinsamer Wirkung. Während Reiki - die universale Lebenskraft - körperliche und seelische Funktionen wieder in ursprüngliche Harmonie bringt, konzentrieren Edelsteine lichtvolle Kräfte und Farbschwingungen in den Chakren, deren uneingeschränkte Funktion für Vitalität und Wohlbefinden von ausschlaggebender Bedeutung ist.

160 Seiten, DM 19,80
ISBN 3-89385-067-8

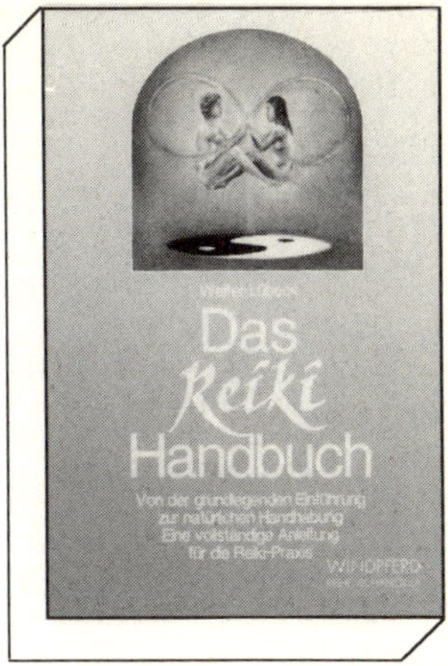

Walter Lübeck

Das Reiki Handbuch

Von der grundlegenden Einführung zur natürlichen Handhabung. Eine vollständige Anleitung für die Reiki-Praxis

Reiki bedeutet universale Lebenskraft. Mit der Reiki-Energie läßt sich das innere Selbst mit dem äußeren Wirken in Harmonie bringen.
Der Autor, Walter Lübeck, ist praktizierender und erfahrener Reiki-Meister und schreibt aus langjähriger praktischer Erfahrung.
Im »Reiki-Handbuch« werden die Geheimnisse und die Anwendungsmöglichkeiten dieser subtilen Heilkraft, und wie man sie erlangen kann, umfassend beschrieben. Es ist ebenso ein einführendes Werk wie ein detailgenaues Lehrbuch für den eingeweihten Reiki-Praktizierenden.

256 Seiten, DM 24,80
ISBN 3-89385-064-3

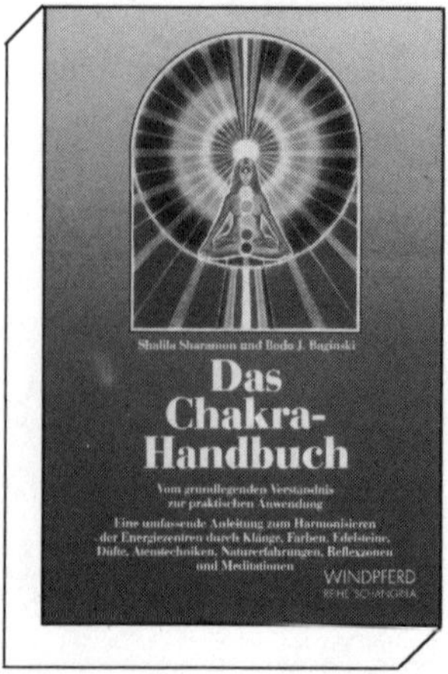

S. Sharamon / B. J. Baginski

Das Chakra-Handbuch

Vom grundlegenden Verständnis zur praktischen Anwendung

Dieses Buch bietet eine umfassende Anleitung zur Harmonisierung unserer feinstofflichen Energiezentren. Das Wissen um die Chakren vermittelt uns tiefe Einsichten über die Wirksamkeit der subtilen Kräfte im menschlichen Organismus. Zur praktischen Chakra-Arbeit beschreibt das Buch präzise eine Fülle von Möglichkeiten: die Anwendung von Klängen, Farben, Edelsteinen, Mantren und Düften mit ihren spezifischen Wirkungen auf die einzelnen Energiezentren, ergänzt durch verschiedene Meditationen, Körperübungen, Atemübungen,Naturerfahrungen

256 Seiten, DM 19,80
ISBN 3-89385-038-4

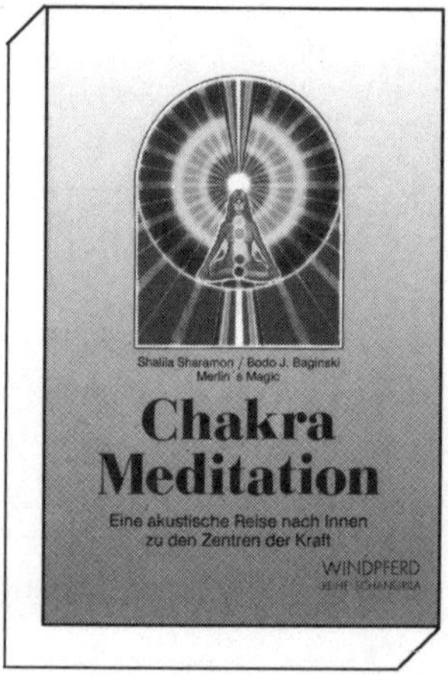

Shalila Sharamon, Bodo Baginski
& Merlin´s Magic

Chakra-Meditation

Eine akustische Reise nach innen zu den Zentren der Kraft.

Chakra-Meditation entführt den Zuhörer mit subtilen Klängen und inspirierenden Texten in seine inneren Welten. Die Kompositionen die Töne, die Instrumentierung und die fein in die musikalische Struktur eingewobenen Naturklänge sind ein faszinierendes und inspirierendes Werk, das in der Welt der meditativen Musik neue Maßstäbe setzt. >Kassette einlegen, zurücklehen, entspannen, zuhören.< Und schon beginnt ein faszinierendes Abenteuer, eine Reise nach innen, zu den Zentren der Kraft.

MC mit 53 Min. Spieldauer
Text und Musik
in Buchbox mit Begleitheft
ISBN 3-89385-060-0 DM 29,80

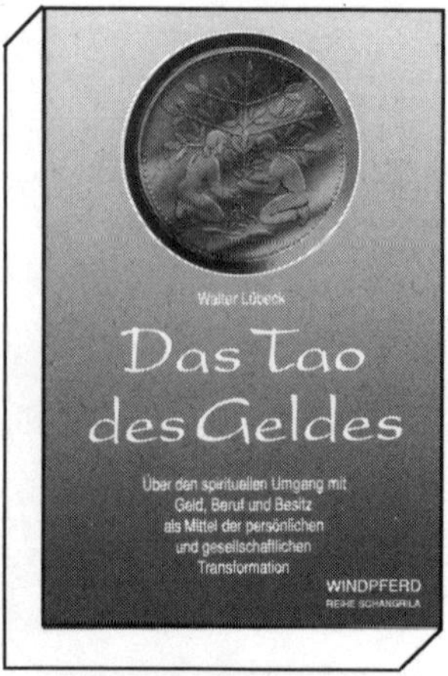

Walter Lübeck

Das Tao des Geldes

Über den spirituellen Umgang mit Geld, Beruf und Besitz als Mittel der persönlichen und gesellschaftlichen Transformation.

Die Art und Weise, wie wir täglich mit Geld umgehen, ist auch ein Ausdruck des inneren Zustandes unserer Seele. Für Walter Lübeck ist Geld gleichzusetzen mit Energie, die sich in jeder nur erdenklichen Weise manifestieren kann. Gerade Geld besitzt in großem Maße die spirituelle Dimension: Ob Geld nun das Wurzelchakra aktiviert, Reichtum das Lebenslustchakra in Bewegung bringt oder Arbeit auf das Macht- und Herzchakra wirkt. Walter Lübeck zeigt u. a., wie Besitz die Kundalini-Energie steigern kann. In diesem Buch geht es auch um die Heilung des materiellen Bewußtseins.

192 Seiten, DM 19,80
ISBN 3-89385-100-3

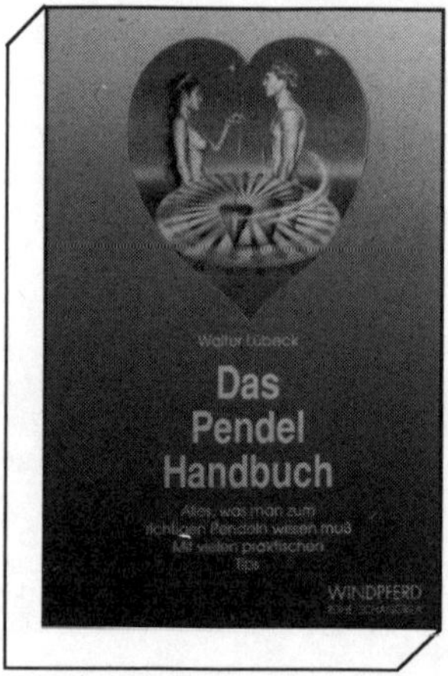

Walter Lübeck

Das Pendel Handbuch

Alles, was man zum richtigen Pendeln wissen muß

Jeder, der das Pendeln von Grund auf erlernen will, ist mit diesem Buch gut beraten, denn es beantwortet die Fragen, die normalerweise beim Erlernen der Pendelkunst nach den ersten Pendelerfahrungen auftreten.
Es enthält darüber hinaus viele wichtige und interessante Informationen, die auch für professionelle Pendler Neues bieten können.
Das Buch enthält viele der wichtigsten Pendeltafeln aus den Bereichen Nahrung, Aromen, Bachblüten, Edelsteine, Chakren, Kräuter, Partnerschaft usw. und zeigt, wie man sie handhabt und größtmöglichen Nutzen daraus zieht.

160 Seiten, DM 16,80
ISBN 3-89385-093-7

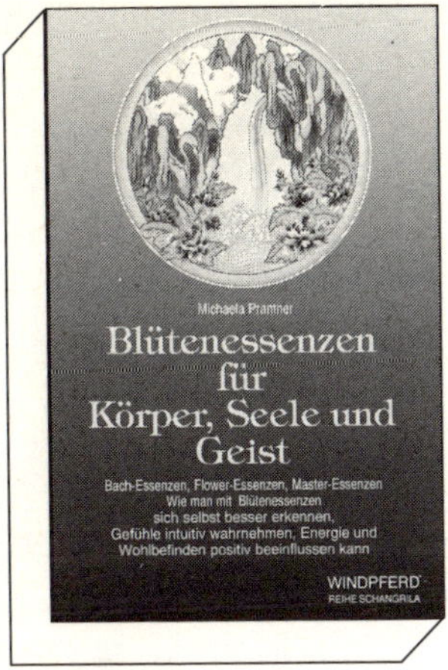

Michaela Prantner-Volek

Blütenessenzen für Körper, Seele und Geist

Bach-Essenzen, Flower-Essenzen, Master-Essenzen

Ein Handbuch der wichtigsten Essenzen und ihrer vielseitigen Anwendungsmöglichkeiten: Bach-Essenzen, Kalifornische Blütenessenzen und Master-Essenzen.
Michaela Prantner-Volek beschreibt die Seelenzustände, die der Transformation bedürfen, mit großem Einfühlungsvermögen.
Als Fotografin ist es ihr gelungen, die verschiedenen Gemütsverfassungen in stimmungsvollen Bildern umzusetzen.
Das Buch enthält viele wertvolle Tips zur Auflösung seelischer Blockaden und Hinweise für die Kombination von Bach-, Blüten- und Master-Essenzen.

224 Seiten, DM 24,80
ISBN 3-89385-118-6

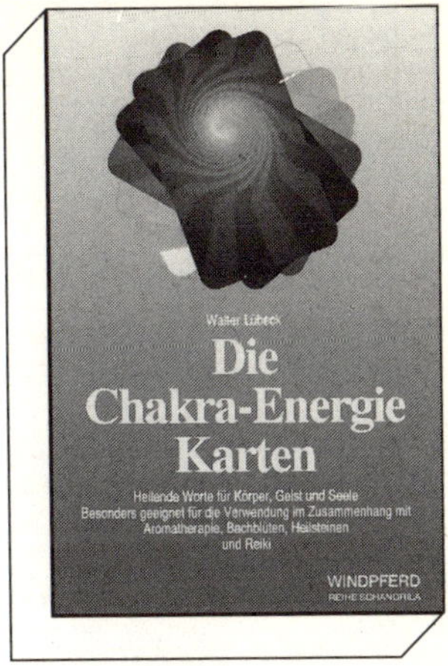

Walter Lübeck

Die Chakra-Energie-Karten

Heilende Worte für Körper, Geist und Seele. Besonders geeignet für die Verwendung im Zusammenhang mit Aromatherapie, Bachblüten, Heilsteinen und Reiki

Die Chakra-Energie-Karten sind heilende Worte für Körper, Geist und Seele. Das Set enthält 126 Karten mit Affirmationen und ein Anleitungsbuch. Zu jeder Affirmation ist mindestens ein Hinweis auf einen besonderen Heilstein, eine passende Duftessenz und eine Bachblüte gegeben. Die Verwendung der farbenvollen Karten im Zusammenhang mit Aroma- und Bachblütentherapie, Edelstein-Anwendungen und Reiki ist ausführlich beschrieben. Die Karten unterstützen jede Form von spiritueller Heilungsarbeit.

Set mit 156 Karten und 128seitigem Buch, DM 49,80